AF231498

PRÉCIS

DE

MÉDECINE OPÉRATOIRE

PAR J. LISFRANC.

TOME TROISIÈME.

11ᵉ *Livraison.*

PARIS.

BÉCHET JEUNE, LIBRAIRE-ÉDITEUR,
PLACE DE L'ÉCOLE-DE-MÉDECINE, 1.

1847.

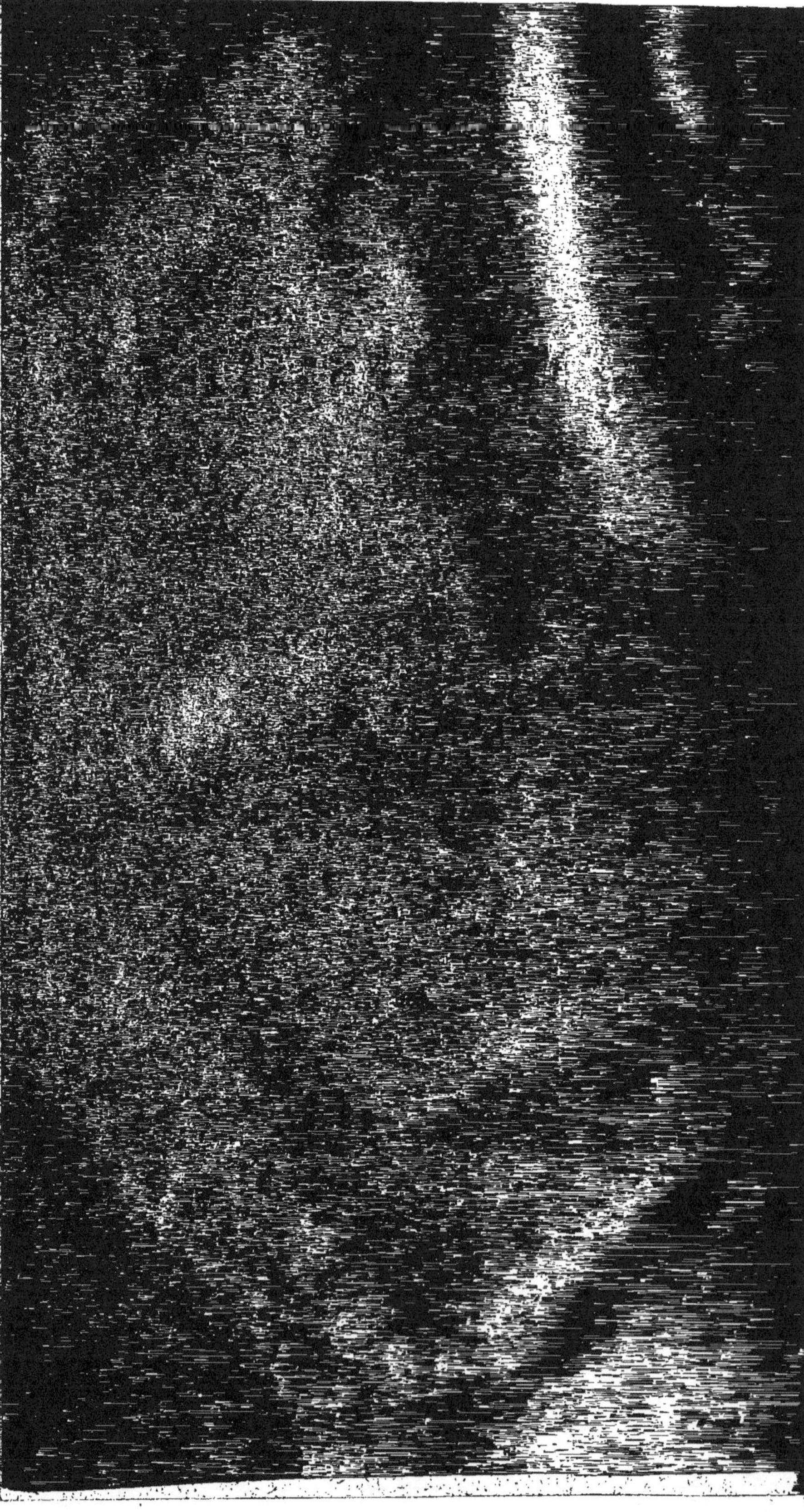

PRÉCIS

DE

MÉDECINE OPÉRATOIRE.

—

TOME III.

PARIS. — IMPRIMERIE DE FAIN ET THUNOT,
Rue Racine, 28, près de l'Odéon.

PRÉCIS

DE

MÉDECINE OPÉRATOIRE

Par J. LISFRANC.

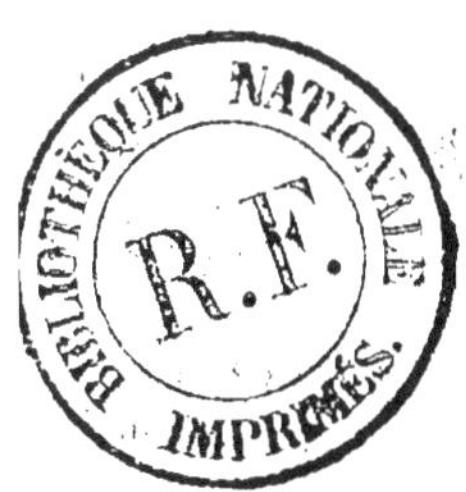

TOME TROISIÈME.

PARIS.

BÉCHET JEUNE, LIBRAIRE-ÉDITEUR,

PLACE DE L'ÉCOLE-DE-MÉDECINE, 1.

1er janvier 1847.

LIBRAIRIE DE BÉCHET JEUNE, ÉDITEUR,
PLACE DE L'ÉCOLE DE MÉDECINE, Nº 1,
ET CHEZ TOUS LES LIBRAIRES DES DÉPARTEMENTS.
Janvier 1847.

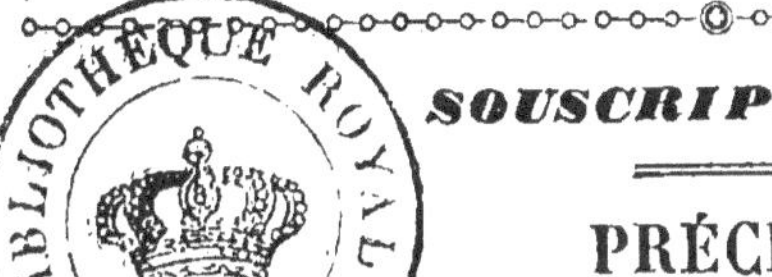

SOUSCRIPTIONS.

PRÉCIS

DE

MÉDECINE OPÉRATOIRE;

PAR J. LISFRANC,

Chirurgien en chef de l'hôpital de la Pitié,
Membre de l'Académie royale de Médecine,
Professeur de chirurgie et de médecine opératoire,
Officier de la Légion d'honneur, etc.

Trois forts volumes in-8° de près de 1000 pages chacun.

11ᵉ *livraison.*

La 12ᵉ est sous presse et paraîtra dans le courant de mars proch.

Il suffirait peut-être de lire la définition que M. Lisfranc a donnée de la Médecine opératoire pour bien comprendre l'importance et la haute portée du livre dont il enrichit la science.

« On a dit trop longtemps que la médecine opératoire est l'art de pratiquer les opérations ; l'état actuel des sciences médico-chirurgicales doit faire rejeter à tout jamais cette fâcheuse définition. Elle n'entraîne, en effet, après elle que des idées de mécanique, fort utiles sans doute, mais qui constituent un très-mauvais chirurgien, lorsqu'il les possède seules. »

Aux yeux du savant chirurgien, la médecine opératoire prend de tout autres proportions ; et au lieu de n'être que l'art de faire les opérations, elle devient une vaste science qui traite tout à la fois et des maladies qu'il faut opérer, et de celles qui doivent faire renoncer aux opérations, et de celles qui exigent qu'on en retarde plus ou moins la pratique.

« Cette science, dit l'auteur, est basée sur l'anatomie descriptive, sur l'anatomie chirurgicale, sur l'organogénie, sur la physiologie et sur l'anatomie pathologique. Elle s'occupe très-spécialement à combattre les complications locales et générales auxquelles les malheureux opérés sont si souvent en proie, et ne néglige aucun des moyens propres à les conduire à la guérison. Elle rentre essentiellement ainsi dans le domaine de la médecine ; car malheur au chirurgien qui n'est pas doué de connaissances médicales profondes : sans cette importante et indispensable condition, l'opérateur verrait souvent quelques jours de triomphe se convertir en un jour de deuil. »

Comment s'étonner, après de telles données, et quand on voit l'honorable chirurgien entendre et pratiquer la médecine opératoire sur des bases aussi larges et aussi rationnelles, que, sur cent malades opérés par lui dans l'hôpital de la Pitié en 1844, trois seulement aient succombé, ainsi que le prouvent les registres de l'établissement ?

Il suffit d'ailleurs de parcourir le livre pour se convaincre que l'auteur est toujours fidèle aux sages préceptes qu'il a émis au commencement de ce savant ouvrage ; car on retrouve partout conséquent avec lui-même, le chirurgien qui a su prouver, contre le pédantisme des hommes éloignés de la pratique, que cette pratique est toujours fondée sur des connaissances anatomiques, physiologiques, pathologiques, et anatomo-pathologiques, sans lesquelles elle s'égarerait à chaque pas.

L'ouvrage de M. Lisfranc est essentiellement neuf ; on y trouve une grande érudition, toujours puisée à de bonnes sources, et dégagée du mauvais état où l'ont trop souvent plongée l'ignorance ou les passions. Toutes les questions traitées dans le livre que nous annonçons y sont abordées franchement et avec une indépendance commandée par les intérêts de l'art et de l'humanité. Étranger à la fâcheuse habitude de ménager les puissances pour obtenir leurs faveurs, et d'attaquer les hommes indépendants pour flatter ces puissances, l'auteur a toujours dit la vérité tout entière. Il a également puisé dans les anciens et dans les modernes ; il a développé, encore plus que dans *ses mémoires*, les travaux qui lui sont propres ; et il en a ajouté beaucoup d'autres entièrement nouveaux.

La petite chirurgie est traitée avec un soin très-minutieux ; on lira beaucoup de faits et de préceptes nouveaux ou peu connus, dont nous citerons seulement quelques-uns :

1° Tous les bandages, importants, de MM. Mayor et Rigal de Gaillac, dont M. Lisfranc montre les grands avantages à l'hôpital de la Pitié. — 2° Plusieurs substances destinées à établir sur le champ la vésication et pouvant être promptement à la disposition du chirurgien. — 3° La manière assez compliquée d'employer la pommade ammoniacale quand il s'agit des amauroses, contre lesquelles ce moyen obtient de si brillants succès. — 4° D'après les expériences de M. Desprez sanctionnées en Allemagne, l'auteur a prouvé que les métaux destinés à la cautérisation, et qui se chargent d'une grande quantité de calorique, ne sont pas ceux qui en dégagent le plus. Il a ainsi justifié les Arabes qui, suivant les indications, ne se servaient pas toujours du même métal. — 5° La suture très-importante et encore inédite de M. Rigal de Gaillac. — 6° Des principes nouveaux pour l'ouverture des abcès, et pour l'application des sangsues suivant les localités. — 7° Des règles nouvelles pour pratiquer la saignée, et à l'aide desquelles il n'est plus possible de blesser l'artère ; un traitement presque toujours heureux pour combattre la phlébite. M. Lisfranc a réuni en un seul chapitre toutes les règles générales du toucher en chirurgie ; il a consigné dans ce chapitre beaucoup de préceptes encore inaperçus. — 8° L'art du dentiste, très-négligé dans les ouvrages de médecine opératoire, et cependant essentiellement utile et même indispensable aux médecins de province qui ne peuvent pas renvoyer les malades aux hommes spéciaux, est traité avec beaucoup de détails. On y trouvera, sous ce rapport, un résumé complet et succinct de tout ce qui est nécessaire au praticien.

Parmi les sujets de haute chirurgie dont M. Lisfranc s'est occupé, nous citerons quelques chapitres dans lesquels l'esprit généralisateur du chirurgien en chef de l'hôpital de la Pitié a groupé les objets de détail, pour en déduire des conséquences générales très-utiles à la facilité des études, à la pratique, et aux progrès de la science. Celui des règles générales pour la dissection, pour l'extirpation et pour l'amputation des tumeurs renferme un grand nombre d'aperçus nouveaux et résume tout ce qui est nécessaire pour pratiquer sûrement ces nombreuses et importantes opérations. M. Lisfranc a écrit de belles pages sur les règles générales des amputations des membres dans leur continuité ; elles suffisent presque seules pour faire ces opérations dans toutes les localités au chirurgien qui possède des connaissances anatomiques. Quant aux causes qui exigent les amputations en général, l'auteur les a largement exposées comme quelques-uns de ses devanciers ; mais il a traité ce sujet sous un autre point de vue très-utile. En effet, il a presque toujours indiqué le traitement de ces causes ; il a fait ainsi beaucoup de pathologie, et en puisant aux sources les plus pures de la thérapeutique ancienne et moderne, il a appris à diminuer le nombre des cas dans lesquels on opérait. Toutes les fois que l'auteur admet ou rejette une méthode opératoire, son jugement est basé sur le raisonnement et sur l'expérience, s'écartant ainsi des errements si souvent suivis par les auteurs modernes. Indiquer les moyens destinés à conduire les opérés à leur guérison, c'était combler une bien fâcheuse lacune dans les traités de médecine opératoire et rendre un grand service à l'humanité. L'anatomie chirurgicale est traitée avec une grande supériorité. L'ouvrage est digne de l'école de Dupuytren, dont l'auteur fut l'un des prosecteurs. Le chirurgien en chef de l'hôpital de la Pitié a décrit les méthodes et les procédés opératoires avec une précision mathématique; en généralisant le système linéaire, en appliquant aussi à la médecine opératoire descriptive le système des angles, il en a rendu l'intelligence facile même aux élèves les moins exercés.

Si les règles générales établies par M. Lisfranc pour les désarticulations n'avaient pas déjà frappé l'attention des praticiens d'une manière très-spéciale, nous en ferions ressortir ici les grands avantages. Ne sait-on pas en effet qu'elles ont rendu même faciles des amputations qui étaient impraticables pour beaucoup de chirurgiens? L'auteur les a exposées avec une exactitude remarquable, il les a mieux précisées et en a augmenté le nombre. Il a consigné dans cet ouvrage des procédés nouveaux et inédits pour les amputations, dans leur contiguïté, des métacarpiens et des carpiens, des métatarsiens et des tarsiens; et il a décrit d'une manière très-intelligible des procédés et des méthodes qui n'avaient été pour ainsi dire qu'indiqués par ses devanciers.

M. Lisfranc a beaucoup éclairé la question de la resection des os dans leur continuité et dans leur contiguïté; il a encore établi sur ce point des règles générales qui sont loin d'être dénuées d'intérêt.

Bien que les anévrismes et leur traitement aient été beaucoup étudiés, le chapitre dans lequel l'auteur s'en occupe renferme des aperçus nouveaux et plus de précision qu'on n'en avait mis encore dans l'exposition des faits. Les données inédites et importantes d'anatomie chirurgicale y sont traitées avec le plus grand soin.

N. B. La fin du Précis de médecine opératoire *de M. Lisfranc paraîtra avec la même régularité que les deux premiers volumes. Après s'être occupé des maladies des veines, des nerfs, des tendons, des difformités, etc... qui exigent des opérations, l'auteur traitera successivement des affections morbides de la boîte osseuse du crâne, du cerveau, des yeux, des oreilles, des fosses nasales, de la bouche, du pharynx, du cou, de la poitrine, de l'abdomen, du bassin, et des organes génitaux qui réclament le secours de la médecine opératoire.*

Mode de Publication

Le **PRÉCIS DE MÉDECINE OPÉRATOIRE** est publié par livraisons de 192 à 208 pages, format in-8°, de quarante lignes à la page.

Depuis le 1er mai 1845, il paraît exactement une livraison de deux mois en deux mois. Les 1re, 2e, 3e, 4e, 5e, 6e, 7e, 8e, 9e, 10e et 11e sont en vente.

Cinq livraisons font un volume. Le deuxième est complet.

Le prix des quatre premières livraisons de chaque volume est de 2 fr. pour Paris; 2 fr. 50 c., franc de port par la poste; celui de la 5e n'est que de 1 fr. 25 c. pour Paris, et 1 fr. 50 c. par la poste; ce qui fixe le prix de chaque volume à 9 fr. 25 c., pris à Paris.

COMPENDIUM

DE

MÉDECINE PRATIQUE

OU

EXPOSÉ ANALYTIQUE ET RAISONNÉ

DES TRAVAUX CONTENUS DANS LES PRINCIPAUX TRAITÉS DE PATHOLOGIE INTERNE;

PAR M. ED. MONNERET,

AGRÉGÉ A LA FACULTÉ DE MÉDECINE DE PARIS,
MÉDECIN DU BUREAU CENTRAL DES HÔPITAUX,

ET M. LOUIS FLEURY,

AGRÉGÉ A LA FACULTÉ DE MÉDECINE DE PARIS,
MEMBRE CORRESPONDANT DE L'ACADÉMIE ROYALE DE MÉDECINE DE BELGIQUE.

Ouvrage autorisé par le Conseil royal de l'Instruction publique et par le Conseil de Santé des armées de terre.

Ce vaste recueil, où se trouvent exposés avec une grande méthode et une rigoureuse impartialité les immenses travaux dont l'histoire des maladies internes a été l'objet dans les temps anciens et modernes, peut servir tout à la fois de guide pour le praticien et d'encyclopédie médicale pour celui qui veut connaître ce que renferment les annales de la médecine. Dans ce livre, chaque maladie est décrite avec de tels développements, que l'on peut se dispenser de consulter d'autres ouvrages.

Le *Compendium de médecine pratique* est une œuvre de critique, d'érudition et en même temps de médecine pratique. C'est à ces titres qu'il a réuni le suffrage de tous les médecins; et le succès qui a couronné ce livre dès son début n'a fait que s'accroître d'année en année. Ce n'est pas au moment où l'ouvrage est sur le point d'être terminé qu'il pourrait se ralentir.

La 29ᵉ livraison du *Compendium de médecine pratique* vient de paraître. Elle comprend les articles suivants, dont l'importance sera facilement appréciée par tous les médecins : *Syphilis, Ténia, Tétanos, Température dans les maladies, Typhoïde (fièvre)*, etc., etc. Chacun de ces articles forme une monographie complète. La 30ᵉ et dernière livraison paraîtra dans quelques mois.

Le **COMPENDIUM DE MÉDECINE PRATIQUE** a paru par livraisons de 160 pages de texte, format grand in-8° à deux colonnes, équivalant à 600 pages d'impression ordinaire. Le prix de chaque livraison est de 3 f. 50. 4 livraisons font un volume ; il y en a 7 et demi de parus.

Nota. Plusieurs personnes ayant demandé qu'on leur accordât la facilité de se procurer cet ouvrage en retirant par volume, pour leur être agréable, l'éditeur s'empresse d'annoncer qu'il souscrit à leur désir, à la condition que l'on commencera par le dernier volume et en remontant successivement jusqu'au premier, c'est-à-dire par le 7ᵉ, 6ᵉ, 5ᵉ, 4ᵉ, et ainsi de suite.

TRAITÉ

DE

THÉRAPEUTIQUE

ET DE

MATIÈRE MÉDICALE ;

PAR A. TROUSSEAU,

PROFESSEUR DE THÉRAPEUTIQUE ET DE MATIÈRE MÉDICALE
A LA FACULTÉ DE MÉDECINE DE PARIS, MÉDECIN DE L'HOPITAL NECKER,
CHEVALIER DE LA LÉGION D'HONNEUR, ETC.

ET H. PIDOUX,

DOCTEUR EN MÉDECINE.

Troisième édition,

SUIVIE D'UNE TABLE ANALYTIQUE RENFERMANT :

1° la **Table analytique** et raisonnée de l'Ouvrage ;
2° un **Mémorial** thérapeutique détaillé et renvoyant au **Traité** ;
3° un **Abrégé** de l'Art de **Formuler**.

2 forts volumes in-8° de plus de 1800 pages, prix : 20 fr.

La *Matière médicale* et la *Pharmacologie* ont été revues avec le plus grand soin. Tous les progrès que la chimie organique et la chimie générale, la physique et l'histoire naturelle peuvent imprimer à l'histoire des substances médicinales, ont été scrupuleusement suivis. Cette importante partie de l'ouvrage est maintenant complété et peut remplacer avantageusement pour la médecine les traités spéciaux de *Pharmacologie* et de *l'art de formuler.*

Quant à la *Thérapeutique* proprement dite, elle a été enrichie de toutes les conquêtes faites depuis six ans par la médecine pratique dans la science des indications. Les auteurs ont su faire un choix judicieux, et fondé sur leur propre vérification, entre toutes les méthodes de traitement que chaque année voit naître et mourir. Les *médications tonique* et *antiphlogistique* ont reçu d'importants accroissements. Les articles consacrés aux *mercuriaux,* aux *alcalins,* aux *préparations arsenicales,* aux *iodures,* ont été mis au courant des perfectionnements introduits récemment dans l'emploi de ces agents héroïques. Il en a été de même à l'égard du *quinquina,* de *l'ergot de seigle,* de *la noix vomique,* de là *belladone,* de *la valériane,* de *l'ammoniaque,* etc... Sur tous ces points, les auteurs ont soumis les travaux d'autrui au contrôle de leur observation personnelle.

L'hydrothérapie ne devait pas être oubliée. Cette intéressante médication a été étudiée à l'article *Froid.* Enfin rien n'a été négligé pour faire de la 3e édition du *Traité de Matière médicale et de Thérapeutique* un ouvrage de médecine pratique autant qu'un répertoire complet de tous les agents que la nature et la science peuvent fournir à l'art de guérir.

═══════

MORGAGNY. RECHERCHES ANATOMIQUES SUR LE SIÉGE ET LES CAUSES DES MALADIES, précédées d'une notice sur la vie et les ouvrages de l'auteur, par Tissot; traduit du latin sur les éditions de Padoue et d'Yverdun, par Desormeaux, professeur à la Faculté de médecine de Paris, membre de l'Académie royale de médecine, etc., et J. P. Destouet, docteur de la Faculté de médecine de Paris, 1821 à 1824, 10 vol. in-8°. Au lieu de 60 fr. 20 fr.

La réimpression qu'on a faite de cette traduction en trois petits volumes in-8° compacte, m'a décidé à mettre le prix de l'édition originale à 20 fr. au lieu de 60.

MUSÉUM D'ANATOMIE PATHOLOGIQUE de la Faculté de Médecine de Paris, ou MUSÉE DUPUYTREN, publié au nom de la Faculté; 2 vol. in-8° et un atlas de 24 planches in-folio, 1842. Prix : 14 fr.

TRAITÉ DE CHIMIE

APPLIQUÉE AUX ARTS,

PAR M. DUMAS.

Membre de l'Institut royal (Académie des sciences) et de l'Académie royale de médecine, doyen de la Faculté des sciences, professeur à la Faculté de médecine et à l'École centrale des arts et manufactures, membre de la Société royale de Londres et de l'Académie des sciences de Stockholm, correspondant des Académies de Berlin, de Turin, de Saint-Pétersbourg, de Moscou, de Copenhague, etc.

8 vol. in-8° de 7 à 800 pages, accompagnés d'un atlas in-4° de 148 planches, gravées en taille douce. Prix : 96 fr.

— **TRAITÉ DE CHIMIE ORGANIQUE**, 4 vol. in-8°, avec atlas de 75 planches. Prix : 48 fr.

NOTA. Ces quatre volumes forment les tomes 5, 6, 7 et 8 du Traité général.

— **CHIMIE PHYSIOLOGIQUE ET MÉDICALE**, 1 vol. in-8°. Prix : 5 fr.

La CHIMIE PHYSIOLOGIQUE ET MÉDICALE que nous annonçons, fait partie des deux derniers volumes du traité de chimie de M. DUMAS. Beaucoup de médecins nous ayant manifesté le désir d'acheter séparément cette partie, et l'auteur nous ayant autorisé à prendre les mesures nécessaires à cet effet, nous nous empressons d'annoncer que nous sommes en état de satisfaire aux demandes qui nous ont été faites.

— **LEÇONS SUR LA PHILOSOPHIE CHIMIQUE**, PARTIE INORGANIQUE, PROFESSÉES AU COLLÉGE DE FRANCE, recueillies par BINEAU, 1 vol. in-8°. Prix : 6 fr.

— **DE L'ACTION DU CALORIQUE SUR LES CORPS ORGANIQUES**, applications aux opérations pharmaceutiques, 1838, in-4°. Prix : 2 fr. 50 c.

LISFRANC, chirurgien en chef de l'hôpital de la Pitié, agrégé à la Faculté de médecine, membre de l'Académie royale de médecine de Paris. CLINIQUE CHIRURGICALE DE L'HOPITAL DE LA PITIÉ (maladies des femmes), 1841-1843, 3 vol. in-8°. Prix : 20 fr.

LASSAIGNE (J.-L.), professeur de chimie et de physique à l'École vétérinaire d'Alfort, etc. — DICTIONNAIRE DES RÉACTIFS CHIMIQUES employés dans toutes les expériences faites dans les cours publics et particuliers, les recherches médico-légales, les expertises, les essais, les analyses qualitatives et quantitatives des corps simples et de leurs composés utiles, soit dans les arts, soit en médecine; 1 fort vol. in-8°, orné de figures et de sept tableaux chromascopiques coloriés, 1859. Prix : 10 fr.

PARIS. — Imprimerie de FAIN et THUNOT, rue Racine, 28, près de l'Odéon.

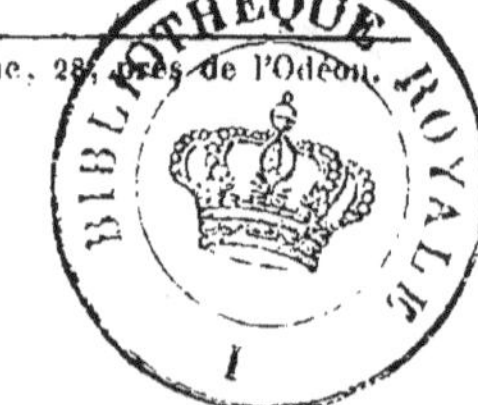

PRÉCIS

DE

MÉDECINE OPÉRATOIRE.

*Ligature des artères de la main : anatomie chirurgicale de
l'arcade palmaire superficielle.* — Depuis le côté externe du pisiforme jusqu'à trois centimètres quatre millimètres à trois centimètres sept millimètres (quinze ou seize lignes) au-dessous,
l'artère cubitale est située sous le muscle palmaire cutané et sous
l'aponévrose palmaire interne, dans l'étendue de deux centimètres
trois millimètres environ (dix lignes) et dans celle d'un centimètre deux millimètres (cinq lignes) sous l'aponévrose moyenne.
Le nerf cubital est à son côté interne ; deux veines accompagnent
le vaisseau, l'une est en dedans et l'autre en dehors. En parcourant l'espace que nous avons énoncé, il n'offre encore aucune
courbure ; il est oblique de haut en bas, de dedans en dehors et
forme avec l'axe du membre un angle à sinus supérieur de
quinze degrés environ ; à la hauteur de l'union des deux rangées
du carpe, il fournit une branche qui, pénétrant entre le court
abducteur et le court fléchisseur du petit doigt, va se rendre
dans l'arcade palmaire profonde. Arrivé au premier des points
que nous venons d'indiquer, il donne naissance à l'arcade palmaire superficielle qui, cheminant en dehors, est recouverte par
l'aponévrose moyenne et dans l'étendue de sept à neuf millimètres (trois ou quatre lignes) par l'externe. Cette arcade décrit une
courbure à convexité inférieure et représentant une espèce de
tiers de cercle. Les deux tiers internes de cette courbure font

avec l'axe de la main un angle à sinus inférieur de cinquante-cinq degrés environ ; le reste de la même courbure forme au contraire avec l'axe de ce membre un angle à sinus supérieur de quarante-cinq degrés environ ; le centre de l'arcade palmaire superficielle est à trois centimètres un millimètre (quatorze lignes) de la face supérieure et externe de l'articulation de l'annulaire avec son métacarpien ; cette arcade s'unit à la branche radio-palmaire qui la constitue quelquefois en partie ; il existe d'ailleurs souvent ici des anomalies nombreuses ; ces anomalies s'observent aussi sur les artères collatérales des doigts partant de la convexité de l'espèce de tiers de cercle artériel que nous décrivons. Rappelons qu'à l'angle de leur bifurcation contre les articles métacarpo-phalangiens, ces collatérales communiquent avec les branches inférieures de l'arcade palmaire profonde ; la concavité de la superficielle ne fournit aucun rameau.

L'arcade palmaire superficielle est recouverte par la peau, par le tissu cellulaire sous-cutané, par l'aponévrose palmaire moyenne et dans une petite étendue par l'externe. Cette arcade est en rapport en arrière avec les tendons des muscles fléchisseurs sublime et profond, avec des branches nerveuses fournies par le médian et par le cubital, avec les lombricaux et avec une toile synoviale. N'est-il pas étonnant que M. *Cruveilhier*, professeur de la Faculté de médecine de Paris, ait omis tous ces derniers rapports dans son *Traité d'anatomie descriptive*? Nous avons avancé ailleurs que tous les livres du même genre devraient être en grande partie refaits : les faits anatomiques que nous venons de signaler pour la terminaison de la cubitale et pour son arcade en donneraient seuls au besoin la preuve.

Mais soit à l'occasion des blessures artérielles, soit à celle d'autres maladies, le chirurgien est assez souvent obligé de fendre les aponévroses palmaires ; il n'est donc peut-être pas inutile d'en indiquer l'anatomie chirurgicale.

L'*aponévrose palmaire moyenne* naissant du ligament annulaire antérieur du carpe et du palmaire grêle s'engage entre les éminences thénar et hypothénar ; parvenue à la partie inférieure de l'espèce de gouttière que présentent ces éminences, elle offre la largeur de deux centimètres neuf millimètres (treize lignes) ; elle recouvre le côté interne de la première des saillies charnues que nous venons d'énoncer dans l'étendue d'un centimètre quatre millimètres (six lignes) transversalement. Au milieu environ du diamètre longitudinal de la main, elle fournit cinq prolongements qui divergent comme les tendons fléchisseurs, et qui communiquent entre eux par des languettes aponévrotiques plus ou moins nombreuses et plus ou moins éloignées les unes des autres; l'un de ces prolongements se rend sur la peau de l'éminence thénar; les quatre derniers se terminent contre les articulations métacarpo-phalangiennes.

Des parties latérales et supérieures de l'aponévrose palmaire moyenne partent *deux feuillets aponévrotiques* moins épais et moins denses; l'un couvre l'éminence thénar et l'autre l'éminence hypothénar.

Arcade palmaire profonde : Anatomie chirurgicale.—Elle est fournie par la radiale : après avoir franchi la partie supérieure du premier espace interosseux, cette dernière artère se dirige de dehors en dedans et presque transversalement; elle est alors couverte par l'adducteur du pouce; elle arrive ainsi sur le côté externe de l'articulation du métacarpien du médius avec le grand os; parvenue à ce point et continuant d'être recouverte par le même faisceau charnu, elle en traverse les insertions supérieures contre la face interne de cette articulation; c'est là que commence l'arcade palmaire profonde; elle est aussi à convexité inférieure; cette convexité est plus prononcée que celle de l'arcade palmaire superficielle; son centre est à quatre centimètres trois millimètres (dix-neuf lignes) de la jointure métacarpo-phalangienne du médius : elle est donc située à un centimètre deux millimètres (cinq lignes) plus haut que l'arcade palmaire superficielle; circonstance importante à connaître sous le rapport du diagnostic basé sur le siége de la plaie relativement à la lésion artérielle. Nous avons indiqué plus haut les branches descendantes partant de l'arcade palmaire profonde; elles sont au nombre de trois ou quatre; les ascendantes très-courtes se terminent au devant du carpe; les trois perforantes se rendent à la face dorsale de la main : nous ne poursuivrons pas plus loin les données que nous établissons relativement à l'artère dont nous nous occupons; car nous croyons que sa profondeur, l'étroitesse de la localité où elle se trouve, et l'importance des parties qui la recouvrent ne doivent pas permettre d'essayer de la découvrir pour la lier; disons seulement qu'elle s'applique en arrière contre les os du carpe et qu'elle est en rapport en avant avec les nerfs, les muscles et les tendons de la paume de la main.

Opération. — *Camper* cite un cas dans lequel une hémorrhagie fournie par l'arcade palmaire profonde exigea l'amputation de l'avant-bras ; au rapport de *White*, *John* a observé des faits de ce genre ; *Timeus* rapporte une observation où les récidives fréquentes des hémorrhagies firent succomber le malade. Ces récidives se manifestent à des époques très-variées ; tantôt elles se montrent une ou deux fois par jour ; d'autres fois elles ne surviennent que toutes les vingt-quatre ou quarante-huit heures ; il est des sujets chez lesquels elles ne reparaissent qu'au bout de huit ou dix jours. Je signale ces derniers faits afin que le chirurgien ne s'endorme pas sur la foi des traités ; mais toutes les fois que j'ai vu le sang tarder longtemps à paraître, il a été moins difficile à arrêter ; car alors il ne devait être fourni que par des anastomoses. D'autres anévrismes que celui par diffusion peuvent se développer à la main : *Guattani* en a observé un siégeant au devant de l'éminence thénar et offrant le volume d'une orange. *Tulpius* et *Fabrice de Hildan* ont rencontré cette maladie entre le pouce et l'indicateur ; avant l'apparition de la tumeur, le sujet avait été piqué sur le point où elle se montrait. On lit dans la *Gazette médicale de Paris* un fait du genre de ceux dont nous nous occupons ; *Dupuytren*, *Abernethy*, *Becquet* et *Carrère* en on cité chacun un autre.

Pour arrêter les hémorrhagies fournies par les arcades palmaires, on a conseillé la compression à la méthode dite de *Theden*; MM. *Quoy* et *Pigeaux* ont guéri deux malades par ce moyen. On a aussi mis en usage tantôt la compression immédiate, d'autres fois la médiate, et quelquefois toutes les deux en même temps. Un abcès est ouvert dans la paume de la main ; blessure de l'arcade palmaire profonde ; M. *Dubreuil* ayant été appelé comprima ; l'auteur de cette observation ne s'explique pas sur le mode compressif qui fut employé : insuccès ; ligature de la brachiale ; récidive de l'écoulement de sang: compression, encore sans indication de lieu : guérison. M. *Galias* avance qu'il a arrêté une hémorrhagie palmaire avec un instrument ressemblant à la pince à sucre. Certain auteur moderne prétend à tort que M. *Grisolle cite aussi deux cas où la compression non plus directe, mais des artères radiale et cubitale, eut un plein succès ;* on lit au contraire dans le *Journal des connaissances médico-chirurgicales*, tome III, p. 10, indiqué par ce fameux auteur, que M. *Grisolle* a guéri des blessures de la radiale en comprimant cette artère et la cubitale ; la lecture du même journal prouve encore que le même écrivain a commis la même erreur en citant une observation de M. *Dugès* où l'on a lié avec succès la radiale lesée et l'on a exercé la compression sur la cubitale; il ne s'agissait donc pas de la lésion de l'une des arcades palmaires. *Dupuytren* arrêta, par l'application du feu, l'hémorrhagie qui avait résisté aux moyens compressifs employés par M. *Carrère*. *A. Bérard* a seulement comprimé la radiale et la cubitale : guérison. M. *Pigeaux* et *A. Bérard* rapportent chacun un cas dans lequel ils ont guéri en liant la radiale et en exerçant la compression sur la cubitale : je me suis rendu maître de l'hémorrhagie chez deux malades en comprimant immédiatement comme le conseille M. *Gensoul*, voyez les généralités ; mais j'ai établi en même temps les moyens compressifs sur la radiale et sur la cubitale. Blessure de l'arcade palmaire profonde ; M. *Serre*, de Montpellier, applique un lien autour de ces deux dernières artères ; emploi des réfrigérants ; compression agissant sur la plaie et sur le point diamétralement opposé : guérison. *Camper* veut qu'on fende l'aponévrose palmaire et l'arcade artérielle et qu'on mette des fils. On a avancé que la ligature d'un seul bout du vaisseau a réussi. Nous venons d'exposer les méthodes indiquées dans les livres pour arrêter les hémorrhagies fournies par les arcades palmaires ; mais en lisant ces livres, on aura bientôt acquis la conviction que, suivant une désastreuse coutume qui disparaîtra, nous l'espérons, on y a fort mal et très-incomplétement posé les indications ; nous allons essayer de combler cette fâcheuse lacune et de prouver que le reproche adressé à quelques écoles, de n'être pour ainsi dire point thérapeutiques, n'est pas mérité par la nôtre.

Il n'est pas besoin de rappeler que si la plaie offre une certaine largeur, on tâchera d'y saisir, d'y lier ou d'y tordre l'artère. Si le peu de profondeur de cette plaie, si la hauteur à laquelle elle se rencontre donnaient la certitude qu'on a affaire à l'arcade palmaire superficielle, si l'on croyait que pour mettre à découvert le siége de la lésion artérielle il ne faudrait pas faire trop de délabrement, ce moyen devrait être tenté ; il a réussi deux fois à mon père et j'ai obtenu moi-même un succès. Personne n'ignore que dans les localités qui favorisent le plus les inflammations par étranglement, les débridements sont très-avantageux pour les prévenir comme pour les combattre ; je pense donc qu'en général les chirurgiens bons anatomistes ont été trop timides sous le rapport qui nous occupe ; quant à la dénudation des tendons, je l'ai dit en traitant des généralités , on ne doit pas craindre qu'elle n'amène leur exfoliation s'ils n'ont pas été violemment contus, et s'ils ne sont pas assez longtemps baignés par les matières purulentes ; les pansements fréquents et la position suffiront pour empêcher ces matières de séjourner à la surface de la solution de continuité.

Dans le cas où le moyen que je viens d'indiquer ne serait pas applicable, dans celui où l'on n'adopterait pas mes idées, on exercerait une compression immédiate légère avec l'instrument proposé par M. *Galias*, et l'on comprimerait en même temps la radiale et la cubitale ; mais afin d'employer moins de force pour y suspendre le cours du sang, on appliquerait à la partie inférieure du bras, un compresseur qui agirait modérément, qui diminuerait autant qu'on pourrait en juger, des deux tiers par exemple, la colonne de sang qui doit parcourir les deux vaisseaux que nous avons indiqués et qui n'exigerait sur eux, nous le répétons, que des moyens compressifs assez légers et par conséquent tolérables et heureux , au moins chez la plupart des sujets. Il est inutile de le dire , les préceptes nouveaux que nous établissons convertissent, qu'on me passe les expressions, les tubes artériels principaux de l'avant-bras en tubes artériels beaucoup plus petits qu'ils ne le sont à l'état normal ; il est donc plus facile de se rendre maître du sang qui y circule ; faisons toutefois remarquer qu'en suivant les principes que nous venons d'énoncer , la compression sur la plaie n'est pas toujours nécessaire. On pourrait employer les réfrigérants.

Si, dans la dernière hypothèse que nous venons de citer, la compression était trop douloureuse , on lierait la cubitale pour la lésion de l'arcade palmaire superficielle et la radiale pour la blessure de l'arcade palmaire profonde. La profondeur de la plaie, son siége, serviraient beaucoup à établir le diagnostic, les deux arcades se trouvant à des hauteurs différentes. On comprimerait le vaisseau sur lequel on n'aurait pas appliqué de ligature.

Lorsque enfin la douleur, l'inflammation ne permettraient pas de comprimer convenablement, on lierait la radiale et la cubitale ; et au besoin , si les circonstances ne s'y opposaient pas, on exercerait la compression légèrement sur la plaie et sur le point diamétralement opposé ; on pourrait aussi avantageusement appliquer un compresseur à la partie inférieure , interne du bras et assez faiblement, comme nous l'avons dit plus haut. Il me semble qu'en suivant rigoureusement les préceptes que nous venons d'établir, on évitera l'amputation de l'avant-bras, s'il ne s'est pas déjà manifesté à la main des accidents qui exigent impérieusement ce pénible et indispensable sacrifice.

Mais s'agit-il de l'anévrisme vrai ou bien du faux consécutif? il serait très-difficile, au moins dans un très-grand nombre de cas, de connaître l'artère malade, et lors-même qu'on serait parvenu à acquérir cette connaissance, il nous semble évident que la paume de la main n'étant le siège d'aucune solution de continuité, il serait dangereux de la soumettre à l'action du bistouri ; d'ailleurs, on conçoit très-facilement les difficultés qu'éprouverait le chirurgien à trouver les deux bouts du tube artériel, dans la méthode ancienne ; il s'exposerait beaucoup à la lésion d'organes importants à cause du déplacement que la tumeur leur aurait fait subir. La ligature de la radiale ou de la cubitale suivant la méthode d'*A. Paré* serait donc préférable : *Manoury* et M. *Roux* suivirent la conduite que nous adoptons ; le malade opéré par ce dernier chirurgien mourut d'hémorrhagies fréquemment répétées.

Après avoir décrit les artères radiale et cubitale depuis leur origine jusqu'à l'endroit où elles arrivent dans la paume de la main, nous indiquerons les procédés opératoires proposés pour les anévrismes vrais et faux consécutifs de cette dernière région , voyez plus bas. Faisons remarquer par anticipation que si l'on se décidait à mettre un lien sur l'un ou sur les deux tubes artériels principaux de l'avant-bras, on pourrait suivre, d'ailleurs en les modifiant, les moyens indiqués plus haut à l'occasion des plaies artérielles.

Artère radiale : anatomie chirurgicale.—Cette artère résultant de la bifurcation de l'humérale naît à deux centimètres neuf millimètres (treize lignes) plus bas que la tubérosité interne de l'humérus; son extrémité supérieure siège à la partie moyenne du diamètre transversal de l'avant-bras. Ce vaisseau va gagner le sommet de l'apophyse styloïde , puis il parcourt la face dorsale de la main jusqu'à l'extrémité supérieure du premier espace interosseux qu'il traverse comme nous l'avons dit dans le chapitre précédent. De son origine à l'endroit où il se dégage d'entre les muscles grand palmaire et long supinateur, c'est-à-dire à neuf centimètres cinq millimètres (trois pouces et demi) au-dessus de l'apophyse styloïde du radius et à dix centimètres huit millimètre (quatre pouces) au-dessous de sa naissance , il est oblique de haut en bas et de dedans en dehors ; il forme avec l'axe du membre un angle à sinus inférieur de six à huit degrés ; il devient ensuite parallèle à l'axe de l'avant-bras jusqu'à la partie inférieure de l'os que nous venons d'indiquer. La portion du vaisseau située entre la base de l'apophyse styloïde radiale et l'extrémité supérieure du premier espace interosseux fait avec l'axe de la main un angle à sinus inférieur de neuf à dix degrés : jusqu'à cinq centimètres quatre millimètres (deux pouces) au-dessous de son origine, la radiale est couverte par le rond pronateur, par le long supinateur et par une seconde lame aponévrotique ; on trouve au contraire ce vaisseau sous l'aponévrose antibrachiale lorsque le système musculaire est très-peu développé. Parvenu au dernier point que nous venons d'énoncer , il recouvre à son tour le premier de ces deux muscles et on le rencontre alors entre le second et le grand palmaire ; nous avons indiqué plus haut la hauteur à laquelle il se dégage d'entre ces deux derniers faisceaux musculaires ; mais il existe un fait anatomique très-important qui a échappé même aux auteurs modernes : quand le muscle rond-pronateur est arrivé à deux centimètres sept millimètres (un pouce) au-dessous de la bifurcation de l'humérale, ce muscle présente la disposition que nous avons signalée pour le long extenseur propre du gros orteil relativement au jambier antérieur et à l'extenseur commun, c'est-à-dire qu'il s'enfonce entre le grand palmaire et le long supinateur qui le recouvrent jusqu'à son insertion inférieure : or, lorsque, à la hauteur que nous venons d'énoncer, on pénètre entre ces deux derniers muscles, on découvre deux interstices musculaires; c'est dans l'externe qu'il faut s'engager ; car si l'on ouvrait l'interne, on ne trouverait cette artère qu'au-dessous de ce dernier interstice et au point où le vaisseau se dégage du premier. La portion verticale de la radiale est sous-aponévrotique ; elle est placée au côté externe du tendon du grand palmaire et un peu au-dessous du niveau de la face antérieure de ce tendon ; la moitié inférieure de la partie de cette corde tendineuse située au-dessus de l'articulation radio-carpienne est à trois millimètres et demi (une ligne et demie) en dedans du vaisseau : en dehors se trouve le tendon du long supinateur. A l'avant-bras le tube artériel radial est en rapport par sa face postérieure en haut avec le court supinateur, plus bas avec le rond pronateur, et dans le reste de son étendue avec la région antérieure du radius.

Logé dans une autre gaîne que l'artère, le nerf radial est situé à deux millimètres un quart environ (une ligne) en dehors de la radiale jusqu'à neuf millimètres (quatre lignes) au-dessous du point où le tube vasculaire se dégage d'entre le long supinateur et le grand palmaire ; ces deux organes se séparent ici ; le cordon nerveux se dirigeant en dehors passe sous le tendon du premier de ces muscles et longe le côté externe du radius. Deux veines, l'une en dedans et l'autre en dehors de l'artère ; elles s'anastomosent assez souvent entre elles.

Les rapports de la portion carpienne de la radiale sont les suivants : elle repose sur l'article radio-carpien, sur les ligaments et sur les os du carpe ; elle chemine dabord sous le grand abducteur et le court extenseur du pouce ; en parcourant l'intervalle que laissent ces deux tendons entre eux et celui du long extenseur, elle est sous-aponévrotique ; elle glisse ensuite sous la face antérieure de ce dernier tendon ; après l'avoir dépassé et en parcourant l'intervalle de cinq à sept millimètres environ (deux ou trois lignes) pour s'enfoncer dans l'épaisseur de la main, elle longe le bord externe du premier radial externe ; elle ne redevient donc alors sous-aponévrotique que dans une très-petite étendue. Deux veines, l'une est en dedans et l'autre est en dehors de ce vaisseau. Lorsque le nerf radial est arrivé à quatre centimètres un millimètre (un pouce et demi environ) au-dessus de l'articulation radio-carpienne, il se divise en deux branches, l'une externe, qui est immédiatement au côté externe des tendons du grand abducteur et du court extenseur du pouce ; l'autre, interne, fournit deux rameaux à une petite distance de son origine : l'interne de ces deux rameaux étant très-éloigné de la radiale ne doit pas nous occuper ; lorsque l'externe est parvenu sur la jointure radio-carpienne, il laisse entre lui et la face externe des tendons des muscles grand abducteur et court extenseur du pouce l'intervalle d'un centimètre deux millimètres (cinq lignes) ; parallèle alors à l'axe du membre, il croise la direction du long extenseur du pouce à un centimètre huit millimètres (huit lignes) au-dessus de l'endroit où le tube artériel s'enfonce dans la main ; il continue de s'étendre au delà en suivant la même direction. M. *Cruveilhier* paraît définitivement, dédaigner, au moins en grande partie, le système veineux profond des membres ; car il a encore omis ici les veines satellites de l'artère radiale ; mais notons aussi, dans l'intérêt des élèves et de la saine anatomie, que cet auteur dit seulement que, enveloppé par une gaîne particulière et situé *à distance* au côté externe du vaisseau, le nerf l'accompagne *dans une partie de sa longueur.*

Branches collatérales.—1° La *récurrente radiale antérieure :* elle naît de la radiale immédiatement au-dessous de son origine ; elle s'anastomose avec l'humérale profonde. 2° La *transverse antérieure du carpe*, qui, émergeant de la radiale au niveau du bord inférieur du carré pronateur, longe ce bord et se réunit avec un rameau semblable produit par la cubitale. 3° L'*artère radio-palmaire*, partant du côté interne de la radiale, contre l'extrémité inférieure de l'avant-bras, présente des variétés de volume ; nous avons déjà dit qu'elle s'anastomose avec l'arcade palmaire superficielle, qu'elle peut en former une partie plus ou moins étendue. Cette arcade manquant, on a vu la radio-palmaire fournir alors les collatérales des premiers doigts, tandis que la cubitale donnait celles des derniers. Dans des cas très-rares les deux artères principales de l'avant-bras communiquent directement entre elles sur la face palmaire de la main. 4° La *transverse dorsale du carpe :* elle prend son origine contre la ligne articulaire des deux rangées formées par les carpiens : elle s'anastomose avec la cubitale. 5° La *dorsale du métacarpe :* elle naît d'un tronc commun avec la précédente ; elle débouche dans l'arcade palmaire superficielle. 6° L'*artère interosseuse du premier espace interosseux :* elle vient de la radiale entre les deux premiers os métacarpiens ; elle est volumineuse ; elle donne la collatérale interne du pouce et l'externe de l'indicateur. 7° La *collatérale externe du pouce*, prenant son origine quelquefois de la précédente, et d'autres fois de l'extrémité externe de l'arcade palmaire superficielle.

Anomalies de la radiale.—Chez quelques sujets cette artère, parvenue à l'union du tiers inférieur de l'avant-bras avec son tiers moyen, et quelquefois même plus haut, contourne le radius d'avant en arrière et de dedans en dehors, pour se porter sur la face postérieure de cet os, qu'elle longe ; sous-cutanée près de son bord externe, elle conserve cette disposition jusqu'à l'extrémité supérieure de l'espace inter-métacarpien ; cette anomalie peut exister aux deux bras ; la branche radio-palmaire, ordinairement très-petite, la remplace sur la région antérieure du radius. Tous les médecins savent que la radiale est fort souvent plus volumineuse d'un côté que de l'autre. Cette artère est assez fréquemment flexueuse à la partie inférieure de sa portion brachiale. Il est des

cas où le vaisseau longe la face externe du radius depuis l'union
de la moitié inférieure de l'avant-bras avec sa moitié supérieure
jusqu'au côté externe et supérieur du carpe ; tantôt alors un filet
artériel très-grêle la remplace dans le point qu'elle occupe ordinairement ; d'autres fois, ce filet manque. Bien que le système musculaire fût très-développé, j'ai vu six fois seulement le tube artériel
radial sous-aponévrotique, depuis la bifurcation de l'humérale
jusqu'à la partie supérieure et postérieure du premier espace in-
termétacarpien ; toujours alors la cubitale offrait la même anomalie, que je crois très-rare pour le premier de ces vaisseaux ;
car, pendant plus de quinze ans que j'ai dirigé les manœuvres
opératoires sur le cadavre, huit ou dix heures par jour, je l'ai fait
mettre à découvert un infiniment grand nombre de fois.

Opération. — Voulez-vous encore une preuve de l'admirable
exactitude avec laquelle on fait de l'érudition ? Lisez les deux textes suivants : « Venant de l'arcade palmaire au fond d'un abcès,
» l'hémorrhagie dont parle M. Dubreuil résista d'abord à la com-
» pression. On lia l'artère humérale ; le sang reparut. Une com-
» pression nouvelle réussit. *Gazette médicale de Paris*, 1834,
» p. 726. » *Nouveaux Éléments de médecine opératoire* ; par M.
» *Velpeau*, t. II, p. 174. « Il est vrai cependant que, chez un
» sujet qui avait eu l'artère radiale blessée, M. Dubreuil fut obligé,
» après avoir essayé la compression, *la ligature de la radiale*,
» *puis de la cubitale*, d'en venir à la ligature de l'artère bra-
» chiale elle-même. *Gazette médicale de Paris*, 1834, p. 706.»
Nouveaux Éléments de médecine opératoire, par M. *Velpeau*,
t. II, p. 179. Ainsi, d'après ces deux textes, il paraît évident
qu'il s'agit de deux observations. C'est une erreur ; car, à la page
706 de la *Gazette médicale de Paris*, 1834, citée par M. *Velpeau*, on ne trouve point le fait que cet historien distingué dit y
avoir rencontré. Le même cas a donc été rendu de deux manières différentes par le chirurgien de la Charité.

En traitant de la compression, à l'occasion des généralités,
nous avons signalé ses avantages dans un assez grand nombre de
circonstances : l'avant-bras est un des points où elle réussit
plus spécialement ; nous n'adoptons cependant pas l'opinion
de *Pigeaux*, lorsqu'il avance que presque toutes les hémorrhagies siégeant sur ce membre peuvent être guéries par la compression suivant la méthode de *Theden* ; il admet le même principe
pour les artères qui sont, dit-il, *d'un moyen volume* et situées en

d'autres localités. Rappelons en passant qu'*A. Petit* a cité une observation dans laquelle un malade timide et irritable mourut en proie à des spasmes à la suite de la ligature de la radiale. Encore une preuve de l'exactitude historique du savant M. *Velpeau.* « Une plaie de la radiale, *près du carpe*, fut également guérie » au moyen d'une espèce de *tourniquet* inventé par *Scultet.* » *Arsenal de chir.*, p. 355, obs. 89, pl. XIX, fig. 4. » *Nouveaux Éléments de médecine opératoire*, par M. *Velpeau*, t. II, p. 177 et 178. Voici le texte de *Scultet* : « C'est pourquoi aïant comprimé avec les doigts l'artère *qu'on apperçoit dans la partie moyenne du radius*, je tirai beaucoup de sang caillé de la plaie, puis *j'appliquai sur l'artère blessée l'éponge brûlée saupoudrée de la pierre chrysolite préparée et des poudres astringentes de Galien battues avec un blanc d'œuf. Je bandai la plaie et le coude d'un bandage convenable, et j'appliquai par dessus l'instrument de la table* 19, *fig.* 4, *pour boucher mieux l'artère en la comprimant par sa vis sans crainte d'aucune incommodité.* » *Arsenal de chir.*, p. 115 et 116, obs. 89, pl. XIX, fig. 4. Le malade est guéri le vingt-septième jour. Dans la page indiquée par M. *Velpeau*, il n'est nullement question du fait dont nous nous occupons ; mais en lisant l'ouvrage de cet auteur, il est facile de s'assurer que les chiffres qu'il indique sont souvent inexacts ; c'est peut-être la faute de son imprimeur. Quoi qu'il en soit, les autres indications que donne ici le chirurgien de la Charité prouvent qu'il a puisé à la même source que nous, et qu'il a mal lu *Scultet. Tulpius*, que nous avons cité dans le chapitre précédent, a guéri par la compression un anévrisme situé entre le pouce et le doigt indicateur.

M. le professeur *Velpeau* a 'aussi exposé à sa manière le fait suivant : « *les artères de l'avant bras sont atteintes ;* on lie la » radiale ; l'hémorrhagie reparaît ; quelle est l'artère blessée ? » *on l'ignore, dit Dudaujon ; dans le doute, compression mé-* » *diate* avec un appareil exprès ; le malade guérit ; thèse Pa- » ris, 1803. » *Nouveaux éléments de médecine opératoire*, par M. *Velpeau*, t. II, p. 178. Texte de *Dudanjon* et non pas Dudaujon : « J'allai à la recherche de l'artère par une incision suffisamment étendue, et je parvins à la lier (*c'était l'artère radiale*) : cependant la suppuration s'établit, la fièvre se soutenait toujours, la respiration était difficile et embarrassée : divers dépôts se formèrent dans le carpe, le pus ayant fusé dans toutes les parties de la main et de l'avant-bras, exigea plusieurs incisions pour lui donner un écoulement facile. Bientôt *une hémorrhagie nouvelle se manifesta. Comme il fallait de nouvelles recherches pour mettre à découvert l'artère qui l'entretenait, afin de la lier, et que le malade se refusait à toute espèce d'incision, j'eus recours à la compression que je dirigeai sur l'endroit très-enfoncé d'où paraissait venir le sang, sans qu'elle s'exerçât sur les parties voisines.* » *Thèse, Paris* 1803. Répétons encore que tout ceci n'a pas besoin de commentaires. *Martin, Mestivier, Ouvrart* et *Pelletan* eurent infructueusement recours à la compression ; ils mirent la ligature en usage : guérison. Trois succès obtenus par M. *Quoy,* qui exerça la compression immédiate sur la plaie et qui comprima en même temps les deux artères principales du membre. *Formi* tamponna et réussit en employant les moyens compressifs.

D'après les faits que nous venons de citer, il semble qu'on devrait en général tenter la compression pour combattre les hémorrhagies et les anévrismes de l'artère radiale ; je partage cette opinion lorsqu'il s'agit de la moitié inférieure de ce tube artériel ; je crois que si la maladie siége plus haut, on échouera presque toujours ; voyez d'ailleurs les généralités. Il est bien entendu que si l'on trouvait dans la plaie le vaisseau non enflammé, l'application de liens sur ce vaisseau serait préférable à tous les autres moyens.

Quand la compression est infidèle, ou lorsqu'il n'est pas permis d'en essayer l'usage, il faut recourir à la ligature ; employée seule elle peut réussir ; on est presque toujours obligé de comprimer en même temps la cubitale, et quelquefois aussi, et ordinairement avec succès, le bout inférieur du tube artériel, s'il fournit du sang. On ne se décidera à mettre un lien sur chacun des deux vaisseaux principaux de l'avant-bras, que si la ligature de l'un d'eux, aidée par la compression appliquée sur l'autre, est insuffisante, ou bien que si cette compression ne peut pas être tolérée.

Lorsque l'artère n'est pas enflammée, et qu'on ne craint pas sa section trop prompte par les fils, quelques chirurgiens conseillent de mettre les deux bouts du vaisseau à découvert et de les lier ; le précepte d'appliquer un lien des deux côtés est plus important ici qu'ailleurs, puisqu'à la main surtout les moyens de rétablissement de la circulation sont plus nombreux que dans les autres localités.

Mais une question très-utile à examiner se présente ; à quelle hauteur faut-il mettre la ligature quand on ne peut pas lier les deux bouts de l'artère, et bien qu'il s'agisse d'une plaie ou d'un anévrisme siégeant à la main? On se rappelle les ressources de circulation extrêmement nombreuses que possède ce dernier membre, et même celui avec lequel il s'articule ; la pratique et les annales de l'art démontrent que l'avant-bras et surtout la main sont de toutes les localités celles où quand on a affaire aux vaisseaux principaux, les hémostatiques sont le plus souvent suivis de la récidive de l'hémorrhagie ; cette fâcheuse circonstance étant due, personne ne l'ignore, aux anastomoses extraordinairement multipliées des artères, il nous semble évident qu'en transgressant le précepte en général important qui veut qu'on ménage le plus possible les collatérales, qu'en les sacrifiant au contraire autant qu'on le pourra, on diminuera avantageusement les moyens trop puissants de rétablissement du cours du sang ; on sera beaucoup moins exposé à voir les écoulements abondants de ce liquide se reproduire ; la cubitale et les deux interosseuses seules suffiront pour fournir au membre ses matériaux de nutrition, et pour éviter nécessairement le sphacèle et même les escarres : or nous conseillons de pratiquer la ligature de l'artère radiale sur le tiers moyen de l'avant-bras ou sur le tiers supérieur de ce membre, suivant les indications, on sacrifiera ainsi les six collatérales inférieures ; on s'en éloignera beaucoup ; si alors le sang devait s'échapper par le bout inférieur, il aurait circulé en sens rétrograde dans une plus grande étendue, et il serait doué d'une moins grande force d'impulsion. Nous avons dit que ces collatérales naissent du tube artériel radial près de l'articulation du poignet, et que ce sont la transverse antérieure du carpe, la radio-palmaire, la transverse dorsale du carpe, la dorsale du métacarpe, l'interosseuse dorsale du premier espace interosseux, et la collatérale externe du pouce. S'il est vrai d'ailleurs que le jour de l'application de la ligature, et même quelquefois peu d'heures après cette application, la circulation, je l'ai vue, s'est déjà rétablie par les collatérales situées au-dessous du lien, dans la plupart des cas ce phénomène doit se montrer plus tard et à des époques assez variées ; n'est-il pas possible alors qu'il se soit écoulé un temps convenable pour que l'hémorrhagie ne puisse pas se reproduire? J'ai observé des sujets chez lesquels j'avais procédé comme je viens de le dire, la ligature seule de la cubitale ou de la radiale a suffi ; il existe dans la science quelques faits de ce genre, bien qu'on ait lié plus bas que je ne le conseille. Si d'ailleurs le sang reparaissait, on comprimerait le bout inférieur du tube artériel, et l'on sait qu'alors, par cela même que ce sang circule en suivant une direction rétrograde, les moyens compressifs, quoique employés avec moins de force, réussissent mieux. Au besoin on les appliquerait sur le vaisseau principal qui n'aurait pas été soumis à la ligature ; je ne me déciderais à lier la radiale et la cubitale que dans les circonstances malheureuses où la récidive de l'hémorrhagie, la tuméfaction, l'inflammation du membre, la douleur trop forte déterminée par la compression m'y forceraient.

N'oublions pas de redire qu'en comprimant l'artère lésée en même temps que la brachiale, d'après les principes établis au chapitre précédent, on peut éviter une opération sanglante ; je possède deux observations venant à l'appui de ce fait. J'ai lié sur un malade la radiale à deux centimètres sept millimètres (un pouce) au-dessous du point où elle se dégage d'entre le grand palmaire et le long supinateur : il s'agissait d'une plaie déjà enflammée que la compression immédiate avait beaucoup irritée, et qui, siégeant contre le côté externe de l'articulation radio-carpienne, datait de cinq jours ; je mis à la partie inférieure et interne du bras un compresseur qui, comme je l'ai dit plus haut, diminua, autant qu'on pouvait en juger, des deux tiers l'épaisseur de la colonne sanguine qui parcourait le tube artériel huméral au-dessous de l'endroit que je viens d'indiquer ; le sujet ne souffrit pas ; il ne survint aucun accident. Guérison. Je me proposais d'ailleurs, si les moyens que je viens d'énoncer avaient échoué, d'employer les autres hémostatiques que j'ai recommandés dans ce chapitre. Il serait inutile de rappeler que, sur la face dorsale du poignet et sur la partie la plus inférieure de l'avant-bras, l'artère offrant des conditions plus avantageuses pour la compression, ce moyen doit plus spécialement réussir.

Ligature de la radiale à la face dorsale du poignet. — Si l'on n'admettait pas les principes que nous avons établis plus haut, ou si la compression n'était pas tolérée, on pourrait mettre un lien sur le point du vaisseau que nous venons d'indiquer ; mais on n'oubliera pas qu'il n'existe que deux centimètres sept millimètres environ (un pouce) entre la radio-palmaire et la transverse dorsale du carpe, et que ce lien doit être placé à une distance convenable du premier de ces vaisseaux ; voyez les généralités. Il ne sera néanmoins pas situé trop près du dernier ; une ligature appliquée plus bas exposerait beaucoup à une hémorrhagie, par cela même que les collatérales siégent à une très-petite distance les unes des autres, et bien qu'elles soient assez peu volumineuses.

La main est mise dans une légère supination ; on engage le malade à étendre le pouce le plus possible ; il fait ainsi saillir beaucoup en arrière les tendons des muscles grand abducteur, court extenseur et long extenseur de ce doigt ; on sait que les deux premiers de ces tendons sont situés en dehors et qu'ils laissent entre eux et le dernier placé en dedans un intervalle dont le diamètre transversal est d'un centimètre deux millimètres environ (cinq lignes) contre l'articulation radio-carpienne ; cet intervalle diminue de largeur, à mesure qu'on l'examine plus inférieurement ; l'artère y siége ; le pouce est ensuite maintenu dans l'attitude moyenne entre l'adduction et l'abduction ; on pratique, suivant la direction du vaisseau, une incision de trois centimètres (quatorze lignes) ; on divise la peau, le tissu cellulaire sous-cutané, le fascia superficialis, quelques rameaux veineux superficiels et l'aponévrose : on arrive ainsi sur le tube artériel ; on s'éloigne un peu du bord externe du long extenseur ; car on se rappelle que ce bord est longé par une branche nerveuse qui manque le long de la face interne du grand abducteur et du court extenseur, en offrant une contre leur côté radial ; voyez d'ailleurs l'*Anatomie chirurgicale.*

Ligature de la portion brachiale de la radiale à sa moitié inférieure environ. — Le membre est en supination : incision parallèle à l'axe de ce membre ; elle est ordinairement longue de cinq centimètres quatre millimètres (deux pouces) ; lorsqu'il existe beaucoup d'embonpoint, elle doit avoir huit centimètres un millimètre (trois pouces). Si l'on opère au-dessus de la moitié supérieure de l'espace que nous avons indiqué, elle longe le bord externe du grand palmaire ; si l'on pratique l'opération plus bas, cette incision siége à trois millimètres et demi (une ligne et demie), en dehors de ce tendon ; voyez l'*Anatomie chirurgicale* : on divise la peau, le tissu cellulaire sous-cutané, le fascia superficialis ; on écarte au besoin la veine superficielle ; on fend l'aponévrose ; on met ainsi à découvert la gaîne de l'artère.

Ligature de la radiale au tiers supérieur environ de l'avant-

bras. — *Richerand* a conseillé d'inciser dans la direction d'une ligne qui, partant du milieu du pli du bras, irait se rendre directement sur la partie antérieure et interne de l'apophyse styloïde du radius. M. *Malgaigne* donne à cette ligne la même origine; mais il veut qu'elle se termine au milieu de l'espace situé entre le prolongement styloïdien radial et le tendon du grand palmaire. M. *Marjolin* longe avec les doigts l'artère de bas en haut; il fait contracter le muscle long supinateur; il incise la peau contre le bord interne de ce muscle.

Procédé de l'auteur. — M. *Coster* n'a pas compris ce procédé et ne l'a pas décrit tel que je l'ai professé. C'est là la cause de l'erreur dans laquelle sont tombés les auteurs qui ont écrit après lui. Voici mon mode opératoire : faites partir une ligne du milieu de l'espace placé entre les condyles de l'humérus; elle a huit centimètres un millimètre (trois pouces) de longueur ; elle descend obliquement en dehors; afin que son obliquité représente celle de l'artère, une seconde ligne, commençant sur l'extrémité inférieure et externe de la première, remonte parallèlement à l'axe du membre et forme avec elle un angle à sinus supérieur de huit degrés environ, ou, si vous aimez mieux, la base de cet angle présente la largeur d'un centimètre quatre millimètres (un demi-pouce); c'est donc dans la direction de la première de ces deux lignes que l'incision est pratiquée ; cette incision doit avoir, quel que soit le procédé qu'on emploie, la longueur de cinq centimètres quatre millimètres à huit centimètres un millimètre (deux ou trois pouces), et même davantage suivant l'état d'embonpoint et le développement du système musculaire. On divise la peau, le tissu cellulaire sous-cutané, le fascia superficialis ; on écarte au besoin la veine médiane moyenne; on fend l'aponévrose sous laquelle le vaisseau est placé lorsque les faisceaux musculaires sont peu développés ; mais dans la plupart des cas il faut, pour parvenir sur ce vaisseau et si l'on opère à deux centimètres sept millimètres (un pouce) au-dessous de son origine, le chercher entre les muscles rond pronateur et long supinateur ; on soulève ce dernier ; on l'éloigne en dehors. Veut-on découvrir la radiale au-dessous du point que nous venons d'indiquer et jusqu'à l'endroit où sa face antérieure devient sous-aponévrotique? on doit pénétrer au contraire entre le grand palmaire et le long supinateur ; on parvient alors en haut, voyez l'*Anatomie Chirurcale*, au rond pronateur caché par ces deux muscles et concourant à former avec eux deux interstices musculaires ; c'est dans l'externe, nous le répétons, qu'il faut entrer pour arriver sur le tube artériel ; car si l'on s'engageait dans l'interne, on n'y rencontrerait pas ce vaisseau ; ce ne serait qu'après avoir ouvert ce dernier interstice et en avoir parcouru l'étendue de deux centimètres sept millimètres (un pouce) environ qu'on trouverait inférieurement la radiale placée sur la face antérieure du rond pronateur , voyez encore l'*Anatomie Chirurgicale;* on aurait ainsi apporté de la lenteur dans la manœuvre et l'on aurait pratiqué des décollements dangereux. N'oublions pas de rappeler qu'un second feuillet aponévrotique souvent très-mince recouvre immédiatement la gaîne artérielle.

Appréciation. — Sur les sujets doués d'un grand embonpoint, non-seulement il n'est pas possible de sentir l'artère jusqu'au-dessous de l'endroit où elle se dégage d'entre les faisceaux musculaires, mais encore il n'est pas permis de reconnaître le bord interne du long supinateur lorsque surtout il est peu développé. Le mode opératoire de M *Marjolin* n'est donc pas admissible. Quand la partie inférieure de l'avant-bras est volumineuse , qu'elle est surchargée de graisse, le siége de l'apophyse styloïde du radius n'est pas appréciable à travers l'épaisseur des tissus ; la ligne qui , partant du milieu du pli du bras, irait se rendre, comme nous l'avons dit plus haut , soit sur cette apophyse, soit entre elle et le tendon du grand palmaire, est alors encore un guide infidèle pour faire connaître la direction du vaisseau ; je m'en suis assuré dans mes cours de médecine opératoire. Quel que soit le volume du bras, l'angle que forment ensemble les deux lignes que nous avons indiquées à l'occasion de notre mode opératoire, ne varie pas ; il est très-facile de l'établir, et l'on parvient toujours sans hésiter au tube artériel. Nous donnons la préférence à ce mode opératoire.

Rappelons que la récurrente radiale antérieure part de la radiale immédiatement après son origine, et qu'entre cette origine et la base de l'apophyse styloïde, il n'existe aucune collatérale importante, circonstance utile à connaître sous le rapport des endroits où l'on doit appliquer la ligature ; notons toutefois qu'il n'est pas très-rare de voir le tronc commun des interosseuses naître de l'artère dont nous nous occupons à la hauteur environ de la tubérosité bicipitale du radius.

Artère cubitale , anatomie chirurgicale. — Plus volumineuse

que l'artère radiale , elle constitue l'une des branches de bifurcation de l'extrémité inférieure de l'humérale ; à la moitié
supérieure de l'avant-bras, elle est oblique de haut en bas , de
dehors en dedans et d'avant en arrière ; elle forme avec l'axe
du membre un angle à sinus inférieur de vingt degrés environ ;
dans tout ce trajet elle décrit une légère courbure à convexité
interne et supérieure ; elle ne s'adosse ordinairement au nerf
cubital qu'à la hauteur que nous venons d'indiquer, et ici elle
fait avec lui un angle à sinus supérieur de vingt degrés environ ;
ce nerf situé ensuite à son côté interne l'accompagne jusque dans
la paume de la main ; elle se dégage d'entre le sublime et le
profond à trois centimètres un millimètre (quatorze lignes) au-
dessous de la moitié supérieure de l'avant-bras. Cette donnée
anatomique varie suivant le développement de ces muscles ; il
résulte des dispositions que nous avons énoncées , qu'il n'est
pas permis de lier cette artère à cause de sa profondeur au
quart supérieur du membre , à moins qu'on ne divise les faisceaux musculaires superficiels , ou bien qu'on n'attaque le vaisseau à sa partie supérieure en écartant le rond pronateur et le
long supinateur. Nous nous expliquerons plus tard sur ce dernier procédé. Mais pour mettre un lien au-dessous du premier
des points dont nous venons de nous occuper , il faut inciser
parallèlement à leur axe les fibres charnues appartenant à la
couche commune au fléchisseur sublime et au cubital antérieur ,
dans la longueur de deux centimètres sept millimètres (un pouce)
environ ; faisons remarquer qu'à la partie moyenne de l'avant-
bras , ce dernier muscle recouvre transversalement le premier
dans l'étendue d'un centimètre quatre millimètres (un demi-
pouce) environ , circonstance importante à connaître , lorsqu'on
ouvre l'interstice formé par ces deux faisceaux musculaires , et
qui apprend à ne pas intéresser les fibres du fléchisseur sublime.
   Depuis la partie supérieure de la moitié inférieure de l'avant-
bras , jusqu'à un centimètre sept millimètres (un pouce), au-
dessus du pisiforme , la cubitale est parallèle à l'axe du membre:
de ce dernier point elle se porte en dehors pour se rendre au
côté externe de cet os; elle va ensuite former l'arcade palmaire superficielle ; voyez , pour la description de cette dernière
portion de la cubitale , le chapitre où nous nous sommes occupé
de l'anatomie chirurgicale de cette arcade.
   Recouverte par le rond pronateur, par le fléchisseur sublime,

par le nerf médian qui croise sa direction à quatre centimètres sept millimètres (un pouce neuf lignes), au-dessous de son origine pour lui devenir externe, l'artère cubitale se dégage d'entre le sublime et le profond à la hauteur que nous avons énoncée où elle n'est point sous-aponévrotique ; puis on la trouve d'abord sous le premier de ces muscles, et bientôt à une petite distance de son bord interne ; mais elle est évidemment couverte par le cubital antérieur, jusqu'à deux centimètres sept millimètres environ (un pouce) au-dessus du pisiforme. Lisez le texte suivant : « Plus volumineuse que la radiale, dont elle se sépare à angle très-aigu, *l'artère cubitale se porte d'abord en bas en dedans et en arrière au-devant du cubitus en décrivant une légère courbure dont la convexité est en dedans et en haut; puis devient tout à fait verticale* (à quelle hauteur ? Cherchez-la et vous la trouverez si vous le pouvez. Quelle est l'obliquité du vaisseau ? On vous dira peut-être qu'il était inutile de l'indiquer. Nous nous permettrons de ne pas partager cette opinion, car la connaissance du degré de cette obliquité est extrêmement utile ; l'anatomie descriptive des membres se rattache plus spécialement à la médecine opératoire). Parvenue à l'articulation du poignet, elle (la cubitale) *se place en dehors de l'os pisiforme* au-devant du ligament annulaire du carpe et gagne la paume de la main, où elle décrit, sous l'aponévrose palmaire, une arcade à convexité inférieure connue sous le nom *d'arcade palmaire superficielle.* (Quelle est la direction du vaisseau depuis le pisiforme jusqu'à cette arcade ? C'est encore ce qu'on ne dit pas.)

« *Rapports.* Ils doivent être examinés à l'avant-bras et à la main. 1° à *l'avant-bras* : d'abord recouverte par le faisceau épais des muscles qui s'attachent à l'épitrochlée, et par le nerf médian, puis par le fléchisseur sublime, l'artère cubitale *devient sous-aponévrotique dans le reste de son étendue*, et se trouve placée entre le tendon du cubital antérieur qui est en dedans, et celui du fléchisseur sublime qui est en dehors ; tendons qui, par leur relief, éloignent cette artère de la peau. (Sous-aponévrotique!!! Cette erreur et beaucoup d'autres, prouvent qu'autrefois on faisait mieux l'anatomie à la faculté de médecine de Paris).

» Elle (la cubitale) répond en arrière au brachial antérieur, au fléchisseur profond des doigts et au carré pronateur. Le nerf cubital vient côtoyer l'artère à sa partie interne au moment où elle devient verticale et l'accompagne jusqu'à la main. (Nous avons énoncé plus haut la hauteur à laquelle l'artère et ce nerf ont le rapport immédiat qui vient d'être si vaguement indiqué.) Le nerf médian, placé à son côté interne, au pli du coude, lui devient antérieur, puis externe. Dans quelques cas de division prématurée de l'artère humérale, on a vu la cubitale être sous-aponévrotique dans toute son étendue. (J'ai vu quelquefois cette artère offrir la position qu'on vient de signaler, bien que la brachiale fût normale.)

» 2° *A la main*, elle est d'abord située en dedans du pisiforme, (en dedans du pisiforme !!! et l'on a dit plus haut qu'elle était en dehors de cet os); puis au devant du crochet de l'unciforme, et, lorsqu'elle est devenue arcade palmaire, elle est sous-aponévrotique dans toute son étendue. » *Traité d'anatomie descriptive*, par *J. Cruveilhier*, professeur à la Faculté de médecine de Paris, 2° édit., t. II, p. 684 et 685. On a vu que le muscle palmaire cutané a été oublié.

Deux veines, l'une interne et l'autre externe; on dirait en vérité que M. *Cruveilhier* n'en veut ni à la jambe ni à l'avant-bras; car il ne les a pas non plus indiquées ici.

Branches collatérales. — La cubitale en fournit un grand nombre à l'avant-bras; on les divise en antérieures, en postérieures et en latérales; la plupart qui sont innominées se distribuent aux muscles et à la peau; il en existe cinq autres qui doivent plus spécialement fixer l'attention du chirurgien; ce sont 1° le tronc commun des récurrentes cubitales antérieure et postérieure; 2° celui des deux interosseuses; 3° l'artère dorsale du carpe; 4° le rameau cubito-radial; 5° les collatérales des doigts.

Le tronc commun des récurrentes cubitales part de la face postérieure de la cubitale immédiatement au-dessous de son origine ayant lieu à la hauteur de celle de la radiale; il se dirige transversalement en dedans et fournit ensuite les deux branches que nous avons indiquées. Il est quelques cas où les collatérales dont nous nous occupons naissent séparément; elles s'anastomosent avec la collatérale interne humérale; le tronc commun des interosseuses prend naissance au niveau de la tubérosité bicipitale du radius; il n'est pas rare de le voir partir de la radiale. Lorsque l'axillaire se bifurque ou bien quand la bifurcation de l'humérale est prématurée, il arrive quelquefois que l'une des interosseuses est la continuation de l'un des deux troncs brachiaux, tandis que

l'autre de ces troncs donne inférieurement, la seconde interosseuse, la radiale et la cubitale. Le tronc des interosseuses se porte
directement en arrière et fournit deux branches dont le calibre
est pour ainsi dire le même ; l'une est l'interosseuse antérieure
et l'autre l'interosseuse postérieure : la première, après avoir
traversé l'extrémité inférieure du ligament interosseux, s'étend
jusque sur la face dorsale du poignet où elle forme l'artère dorsale du carpe (*Meckel*) ; M. *Cruveilhier*, qui énonce d'abord simplement l'existence de cette dernière artère, n'en fait ensuite
aucune mention ; on a vu des cas où la radiale étant très-
petite, l'interosseuse dont nous traitons se portait en dehors
derrière le faisceau tendineux, se jetait à la partie inférieure du
bras, dans ce dernier vaisseau qui offrait ensuite son volume
normal et se distribuait à l'ordinaire. L'artère du nerf médian
vient de l'interosseuse antérieure : elle accompagne ce nerf jusqu'à la paume de la main ; elle est ordinairement grêle ; mais
chez des sujets très-rares on l'a trouvée volumineuse et s'anastomosant avec l'arcade palmaire superficielle ; quelquefois elle part
de l'humérale et remplace les artères cubitale et radiale au niveau du bord inférieur du court supinateur. L'interosseuse postérieure, ordinairement un peu moins grosse que l'antérieure, traverse le ligament interosseux. Immédiatement après, elle donne
la récurrente radiale postérieure ; puis ses rameaux descendant
entre la couche superficielle et la couche musculaire profonde
se perdent dans ces faisceaux musculaires. Contre la partie inférieure du carré pronateur , naît l'artère antérieure du carpe qui
se portant derrière les tendons en dehors, se réunit à une branche
semblable venant de la radiale, d'où résulte l'arcade du carpe.

Opération. La cubitale était ouverte ; *Leprince* pratiqua le
tamponnement et fit la compression : succès complet. M. B. *Cooper* réussit dans un cas de ce genre en comprimant les deux tubes
artériels principaux de l'avant-bras. Il s'agissait d'un anévrisme
circonscrit, *Sommé* lia la cubitale à la partie moyenne du membre;
les résultats de son opération furent très-heureux. Si un anévrisme
se montrait sur la face dorsale de la main, comme l'a observé
M. *Pillet* à l'Hôtel-Dieu de Lyon ; si la maladie siégeait sur l'une
des divisions sus-carpiennes de la cubitale, elle serait très-superficiellement placée et l'on emploierait avec succès la méthode
ancienne. Je crois que cette méthode ne pourrait pas être
mise en usage sur la portion carpienne de la radiale, car l'affec-

tion morbide existe-t-elle au-dessous de la transverse du carpe ?
les collatérales ne permettent pas l'application sûre des liens ;
cette affection morbide se montre-t-elle plus haut ? la proxi-
mité de la radio-palmaire fournirait les mêmes inconvénients ,
à moins qu'elle ne fût sacrifiée et liée ainsi que la transverse antérieure du carpe et encore ne ferait-on pas une bonne opération.

Ligature de la cubitale sur la face palmaire de la main. Incision de trois centimètres sept millimètres environ (seize lignes);
elle commence au niveau de la face supérieure du pisiforme; elle
longe le côté externe de cet os, et forme avec l'axe de la main un
angle à sinus supérieur de quinze degrés ; elle est dans la direction du vaisseau ; voyez l'*Anatomie chirurgicale de l'arcade palmaire superficielle* : on divise la peau, le tissu cellulaire, le fascia
superficialis, le palmaire cutané, l'aponévrose ; l'artère est alors à
découvert ; si des flocons graisseux s'engageaient entre les bords
de la solution de continuité et gênaient la manœuvre, on les exciserait à l'aide des ciseaux courbes sur le plat.

On a conseillé une incision parallèle à l'axe de la main. Il
n'est pas besoin de dire que cette incision ne l'étant pas à l'axe du
vaisseau , en rend la ligature beaucoup plus difficile. Mais doit-
on lier la cubitale à la paume de la main ? la présence de sa
branche assez volumineuse de communication avec l'arcade palmaire profonde et celle de l'artère antérieure du carpe ne permettrait pas de placer un lien au-dessus duquel un caillot de longueur convenable pût se former ; on rejette l'application de ce
lien dans la localité dont nous nous occupons.

*Ligature de la cubitale à la partie inférieure de l'avant-bras,
et jusqu'à quatre centimètres un millimètre (un pouce et demi)
environ au-dessous de la moitié supérieure de ce membre,* qui
est étendu et mis en supination; on en fait contracter les muscles fléchisseurs ; on pratique le long du bord externe du cubital antérieur une incision parallèle à l'axe du membre ; sa
longueur est de cinq centimètres quatre millimètres à huit centimètres un millimètre (deux ou trois pouces) suivant l'embonpoint du sujet ; mais si l'on voulait découvrir l'artère dans l'é-
tendue de deux centimètres sept millimètres (un pouce) immédiatement au-dessus du poignet , cette incision siégerait à la
partie moyenne du diamètre transversal de l'espace placé entre le
tendon du muscle que nous venons de nommer et la corde tendineuse la plus voisine du fléchisseur sublime. Voyez l'*Anatomie*

chirurgicale ; on divise la peau, le tissu cellulaire, le fascia super-ficialis, l'aponévrose; on soulève le tendon du cubital antérieur à moins qu'on n'opère à la dernière hauteur que nous avons indi-quée : on incise une seconde lame aponévrotique et l'on arrive sur la gaîne du vaisseau.

Ligature de la cubitale depuis quatre centimètres un millimètre (un pouce et demi) au-dessous de la moitié supérieure de l'avant-bras jusqu'à la partie inférieure du quart supérieur de ce membre. Lisez le texte suivant :

« D. *Cubitale au tiers moyen de l'avant-bras* : La ligature de
» la cubitale vers son tiers supérieur et à sa partie moyenne passe
» pour une des plus difficiles du membre thoracique, ce qui
» tient sans doute à ce que la plupart des auteurs n'ont donné que
» des règles très-vagues pour l'exécuter. Cependant je n'ai pas
» vu qu'elle exigeât. soit sur le cadavre, soit sur l'homme malade,
» beaucoup plus d'habilité que la radiale, quand on s'y prend de
» la manière suivante :

» 1. *Procédé de l'auteur*. On fait une incision de trois à quatre
» pouces, qui commence à trois travers de doigt de la trochlée de
» l'humérus et descend jusqu'au milieu de l'avant-bras dans la
» direction de la ligne mentionnée plus haut. (C'est la direction de
» l'artère). Quand l'aponévrose est mise à nu , on cherche l'in-
» terstice du cubital antérieur et du fléchisseur du petit doigt
» (Sublime découverte ! Ne voilà-t-il pas qu'il y a un muscle de
» plus à l'avant-bras ! Je propose de le nommer muscle de
» M. *Velpeau*). Pour être sûr de ne pas se tromper, il suffit *d'en-*
» *traîner le bord interne de la plaie vers le côté cubital du*
» *membre; en revenant ensuite du côté de la ligne médiane , la*
» *première trace jaunâtre ou grisâtre un peu épaisse qu'on*
» *rencontre, indique positivement l'insterstice cherché. On incise*
» *alors l'aponévrose sur le bord externe de cette ligne , dans la*
» *même étendue que la peau. Cela fait, on sépare les muscles cu-*
» *bital et fléchisseur l'un de l'autre avec l'indicateur, le manche*
» *d'un scalpel ou la sonde. On voit bientôt au fond de la plaie*
» *un gros cordon jaune ou blanchâtre, qui est le nerf cubital*
» *ayant l'artère à son côté radial. Pour saisir celle-ci , il n'est*
» *pas même indispensable de la voir ; on la soulève sûrement en*
» *portant le bec de la sonde entre elle et le nerf.* » *Nouveaux éléments de médecine opératoire, par M. Velpeau, t. 2, 2e édit.,* p. 181 , 1839. Ainsi, vous venez de lire qu'à *trois travers de*

doigt au-dessous de la trochlée de l'humérus, il suffit d'écarter l'un de l'autre les muscles sublime et cubital antérieur pour découvrir le nerf cubital et l'artère de ce nom ; M. le professeur de la faculté de médecine de Paris a oublié que cette artère se dégage beaucoup plus bas d'entre le second de ces muscles et le fléchisseur profond, voyez l'*Anatomie chirurgicale*. Disséquez ce vaisseau et vous serez convaincu de la grave erreur qu'a commise le chirurgien de la Charité; car si l'on ne cherche pas le tube artériel entre ces deux derniers muscles, jusqu'à trois centimètres un millimètre environ (quatorze lignes) au-dessous de la moitié supérieure de l'avant-bras, on ne le trouve pas; nous avons d'ailleurs avancé plus haut que la hauteur dont nous nous occupons offre quelques variétés ; tous les chirurgiens comprendront combien il était important de signaler la désastreuse faute que nous avons indiquée; mais lisez le texte suivant et vous verrez que M. *Velpeau* n'a pas renoncé à ses habitudes.

» 4° *Cubitale au tiers supérieur de l'avant-bras.* — La liga-
» ture de la cubitale vers son tiers supérieur, passe pour une
» des plus difficiles du membre thoracique, ce qui tient sans
» doute à ce que la plupart des auteurs n'ont donné que des
» règles très-vagues pour l'exécuter. Cependant, je n'ai pas vu
» qu'elle exigeât beaucoup plus d'habileté que la radiale, sur
» le cadavre, quand on s'y prend de la manière suivante : on
» fait une incision de trois à quatre pouces qui commence à trois
» travers de doigt de la trochlée de l'humérus, et descend jus-
» qu'au milieu de l'avant-bras dans la direction de la ligne géo-
» métrique mentionnée plus haut. Quand l'aponévrose est mise à
» nu, on cherche l'interstice du cubital antérieur et du fléchis-
» seur du petit doigt. Pour être sûr de ne pas se tromper, il suffit
» d'entraîner le bord interne de la plaie vers le côté cubital du
» membre; en revenant ensuite du côté de la ligne médiane, la
» première trace jaunâtre ou grisâtre un peu épaisse qu'on ren-
» contre indique positivement l'interstice cherché. On incise
» alors l'aponévrose sur le bord externe de cette ligne, dans la
» même étendue que la peau; cela fait, on sépare les muscles
» cubital et fléchisseur l'un de l'autre, avec l'indicateur, le
» manche d'un scalpel ou la sonde; on voit bientôt, au fond de
» la plaie, un gros cordon jaune ou blanchâtre qui est le nerf
» cubital, ayant l'artère à son côté radial. Pour saisir celle-ci, il
» n'est pas même indispensable de la voir, on la soulève sûrement

» en portant le bec de la sonde entre elle et le nerf. Si le mal oc-
» cupait un point plus élevé de l'artère cubitale, comme elle
» change de direction et devient de plus en plus difficile à dé-
» couvrir, il serait évidemment préférable de lier la brachiale
» elle-même. » *Nouveaux éléments de médecine opératoire*, par
M. *Velpeau*, t. Ier, 1re édit., pag. 201 et 202, 1832. Vous voyez
que le sens des deux derniers textes que nous venons de citer est
identique, avec cette différence que, dans la première édition de
son ouvrage, M. *Velpeau* décrit sans désignation d'auteur le procédé opératoire dont nous nous occupons, et que, dans la seconde
édition du même ouvrage, le même M. *Velpeau* a jugé convenable de s'approprier ce mode opératoire. Le chirurgien de la
Charité était professeur libre en 1832; il était professeur de la
Faculté de médecine de Paris en 1839. Citons d'ailleurs d'autres
textes :

« L'incision, bien faite dans la direction indiquée, conduit toujours sur cette ligne (il s'agit de ligature de la cubitale au tiers
moyen de l'avant-bras). Si d'ailleurs on craignait de se méprendre,
on aurait la ressource indiquée par M. *Lisfranc*, de porter en dedans la lèvre interne de la plaie, jusqu'à ce que le doigt sente le
bord interne du cubitus; le premier interstice musculaire que
l'on rencontre en dehors de cet os est celui-là même qu'il fallait
trouver. » *Manuel de médecine opératoire*, par M. *Malgaigne*,
p. 173, 1843. Ainsi M. *Malgaigne*, qui avait lu ma Thèse publiée en 1834, et le Manuel des opérations chirurgicales, par
M. *Coster*, dont la première édition a paru en 1823, et la troisième en 1829, m'a attribué d'avoir le premier indiqué le bord
interne du cubitus comme point de ralliement pour mettre sûrement à découvert l'artère cubitale.

» Si l'incision étant pratiquée, l'opérateur s'égare, il est près
de l'artère des organes qui servent de points de ralliement, et
qui rendent sa position très-facile à reconnaître; tels sont le bord
interne du cubitus pour l'artère cubitale à la partie moyenne de
l'avant-bras; la crête du tibia pour l'artère tibiale antérieure, le
tubercule de la première côte pour l'artère axillaire, le nerf médian pour l'artère brachiale. » *Des diverses méthodes et des différents procédés pour l'oblitération des artères, Thèse de concours*, par *J. Lisfranc*, pag. 44, 1834, édit. in-8°. On a vu que
M. *Velpeau* n'a essayé qu'en 1839 d'établir en sa faveur la priorité du procédé opératoire dont nous nous occupons; cette date

étant postérieure à celle de 1834, à laquelle, on vient de s'en assurer, nous avons publié, les prétentions singulières du chirurgien de la Charité se trouvent donc dénuées de toute espèce de fondement, puisque sa réclamation d'antériorité est de 1839. Nos adversaires croyaient que nous n'écrivions pas; cependant des traîtres auraient pu aussi leur dire que quatre heures de sommeil nous suffisent presque toujours. Mais voilà encore un texte :

« *Ligature de l'artère cubitale vers la partie supérieure de l'avant-bras.* — Le membre étant placé en supination, commencez, à trois doigts au-dessous du condyle interne de l'humérus, une incision qui se prolonge dans la longueur de trois pouces, sur la face antérieure et un peu interne du cubitus. Après avoir divisé la peau et l'aponévrose, on les tend vers le côté interne avec le pouce et les doigts de la main gauche, et l'on cherche le premier interstice musculaire, que l'on rencontre en se dirigeant de ce côté vers l'opposé. On pénètre avec précaution dans cet interstice formé par le cubital interne, le palmaire grêle et le fléchisseur sublime, et on tombe sur l'artère qui est située au côté externe du nerf. Lorsque le système musculaire est très-développé, ou que le sujet est maigre, il est inutile de prendre toutes les précautions indiquées pour commencer l'incision : comme dans ces cas les espaces intel-musculaires sont très-prononcés, on incise directement sur eux, si d'ailleurs on sait les distinguer! » *Manuel des opérations chirurgicales contenant plusieurs nouveaux procédés opératoires.* en particulier ceux de M. *Lisfranc,* par *J. Coster,* p. 26, 3e édit., année 1829. qui est antérieure, je crois, à 1839. Je demande encore mille pardons au lecteur de l'entretenir si souvent des errements inqualifiables de certains hommes; mais, je ne saurais trop le répéter, les intérêts de la science, ceux de l'humanité et de la propriété littéraire le commandent impérieusement; il est temps que tout cela finisse et que ces hommes n'aient plus d'imitateurs.

Procédé de l'auteur. — Incision ayant cinq centimètres quatre millimètres à huit centimètres un millimètre (deux ou trois pouces) de longueur et quelquefois même davantage à cause d'un très-grand embonpoint ; elle est parallèle à l'axe du membre ; elle siége ordinairement à deux centimètres sept millimètres (un pouce) en dehors du bord interne du cubitus ; quand le système musculaire n'est guère développé, on la pratique un peu plus près du point que nous venons d'indiquer ; lorsque, au contraire, ce système offre beaucoup de développement, elle en est un peu plus loin. On divise là peau, le tissu cellulaire sous-cutané et le fascia superficialis; on attire, avec le bout du pouce à demi fléchi, la lèvre interne de la solution de continuité, contre le bord interne du cubitus; ce doigt est appliqué sur la partie moyenne du diamètre longitudinal de cette lèvre. En procédant ensuite de dedans en dehors, on trouve bientôt une première ligne jaune ou blanchâtre; c'est l'interstice musculaire dans lequel on doit pénétrer; si l'on ne rencontrait pas cette ligne et que l'on fût arrivé au côté externe de la plaie, cette plaie aurait été faite trop en dedans, et la largeur plus considérable qu'à l'ordinaire du cubital antérieur exigerait qu'on disséquât en dehors, jusqu'au premier interligne musculaire, fidèle conducteur du bistouri; même alors notre mode opératoire n'en serait pas moins très-sûr; j'insiste sur ce précepte oublié par les auteurs modernes. A la hauteur où le cubital antérieur est réuni au sublime, l'interstice de ces deux muscles, il faut le redire, n'existe pas; voyez l'*Anatomie chirurgicale*; il est donc important, lorsqu'on opère très-haut, de le chercher vers la partie inférieure de l'incision, ce qu'on a encore omis de dire. Rappelons aussi, voyez cette même anatomie, que près de la moitié inférieure de l'avant-bras, le bord externe du cubital antérieur s'étend assez loin sur le sublime; qu'il faut le relever, le porter en dedans pour arriver au côté interne de ce large faisceau musculaire; ce principe est très-utile; car, s'il était ignoré, on croirait devoir, comme en d'autres points du même interstice, y pénétrer perpendiculairement, et l'on se fourvoierait dans les chairs, comme je l'ai vu très-souvent.

Le cubital antérieur ayant été écarté, opérez-vous vers la partie inférieure de l'espace anti-brachial dont nous nous occupons? l'artère est entre le muscle que nous venons d'indiquer et le sublime; la découvrez-vous un peu plus haut? ce dernier muscle, recouvert par le premier, la couvre seule dans une petite étendue; enfin, voulez-vous trouver le vaisseau plus près encore de l'articulation cubito-humérale? dans quelque position que vous ayez mis le cubital antérieur, vous n'apercevez point ce vaisseau et vous le cherchez en vain en arrière, faute que nous avons vu commettre très-fréquemment par nos élèves qui avaient oublié nos principes. Quel est donc le siége de cette artère? voyez l'*Anatomie chirurgicale*. Dans une étendue assez considérable et jusqu'au point où nous avons dit que le vaisseau est accessible aux moyens chirurgicaux par le côté interne du membre, il est situé entre le sublime et le profond. Or, vous avez, nous le répétons, écarté le cubital antérieur; abstergez la plaie; promenez vos regards d'avant en arrière sur son bord externe; vous y voyez une ligne jaune blanchâtre : c'est l'interstice que vous cherchez; c'est celui formé par ces deux faisceaux musculaires; attaquez-le doucement, légèrement à l'aide de la pointe du bistouri; relevez et refoulez en dehors le premier de ces muscles; l'artère apparaît accompagnée du nerf cubital et des deux veines satellites ayant avec elle les rapports indiqués à l'occasion de l'anatomie chirurgicale. N'omettons pas de rappeler que si l'on opère très-haut et toujours d'après les limites dont nous sommes convenu, il faut couper les fibres musculaires dans l'étendue de deux centimètres sept millimètres (un pouce) parallèlement à l'axe de l'avant-bras pour séparer le cubital antérieur du sublime. Voilà comment nous comprenons l'anatomie et la médecine opératoire; voilà comment, ne leur en déplaise, il faudra que la décrivent, s'ils le peuvent, ces hommes naguère si fameux qui, tout le monde le sait, restent immobiles en dehors du beau mouvement scientifique imprimé par les bons esprits aux sciences médico-chirurgicales. Autres temps, autres mœurs; on est d'ailleurs maintenant si faible, qu'on ne fera pas détruire ou qu'on ne créera pas à volonté les réputations à l'aide des séides de location.

Avant que j'eusse imaginé le procédé que je viens d'exposer, la ligature de l'artère cubitale était l'une des plus difficiles vers la partie supérieure du point où il est encore permis de l'attaquer par le côté interne du membre. Nos élèves et même des opérateurs distingués s'égaraient entre les fibres musculaires et pénétraient aussi dans un interstice qui ne les conduisait pas sur le vaisseau; de là des tâtonnements, des longueurs, des douleurs et des délabrements dont il serait inutile de signaler les dangers; guidé par les préceptes rigoureux que nous avons établis, on parvient très-facilement à vaincre les difficultés que nous venons de signaler, et je n'ai pas vu nos élèves les moins exercés être arrêtés par elles.

Procédé de Guthrie. — A quelque hauteur que l'artère cubitale soit lésée, ce chirurgien pense qu'on devrait la lier sur le siége de sa lésion, lors même qu'il faudrait couper les muscles en travers : à moins qu'il n'existe une plaie assez large et que, pour découvrir le vaisseau, on ne soit obligé de diviser les tissus que dans une petite étendue, ce procédé heurte tellement la raison qu'il ne mérite pas d'être réfuté, bien que *Guthrie* l'ait mis en usage avec succès chez un malade : nous préférons la ligature de la brachiale.

M. *Marjolin* a lié une fois la cubitale à sa partie supérieure; quoi qu'on en dise, il n'est certainement pas difficile de mettre à découvert ce point de l'artère en écartant les muscles long supinateur et rond pronateur; mais le trop grand voisinage des collatérales, de l'origine du tube artériel, voyez l'*Anatomie chirurgicale*, a fait rejeter cette mauvaise opération.

Ligature de l'artère brachiale : anatomie chirurgicale. — Des anatomistes veulent que cette artère parte de la partie inférieure du bord postérieur de l'aisselle dont elle est assez éloignée; je crois qu'il est plus logique de lui faire prendre son origine contre le même point de la paroi antérieure de cette cavité; elle est beaucoup plus près de ce point d'où elle s'étend jusqu'au milieu du diamètre transversal de la face antérieure et supérieure de l'avant-bras et à deux centimètres sept millimètres environ (un pouce) au-dessous de la tubérosité interne de l'humérus. L'humérale siège en haut à l'union du tiers antérieur avec les deux tiers postérieurs du diamètre transversal de l'espace axillaire : la portion du vaisseau s'étendant jusqu'au-dessus du condyle huméral interne, est située dans son quart supérieur environ contre le côté interne de l'humérus; dans ses deux quarts moyens on la trouve adossée au côté interne et antérieur de cet os; dans son quart inférieur, on la voit presque entièrement sur sa face antérieure. La dernière partie de l'humérale commence au-dessous de l'épitrochlée; elle se porte en dehors et en bas pour longer la région antérieure de l'articulation cubito-humérale et pour se terminer au point que nous avons indiqué; elle forme avec l'axe du membre thoracique, un angle à sinus supérieur de trente-cinq degrés environ.

Rapports : En avant, en haut, et dans l'espace de sept centimètres quatre millimètres (deux pouces neuf lignes), avec le coraco-brachial qui déborde à peine son côté interne supérieurement; dans ses deux tiers inférieurs, avec le bord interne du biceps qui la recouvre assez largement lorsque le système musculaire est très-développé, et qui, d'autres fois, la laisse sous-aponévrotique et s'en éloigne même chez certains sujets de quelques millimètres (quelques lignes). J'en ai vu un dont les muscles de la couche superficielle et interne de l'avant-bras occupaient le quart inférieur environ de l'humérus; la brachiale siégeait sous eux et s'en dégageait au niveau de l'articulation du coude. En arrière, la moitié supérieure du vaisseau repose sur le triceps, et sa moitié inférieure sur le brachial antérieur; tout à fait en bas, elle siége sur le tendon du biceps qu'elle ne croise pas, comme l'avance à tort M. *Cruveilhier*, dont voici d'ailleurs le texte : « En dehors, au tendon du biceps, qu'elle (l'humérale) croise bientôt. » *Traité d'anatomie descriptive*, par M. *J. Cruveilhier*. t. II, 2ᵉ édit., p. 673. En dedans l'humérale est sous-aponévrotique; on trouve en dehors de cette artère et dans l'étendue de sept centimètres quatre millimètres (deux pouces neuf lignes) le coraco-brachial et son tendon, plus bas l'interstice séparant le brachial antérieur du triceps et la partie supérieure du tendon du biceps; une gaîne cellulo-fibreuse est commune à la brachiale et au nerf médian.

En haut et dans l'étendue de six centimètres huit millimètres (deux pouces et demi) environ, le nerf médian est presque toujours antérieur et interne au tube artériel huméral; au-dessous de ce dernier point, il devient antérieur à ce vaisseau jusqu'à l'union du tiers inférieur de la portion brachiale de l'artère avec son tiers moyen; puis, pendant qu'il chemine pour arriver à un centimètre quatre millimètres (six lignes) au-dessus du condyle interne de l'humérus, il est situé au côté interne de la brachiale; à ce niveau, il s'en éloigne en dedans, et l'artère, parvenue à l'endroit de sa terminaison, forme avec lui un angle à sinus inférieur de vingt degrés environ. Il ne sera d'ailleurs peut-être pas inutile de dire qu'à la partie moyenne du diamètre vertical de l'articulation cubito-humérale, qui a lui-même deux centimètres trois millimètres (dix lignes) de longueur, l'avant-bras étant étendu, le nerf médian situé en dedans et le vaisseau placé en dehors sont à la distance de sept millimètres (trois lignes) l'un de l'autre. Nous avons disséqué un sujet sur lequel ce nerf se rencontrait en haut au côté externe du tube artériel dont nous nous occupons. Ce rapport anormal offrait l'étendue de cinq centimètres (un pouce dix lignes); le cordon nerveux passait ensuite derrière l'artère où il restait jusqu'à la partie moyenne de la longueur du bras. Dans l'espace de cinq centimètres (vingt-deux lignes), le nerf cutané interne siégeant au devant du nerf cubital et de la veine se trouve au côté interne de l'artère ; plus bas il s'en éloigne. Le tube veineux huméral principal se voit ordinairement en dedans et en arrière du tube artériel ; tout à fait en haut on le trouve souvent à deux millimètres et demi à cinq millimètres (une ligne ou deux) en dedans de ce vaisseau ; il existe en dehors une seconde veine beaucoup plus petite, offrant de nombreuses anastomoses avec la première, et qui comme elle présente d'assez fréquentes anomalies.

Le nerf cubital est postérieur et non pas interne à l'humérale dans l'étendue de trois centimètres quatre millimètres (quinze lignes) ; puis il devient postérieur et interne à ce vaisseau pour s'en éloigner et gagner une autre gaîne.

Dans l'espace de cinq centimètres environ (vingt-deux lignes), c'est-à-dire jusqu'à l'endroit où il contourne l'humérus, le nerf radial est postérieur et légèrement externe à l'artère : ainsi donc, si l'on veut mettre à découvert l'humérale à sa partie supérieure, il faut d'abord soulever le bord interne du coraco-brachial, puis le médian dont les deux branches d'origine se confondent quelquefois plus bas qu'à l'ordinaire et entre lesquelles le vaisseau est alors placé ; on trouve ensuite 1° la brachiale ; 2° le nerf cutané interne ; 3° la veine ; 4° le nerf cubital ; le tube veineux principal est en arrière et en dedans de l'artère ; ce dernier nerf est postérieur ; enfin, en arrière et un peu en dehors est le radial.

Branches collatérales. — Beaucoup de ces branches assez petites et innominées se distribuent aux muscles et à la peau ; il en est quatre autres plus grosses qui doivent fixer l'attention de l'opérateur ; ce sont 1° l'*humérale profonde* ; on la désigne encore sous le nom de collatérale externe, parce qu'elle va se terminer sur le côté externe de l'articulation du coude ; elle naît de l'humérale au niveau du bord inférieur du muscle grand rond et quelquefois d'un tronc commun avec la circonflexe postérieure, fournie alors par la brachiale. 2° La *collatérale interne* ; elle est beaucoup moins volumineuse que la précédente dont elle part rarement ; elle est fréquemment constituée par deux troncs ; elle prend ordinairement son origine contre le tiers inférieur du bras et à des niveaux variés ; elle descend jusqu'à la jointure du coude. 3° La *branche superficielle du vaste interne* ; elle se détache de la brachiale immédiatement au-dessous de la profonde de laquelle elle vient assez souvent ; elle s'anastomose avec les artères de l'avant-bras. 4° La *branche superficielle du brachial antérieur* ;

elle naît de l'humérale à la hauteur de la racine de la précédente ; elle se rend aussi à l'articulation cubito-humérale. « La fréquence de l'anomalie par bifurcation anticipée de l'artère humérale est telle, que les considérations pratiques auxquelles elle donne lieu doivent entrer dans le domaine de l'enseignement. Ainsi, si une hémorrhagie fournie par les artères de l'avant-bras ne cédait pas par suite de la ligature de l'artère humérale, on devrait, à l'exemple de M. *Danyau*, soupçonner la division prématurée de l'artère humérale et aller à la recherche de l'autre branche.

» Voici la description détaillée de trois anomalies assez rares que j'ai présentées à la Société anatomique. De la partie inférieure de l'artère axillaire naissait une artère assez grêle, qui longeant d'abord l'artère humérale au côté interne de laquelle elle était située, la croisait ensuite à angle très-aigu, en passant au devant d'elle à la réunion des deux tiers supérieurs avec le tiers inférieur du bras, et venait se jeter dans l'artère radiale au niveau de la tubérosité bicipale du radius.

» Au pli du coude, cette artère, qu'on pourrait considérer comme une branche grêle de l'origine de l'artère radiale, occupait les mêmes rapports que l'artère humérale, et elle était placée au-dessous de l'expansion aponévrotique du biceps, tandis que le tronc de l'artère humérale était situé, non point sous cette expansion, mais au-dessous *du tendon* du biceps. C'était derrière ce tendon, un peu au-dessus de son insertion au radius, que l'artère humérale se divisait en radiale et en cubitale ; la radiale, au lieu de se porter directement au bas, décrivait une courbe à concavité interne, et c'était à la partie inférieure de cette courbe que venait se jeter le rameau long et grêle venu de l'artère axillaire.

» J'ai rencontré une seconde fois une anomalie analogue, avec cette différence que la branche artérielle longue et grêle, au lieu de se jeter dans la radiale, s'anastomosait avec la cubitale. On peut considérer cette anomalie comme un mode d'anastomose entre la partie supérieure et la partie inférieure d'un tronc artériel, *mode d'anastomose par canal collatéral* inusité pour les artères, mais très-fréquent dans le système veineux.

» Dans un cas où l'une des branches de la division anticipée était l'artère interosseuse et l'autre le tronc commun des artères radiale et cubitale, voici quelle était la disposition respective de ces vaisseaux.

» C'était au-dessous du creux de l'aisselle qu'avait lieu la division dichotomique humérale. L'une de ces branches était le tronc commun des interosseuses, qui suivant d'abord le trajet accoutumé de l'artère humérale, croisait à angle très-aigu l'autre branche, en passant derrière elle, se dirigeait obliquement en bas et en dehors, puis gagnait le côté externe du tendon du biceps. Sous-aponévrotique jusque-là, elle s'enfonçait sous le muscle rond pronateur, fournissait les récurrentes radiales et cubitales, et se terminait comme les interosseuses.

» L'autre branche constituait le tronc commun des artères radiale et cubitale : sous-aponévrotique, comme la précédente, elle gagnait le côté antérieur de l'épitrochlée, et se divisait en deux branches secondaires, l'une interne, la cubitale qui se portait légèrement flexueuse en bas, jusque sous le ligament annulaire du carpe, l'autre externe, la radiale, qui se portait obliquement en bas et en dehors jusqu'au niveau de l'insertion radiale du rond pronateur, pour devenir verticale. Dans tout leur trajet, les artères radiale et cubitale étaient sous-aponévrotiques.

» La connaissance de ces anomalies qui se rattachent soit au lieu de bifurcation, soit aux nouveaux rapports qu'affectent les parties, est extrêmement importante sous le point de vue chirurgical. J'ai été sur le point d'ouvrir la radiale dans un cas où elle était sous-cutanée au pli du coude. » *Traité d'anatomie descriptive par J. Cruveilhier*, t. II, 2ᵉ édition, p. 676.

Opération. — Disons en passant que les anévrismes du pli du coude ont quelquefois marché avec une extrême lenteur; on les a vus exister seize ans (*Saviard*), vingt-huit ans (*Ribes*), trente ans (*Senert*), cinquante ans (*Helwich et Preus*); mais ce sont là des exceptions extraordinairement rares, qui ne peuvent pas servir de règle aux chirurgiens; la partie inférieure de la brachiale est le point du système artériel volumineux des membres où la compression a le plus souvent réussi : *Galien, Desault, Whitt, Foubert, Scarpa, Pelletan, Dupuytren, F. de Hildan, Monteggia, Browne, Percy,* etc., en rapportent des observations.

Morel lia, en 1681, l'artère humérale sur le bras; *Tassin et Formi* pratiquèrent ensuite cette opération; *Cheselden* n'en était pas partisan. Les tumeurs anévrismales siégeant au bras présentent ordinairement un développement régulier; presque toujours elles s'accroissent rapidement à cause du peu de résistance que leur offrent les parties environnantes, leur centre correspond souvent à l'ouverture du tube artériel.

Quelle que soit la méthode à laquelle on donne la préférence, on doit ici comme ailleurs, nous ne saurions trop le répéter, prendre en grande considération, quand on a recours à la ligature, l'origine des artères collatérales importantes du vaisseau, afin de ne pas s'exposer à obtenir un caillot trop court et incapable de s'opposer à l'hémorrhagie consécutive ; j'avoue que j'ai été très-étonné, même en lisant les auteurs modernes, de voir que dans la plupart des cas, ils n'ont pas fixé spécialement leur attention sur le point de thérapeutique qui nous occupe. Je demeure convaincu que les pertes de sang, très-communes, survenues après les opérations sanglantes pratiquées pour combattre les plaies artérielles et surtout les anévrismes, se seraient montrées beaucoup moins fréquemment, si le système artériel avait été mieux étudié sous le rapport dont nous traitons ; je sais que les anomalies tromperont les calculs du chirurgien, mais je sais aussi que les erreurs qu'elles lui feront commettre constitueront des exceptions. Rappelons que la collatérale externe pouvant naître très-bas de l'humérale, il faut, lorsque l'indication le permet, lier la brachiale près de sa terminaison, plutôt qu'au-dessus de l'articulation cubito-humérale, et cependant ne pas trop se rapprocher de la radiale et de la cubitale ; cette même collatérale prenant son origine sur des points variés du tiers inférieur du bras, on doit, si l'état pathologique ne s'y oppose pas, appliquer le lien un peu plus loin que ce tiers. L'humérale profonde, redisons-le aussi, se détache de la brachiale au niveau du tendon du grand rond ; viennent de cette hauteur, la branche superficielle du triceps ainsi que celle du brachial antérieur ; le fil sera mis au moins à quatre centimètres un millimètre (un pouce et demi), et s'il est possible à cinq centimètres quatre millimètres (deux pouces) au-dessous de la racine de ces trois vaisseaux ; on le placera à deux centimètres sept millimètres (un pouce), quand on ne pourra pas faire autrement ; l'affection morbide existe-t-elle très-haut ? on posera la ligature sur l'humérale vers son extrémité supérieure, voyez l'*Anatomie chirurgicale* pour le point d'où nous la faisons partir ; or, la profonde, la branche superficielle du triceps et celle du brachial antérieur seront situées presque à deux centimètres sept millimètres (un pouce) au-dessous de cette ligature ; la scapulaire inférieure, les circonflexes postérieure et antérieure, branches de l'axillaire naissant toutes au niveau de la partie inférieure de la tête de l'humérus, seront éloignées du lien au moins de deux centimètres sept millimètres (un pouce).

Ligature de l'artère brachiale au pli du bras. — Incision dont la longueur est de cinq centimètres quatre millimètres (deux pouces); un embonpoint très-développé exigerait qu'elle fût un peu plus longue ; cette incision est faite dans la direction de la partie inférieure du vaisseau, voyez l'*Anatomie chirurgicale*; elle longe en haut le biceps, puis à mesure qu'elle descend, elle côtoie son tendon ; elle est inférieurement située entre le rond pronateur et le long supinateur. Est-il besoin de dire que l'avant-bras éloigné du tronc est étendu et mis en supination : on divise la peau, le tissu cellulaire sous-cutané, le fascia superficialis ; on écarte les veines superficielles et surtout la médiane basilique ; on épargne aussi, s'il est possible, les nerfs qui les accompagnent ; un aide soutient ces veines, soit avec une sonde recourbée, soit avec un crochet mousse ; quand les tubes veineux gênent trop l'opérateur, on conseille de les couper entre deux ligatures : sont-ils petits? l'application d'ailleurs dangereuse de ces deux liens sous le rapport du développement de la phlébite, peut être ordinairement évitée ; la compression établie même quelques moments sur eux, suffit presque toujours alors; mais nous ne saurions trop recommander de les ménager, à moins que les circonstances pathologiques n'exigent impérieusement leur division ; on incise ensuite l'aponévrose; si l'expansion aponévrotique du biceps devait rendre l'opération laborieuse, on la diviserait ; le chirurgien arrive ainsi au tube artériel, voyez l'*Anatomie chirurgicale* et *les règles générales sur les ligatures des artères.*

La circulation se rétablit promptement à l'aide des anastomoses nombreuses existant autour de l'articulation cubito-humérale entre les artères du bras et celles de l'avant-bras, voyez l'*Anatomie chirurgicale.* On a cru trop longtemps que ce rétablissement ne pouvait être dû qu'à la bifurcation prématurée de la branchiale, et dont le chirurgien n'oubliera pas la possibilité, car elle n'est pas très-rare.

Ligature de la brachiale vers la partie moyenne du bras.— Ce membre est écarté du tronc; l'avant-bras étendu est en supination. Nous avons dit que le biceps pouvait couvrir l'artère plus ou moins largement, et que quelquefois il était en dehors, à une certaine distance du vaisseau, à cause du peu de développement du système musculaire ; le bord interne de ce muscle est donc un guide infidèle pour conduire sur l'artère. Voici un autre précepte : incisez dans la direction d'une ligne qui partant de l'union du tiers antérieur avec les deux tiers postérieurs du diamètre transversal de l'espace axillaire, irait se rendre directement à la partie moyenne du même diamètre de l'articulation cubito-humérale. Je préfère le principe qui suit et que j'ai imaginé : on promène les trois doigts du milieu le long du côté interne et un peu antérieur du bras ; au besoin on refoule le biceps en avant et en dehors ; d'autres fois on s'en éloigne un peu en dedans ; on sent bientôt le nerf médian ; son relief est devenu saillant par la position que nous avons donnée au membre, c'est le cordon nerveux le plus près du muscle dont nous parlons ; il n'est donc pas permis de le confondre avec le cubital : on incise le long de ce nerf, satellite fidèle de la brachiale. J'ai toujours vu alors les élèves les moins forts mettre en un instant et sans difficulté le vaisseau à découvert ; nous ferons d'ailleurs remarquer que pendant les nombreuses années que nous les avons exercés à la manœuvre des opérations sur le cadavre, nous n'avons jamais rencontré un sujet chez lequel il ne fût pas possible de sentir le médian à travers les tissus qui le recouvrent, quel que fût l'état de l'embonpoint. La dernière donnée dont nous venons de nous occuper n'a pas même été indiquée par cet homme fameux que son immense érudition recommande tant à la génération présente et aux générations futures ; vous trouverez dans cet ouvrage, et surtout à l'occasion des désarticulations, la preuve de la grande vérité que nous proclamons. L'incision destinée à mettre à découvert l'humérale vers la partie moyenne du bras, offre la longueur de cinq centimètres quatre millimètres à huit centimètres un millimètre (deux ou trois pouces) ; on divise la peau, le tissu cellulaire sous-cutané, le fascia superficialis, l'aponévrose brachiale, un autre feuillet aponévrotique, et l'on parvient sur la gaîne de l'artère.

Ligature de l'artère brachiale à son tiers supérieur. — Si ce vaisseau doit être lié très-haut, l'incision se prolonge dans l'étendue de deux centimètres sept millimètres environ (un pouce) sur le creux de l'aisselle ; d'ailleurs, quel que soit le point du tube artériel où l'on va appliquer la ligature, cette incision, parallèle à l'axe du bras, suit la direction du nerf médian ou celle d'une ligne siégeant à l'union du tiers antérieur avec les deux tiers postérieurs du diamètre transversal de l'espace axillaire et allant se rendre à la terminaison du vaisseau : on divise la peau, le tissu cellulaire sous-cutané, le fascia superficialis, l'aponévrose, un autre feuillet aponévrotique ; on soulève le bord interne du coraco-brachial ou de son tendon qui, nous le répétons, couvrent la longueur de sept centimètres quatre millimètres (deux pouces neuf lignes) de l'artère ; en procédant d'avant en arrière on trouve sur-le-champ le médian ; immédiatement sous lui est l'humérale, dont il recouvre le côté antérieur et interne jusqu'à six centimètres huit millimètres (deux pouces six lignes) au-dessous de son origine, plus bas il lui est antérieur.

Une plaie produite par une balle exigea la ligature de la brachiale à son tiers supérieur ; la gangrène survint ; M. *Arbey* pratiqua l'amputation du membre. Mais lisez le texte suivant : « Puisque, dans le cas de M. Wytheroeven, un étranglement de » trente-six-heures a conduit au même résultat, après une lé-» sion des artères du bras, on conçoit que la ligature tempo-» raire ait pu réussir ici à M. *Malago*, qui enleva son fil le » quatrième jour, à M. *Bologna*, *qui ne le laissa que trois* » *jours*, à M. *Dolcini*, qui l'ôta également le quatrième jour. » *Nouveaux éléments de médecine opératoire*, par M. *Velpeau*, t. II, p. 191. Voici un autre texte, il fournit une nouvelle preuve de la grande érudition de M. *Velpeau*.

« *Le jour suivant*, on sentit dans l'artère radiale au carpe, des pulsations qui devinrent plus manifestes le troisième jour ; l'on en sentit aussi d'obscures dans la tumeur, qui s'accrurent beaucoup pendant le jour suivant.

» *Le matin du cinquième jour*, quatre-vingt-seize heures après l'opération, le docteur *Bologna* leva l'appareil et procéda à la recision de la ligature. Pour cela faire, il introduisit dans la plaie le bout du doigt le long du fil qui était resté en dehors ; sur son doigt il fit glisser la pointe mousse de ciseaux qu'il passa entre le fil déjà relâché et le petit cylindre, et d'un seul coup il coupa le lac sans blesser l'artère sous-jacente ni aucune des parties voisines. Les battements de la tumeur étaient très-sensibles partout. Ceci fit penser que la ligature qui était restée serrée pendant vingt-huit heures s'était relâchée, et selon toute apparence était tombée sur un point de l'artère déjà malade et non susceptible d'inflammation adhésive ; alors l'auteur, s'appuyant sur l'expérience d'autres chirurgiens dans des cas semblables, *se décida à replacer la ligature, sur une autre portion de la même artère,* espérant la trouver dans l'état normal, et apte à contracter une inflammation adhésive. *La seconde ligature est enlevée le cinquième jour.* » *Journal des progrès*, t. XVII, p. 248. Indication donné par M. *Velpeau* qui, on vient de s'en assurer, fait appliquer à *Bologna* une seule ligature, et la lui fait enlever le troisième jour, tandis que, on vient de le dire, cet auteur en a mis d'abord une et plus tard une autre, et qu'il a ôté chacune d'elles le cinquième jour après son application, et non pas le troisième. Est-il besoin de dire que si la profonde et les artères superficielles du triceps et du brachial antérieur ne sont pas sacrifiées lorsqu'on pratique la ligature de l'humérale, c'est par ces branches que la circulation se rétablit plus spécialement: dans le cas contraire ce rétablissement a lieu à l'aide des collatérales fournies par l'axillaire, etc.

Ligature de l'artère axillaire; anatomie chirurgicale. — Pour découvrir convenablement, dans la région sous-claviculaire, le plexus brachial et les vaisseaux qui l'accompagnent jusqu'à la naissance de l'humérale, on coupe les attaches à la poitrine du grand pectoral, qu'on renverse complétement sur la partie inférieure du cou et sur le moignon de l'épaule ; on met ainsi à découvert le petit pectoral, et l'on trouve un espace triangulaire borné en bas et en dehors par ce muscle, en haut par l'apophyse coracoïde, par les deux tiers internes de la clavicule et par le sous-clavier, en bas et en dedans par les parois du thorax. Le sommet de ce triangle est formé par la rencontre du petit pectoral, de l'apophyse coracoïde, de la clavicule et du sous-clavier. Si le bras est dans l'adduction, si l'on fait partir une ligne de l'union de la moitié antérieure avec la moitié postérieure du dernier os que nous venons d'indiquer, si cette ligne, qui passe d'ailleurs à deux centimètres sept millimètres (un pouce) au devant de la base du prolongement coracoïdien, va se rendre au bord supérieur du petit pectoral, elle offre la longueur de quatre centimètres un millimètre environ (un pouce et demi). Cette longueur est augmentée de deux centimètres sept millimètres (un pouce) lorsque l'opérateur, se servant de son indicateur en forme de crochet, presse de haut en bas et un peu d'avant en arrière sur le muscle que nous venons de nommer et l'abaisse. Le triangle qui nous occupe renferme de la graisse que recouvrent le grand pectoral et une lame aponévrotique mince ; les nerfs et les vaisseaux axillaires, dont nous indiquerons bientôt la direction oblique de dedans en dehors , sont croisés par la partie moyenne de la ligne que nous avons énoncée plus haut ; on trouve encore dans cet espace les nerfs, les vaisseaux thorachiques antérieurs se rendant aux parois de la poitrine, l'acromiale et sa veine située en haut. Le tube veineux céphalique s'enfonce dans l'interstice musculaire formé par le deltoïde, et le grand pectoral à l'union de la moitié inférieure du diamètre longitudinal du moignon de l'épaule avec sa moitié supérieure et quelquefois plus haut. Il chemine dans cet interstice jusqu'au sommet de l'apophyse coracoïde, où il passe sous ce dernier muscle pour croiser la direction de l'axillaire à un centimètre huit millimètres (huit lignes) audessous de la clavicule. Derrière le petit pectoral, et aussi derrière le grand, siége le creux axillaire ; personne n'ignore que le bord antérieur de ce creux est formé par ce dernier muscle , et son bord postérieur par le grand dorsal , par le grand et le petit rond ; son sommet correspond à la partie inférieure de l'articulation scapulo-humérale. On voit dans l'espace axillaire la peau, le tissu cellulaire graisseux, le fascia superficialis , une aponévrose, une seconde couche de ce tissu cellulaire, des ganglions lymphatiques , la thorachique inférieure ou mammaire externe, le nerf de ce nom, allant se rendre sur les parois de la poitrine , la scapulaire inférieure et son nerf longeant le bord inférieur du sous-scapulaire ; en dehors et en haut sont les deux circonflexes. Il existe au milieu des graisses un assez grand nombre de petites veines, de rameaux artériels, et beaucoup de filets nerveux qui se croisent et s'entrecroisent dans des directions variées. Nous avons déjà dit que nous nous occuperons bientôt des nerfs et des vaisseaux axillaires enveloppés par une gaîne cellulo-fibreuse, et dont nous indiquerons la position et la direction.

L'interstice musculaire formé par le deltoïde et par le grand pectoral est oblique dans la direction d'une ligne qui, partant à deux centimètres sept millimètres (un pouce) en dehors de la moitié interne de la clavicule, et passant sur le côté interne de l'apophyse coracoïde, irait se rendre au côté interne de l'insertion deltoïdienne inférieure. Nous avons dit plus haut les points où la veine céphalique qui longe cet interstice s'y enfonce et s'en dégage : quand on a séparé de haut en bas, et dans l'étendue de huit centimètres un millimètre environ (trois pouces), les deux faisceaux musculaires constituant l'interligne dont nous nous occupons, qu'on rapproche le bras du tronc, et qu'on écarte en dedans le grand pectoral, on jouit jusqu'à un certain point, pour mettre l'axillaire à découvert, du bénéfice fourni par l'espace triangulaire que nous avons décrit plus haut. Le bras étant porté dans une forte abduction, l'interstice musculaire que forment presque toujours entre elles les portions costale et claviculaire du grand pectoral, est perpendiculaire à l'axe du tronc; il commence au côté interne et inférieur de la clavicule. Après avoir traversé cet interstice, on parvient très-facilement sur la partie supérieure de l'artère, et l'on profite de tous les avantages de l'espace triangulaire que nous avons indiqué.

Le membre étant porté dans l'abduction, l'axillaire qui naît sous la clavicule à deux centimètres sept millimètres environ (un pouce) en dedans de la moitié externe de cet os, se termine au côté interne de l'humérus, à la hauteur de la partie inférieure du bord antérieur de l'aisselle, et forme avec l'axe du tronc un angle à sinus inférieur de soixante-dix degrés environ ; si vous aimez mieux, cette artère, appliquée supérieurement sur la paroi thorachique, et inférieurement sur l'os du bras, se coude contre le col chirurgical de cet os, et suit la direction d'une ligne qui, partant du point où elle se dégage de dessous la clavicule, irait se rendre à la face humérale interne, au niveau de l'endroit où nous avons dit que le vaisseau finit.

Rapports : En avant : l'artère dont nous traitons est couverte successivement par le sous-clavier, par le grand pectoral, par le petit pectoral; au-dessous de ce troisième muscle une seconde fois par le second et enfin par le coraco-brachial. On a vu un sujet chez lequel le grand pectoral ne s'insérait pas sur la clavicule ; toute la portion de l'axillaire s'étendant de cet os au bord supérieur du petit pectoral, n'était recouverte que par la peau, par du tissu cellulaire, par le fascia superficialis, par le peaucier et par une lame aponévrotique : en arrière et en haut le vaisseau est en rapport avec le tissu cellulaire situé entre le muscle sous-scapulaire et le grand dentelé; plus bas, il répond au petit rond et à la partie supérieure du grand : en dedans, il repose d'abord sur la première côte et sur le premier espace intercostal, puis il quitte la poitrine pour se jeter dans l'espace axillaire, où il est couvert par la peau qui tapisse le côté externe de cet espace, et par l'aponévrose qui s'y rencontre : en dehors le tube artériel correspond à l'apophyse coracoïde, à la tête de l'humérus dont il est séparé par le muscle sous-scapulaire, et enfin à une petite étendue de la face interne de cet os.

Depuis la partie inférieure de l'artère jusqu'à neuf centimètres cinq millimètres (trois pouces et demi) au-dessus, la veine lui est interne ; plus haut et dans l'étendue de trois centimètres quatre millimètres (quinze lignes) elle est antérieure et interne à ce vaisseau, et depuis la clavicule jusqu'à trois centimètres un millimètre (quatorze lignes) au-dessous, elle redevient interne au tube artériel dont elle s'éloigne peu à peu en dedans, de telle sorte que, quand elle s'engage sous le cylindre claviculaire, elle est à sept millimètres (trois lignes) de ce tube artériel. Depuis son origine jusqu'à huit centimètres un millimètre environ (trois pouces) au-dessous, le plexus brachial tout entier siége, en dehors du tube artériel ; un nerf thorachique seul le croise en avant à un centimètre quatre millimètres (un demi-pouce) plus bas que la clavicule. Contre le bord inférieur du petit pectoral, l'axillaire se trouve d'abord entre les deux branches qui constituent plus bas par leur réunion le nerf médian ; ce rapport existe dans une étendue très-variable ; quelquefois même ces deux branches nerveuses n'embrassent pas l'artère, qui alors est située à leur côté interne. Au niveau de la tête de l'humérus, le nerf médian siége au côté antérieur et externe du tube artériel ; le nerf cubital est placé au côté antérieur et interne. A la hauteur dont nous nous occupons, on rencontre en avant et en dehors du plexus brachial un nerf moins volumineux que les autres, c'est le musculo-cutané ; il se détache de la branche externe du nerf médian à un centimètre quatre millimètres (un demi-pouce) au-dessous du bord inférieur de la clavicule ; à son origine. il n'est séparé de l'artère que par cette branche ; mais il s'en éloigne aussitôt, pour se porter en dehors et en bas, couvert par le coraco-brachial ; lorsqu'il est arrivé à deux centimètres sept millimètres environ (un pouce) au-dessous de l'apophyse coracoïde, il se jette dans l'épaisseur de ce muscle : en parcourant ce trajet il forme avec l'axe du tube artériel un angle à sinus inférieur de trente degrés environ ; il est séparé inférieurement de l'artère par un intervalle d'un centimètre quatre milli-mètres à un centimètre huit millimètres (six à huit lignes). Le radial se voit en arrière du vaisseau. Mais citons le texte suivant: « Sa direction (l'axillaire) est assez exactement tracée par la ligne celluleuse qui sépare si souvent la portion sternale de la portion claviculaire du grand pectoral , *ou mieux par une ligne fictive étendue de la réunion du tiers externe avec les deux tiers internes de la clavicule au côté interne du col de l'humérus.* » *Traité d'anatomie descriptive*, par M. *Cruveilhier*, t. II, 2ᵉ édition, p. 665 et 666. Voilà en vérité de la sublime anatomie.

Branches collatérales. — 1° L'acromiale et la thorachique supérieure ayant presque toujours une origine commune contre le bord supérieur du petit pectoral ; lorsque cette origine est différente, elle existe à la même hauteur. 2° La thorachique inférieure ou mammaire externe plus volumineuse que la supérieure ; elle naît de l'axillaire au-dessous du bord inférieur de ce muscle et souvent par un tronc commun avec la scapulaire inférieure. 3° Enfin, on voit se détacher du même vaisseau au niveau de la partie supérieure du col chirurgical de l'humérus, la scapulaire inférieure ou commune ou sous-scapulaire, et les deux circonflexes ; la première de ces trois branches est la plus grosse : on la trouve quelquefois très-considérable. Qu'il me soit permis d'offrir mes sincères félicitations aux illustres auteurs modernes qui, comme on vient de le voir, ont créé de la nomenclature afin d'embrouiller davantage la tête des élèves, et d'embarrasser même les médecins quand ils lisent les mots nouveaux n'existant pas pendant qu'ils faisaient leurs études ; mais avouons toutefois que la faute en est à eux ; car ils devraient connaître ces grandes découvertes scientifiques.

Afin de mieux faire saillir le mérite transcendant d'un professeur de la faculté de médecine de Paris, citons un de ses textes, et convenons que ce texte, ne renfermant d'ailleurs aucune erreur, est bien supérieur à tout ce qu'on a écrit et qu'il sera très-difficile d'en atteindre la hauteur. « *Article V.* — *Artères axillaires.*

» § Iᵉʳ, *Anatomie.* Je ne parlerai, sous le nom d'artère axillaire,
» que de cette portion du tronc artériel qui s'étend de la
» clavicule au niveau du bord inférieur du muscle grand pecto-
» ral. On peut l'envisager sous deux points de vue, par le *creux*
» et par la *face antérieure de l'aisselle.*

» A. Dans le premier sens, elle n'est séparée de la peau que
» par les deux racines du nerf médian, ce nerf lui-même, la
» veine axillaire, une couche de tissu cellulaire filamenteux et
» graisseux d'autant plus épaisse qu'on se rapproche davan-
» tage du sommet de l'aisselle, par l'aponévrose et par une
» seconde couche cellulaire. Les veines thorachiques, sous-sca-
» pulaires, etc., la croisent et la cachent sur différents points ;

» les autres nerfs du plexus brachial, d'abord placés en avant,
» passent bientôt en arrière pour gagner le côté cubital du
» bras. En dehors, elle appuie contre le tendon du muscle sous-
» scapulaire et l'articulation scapulo-humérale, la tête et le col
» de l'humérus, entre le tendon du grand rond qui est en arrière,
» et le petit pectoral ou le coraco-brachial qui sont en avant.
» B. Dans l'autre sens, elle se trouve beaucoup plus éloignée
» de la peau ; le petit pectoral la croise à deux ou trois pouces
» au-devant de la clavicule ; une toile fibro-celluleuse quelquefois
» assez dense en voile le plan et le sépare du muscle grand pec-
» toral. La veine est placée en dedans du côté de la poitrine, et
» la racine antérieure du nerf médian en dehors du côté de l'é-
» paule de manière que toutes deux recouvrent en partie l'artère
» qui est dans l'intervalle et un peu en arrière ; disposition à peu
» près constante, et qui peut être du plus grand secours dans
» l'opération. La veine céphalique, ainsi que celles qui du moi-
» gnon de l'épaule vont se dégorger dans l'axillaire au-dessous
» de la clavicule, sont obligées d'en croiser la face antérieure. Il
» en est de même d'un ou de deux rameaux thoraciques du
» plexus nerveux : elle fournit l'artère acromiale et la principale
» thorachique externe avant de s'engager sous le muscle petit pec-
» toral.

» C. Plus bas le nerf médian est en avant, le cubital en dehors,
» le radial en arrière et la veine en dedans de l'artère, en sorte
» qu'elle se trouve presque complétement enveloppée par ces
» organes, auxquels une gaîne cellulo-fibreuse l'unit d'ailleurs
» assez solidement. » *Nouveaux éléments de médecine opératoire,*
par M. *Velpeau,* t. II, p. 191 et 192.

Opération.—On a observé sur l'artère axillaire toutes les espèces d'anévrismes. Le variqueux lui même y a été rencontré par
Pl. Portal, par *Dupuytren* et par *Larrey* : La poche anévrismale occasionne assez souvent beaucoup de douleurs à cause de
la grande quantité de nerfs qui l'entourent. Les chirurgiens ont
en général été fort longtemps trop timides pour pratiquer la ligature du vaisseau dont nous nous occupons. Il existait cependant des observations de guérison. « L'auteur (*John Bell*) a
particulièrement en vue l'observation rapportée par *Van-
Swiéten*, d'un paysan qui, ayant eu l'artère axillaire ouverte par
un coup de couteau, guérit sans aucun secours, mais en conservant son bras desséché et atrophié comme celui d'une momie.

« *Brachium autem illius lateris*, dit le commentateur de Boër-
» haave, *aridum et exsuccum penitùs, mumiæ ferè instar*, *totâ*
» *vitâ mansit*. » Tout porte à croire que dans ce cas l'instrument
vulnérant avait intéressé quelqu'une des divisions du plexus brachial, et que c'est à la diminution de l'influence nerveuse que
l'on doit attribuer le dessèchement de la partie ». *John Bell*,
Traité des plaies, p. 83. *Morel* guérit par la ligature, en 1681,
un anévrisme de l'artère axillaire. Un malade reçoit un coup de
faux ; ouverture du même vaisseau ; *Hall*, qui était présent, lia
ce vaisseau avec succès *vers le milieu du siècle dernier*, *mais le
pouls resta toujours faible et tremblotant*. Plus tard *Keate* et
Baader furent aussi heureux. Grâce aux travaux modernes, cette
opération est entrée dans le domaine de la science. MM. *Maunoir*,
H. Bérard, *Montheith*, *Roux*, *Chamberlaine*, etc., l'ont heureusement pratiquée. *Gooch* a donc tort de lui préférer presque constamment et non pas toujours, quoi qu'en dise M. *Velpeau*, l'amputation du membre. Il est certain toutefois que si l'anévrisme
diffus faisait croire, ce qui nous paraît difficile, qu'on ne pourrait
pas trouver l'axillaire ou la sous-clavière, il serait indispensable de
désarticuler le bras. Il n'est pas permis, cependant, de se dissimuler
les grands dangers que court le malade quand une ligature est
appliquée sur le tube artériel dont nous traitons ; aussi, avant de
recourir à ce fil, faut-il, à moins de contre-indication, tenter l'u-
sage des réfrigérants, aidé par la méthode modifiée de *Valsalva*.
Sabatier rapporte une observation de guérison obtenue par l'emploi de ces moyens. On pourrait même essayer simultanément la
compression.

Mais lisez le texte suivant : « L'opération, incomparablement
plus sûre, doit être préférée toutes les fois qu'elle est possible.
White l'a tentée sans succès il est vrai. Le membre fut envahi par
la gangrène ; mais on avait compris le plexus nerveux dans la ligature. Desault *eut le même malheur ; mais il embrassa aussi, dans
un premier fil, tout le plexus brachial*. » *Nouveaux éléments de
médecine opératoire*, par M. *Velpeau*, t. II, p. 194. Cet auteur
cite la page 555 du tome II des *OEuvres chirurgicales de Desault*,
par *Bichat*, et dont voici le texte : « 3° Dans une seconde incision,
les deux tiers inférieurs du grand pectoral furent divisés avec le
bistouri porté sur la sonde cannelée ; à l'instant, une grande
quantité de caillots furent poussés violemment en dehors par le
sang qui s'échappait de l'ouverture artérielle. On redoubla alors

la compression, mais la célérité de l'opérateur la rendit bientôt
inutile. En effet, il saisit aussitôt, avec l'indicateur et le pouce,
l'artère et le plexus brachial, et se rendit ainsi maître du sang.

» 4° L'aiguille à ressort, ordinairement employée par lui dans
la ligature des artères profondément situées, fut passée sous le
paquet des vaisseaux et des nerfs qu'il embrassa, par ce moyen,
dans une anse de fil ciré ; les deux bouts en furent engagés dans
l'ouverture de la plaque du suspenseur de la vessie ; un aide les
saisit, les tira modérément à lui, en poussant l'instrument sur l'artère dont il opéra ainsi la constriction, et suppléa aux doigts du chirurgien qui lui devenaient nécessaires pour achever l'opération.

» 5° Celui-ci, *ayant ensuite dégagé le vaisseau des nerfs qui
l'entouraient*, reconnut l'ouverture que l'épée y avait faite, un
peu au-dessus de l'origine de la scapulaire commune et des circonflexes. Il remarqua aussi que la thorachique moyenne avait été
coupée.

» 6° L'aiguille à ressort passée alors de nouveau immédiatement
au-dessus de l'ouverture, servit à conduire une ligature large de
trois lignes qu'on serra au moyen d'une canule d'argent aplatie,
évasée en haut, plus rétrécie en bas, et dans laquelle un petit coin
de bois, engagé entre les fils, servit à les fixer l'un et l'autre.
*L'anse de fil au moyen de laquelle l'aide suspendait plus haut
le cours du sang, devenue dès lors inutile, fut laissée pour ligature d'attente, après qu'on en eût dégagé les nerfs qu'elle em-
brassait.*

» 7° Deux ligatures semblables furent placées au-dessous de l'ouverture ; la plus voisine de cette ouverture fut serrée par un instrument analogue au précédent. » *OEuvres chirurgicales de
Desault*, par *Bichat*, t. II, p. 555. On voit donc qu'il s'agit ici de
la même page que celle citée par M. *Velpeau*; on s'est aussi assuré que *Desault* n'a pas lié le plexus brachial, comme l'avance
gratuitement le premier de ces écrivains. Jusques à quand enfin,
M. *Velpeau*, continuerez-vous d'essayer de ternir la gloire de
chirurgiens dont les brillants travaux ont mérité les palmes de
l'immortalité ? Vous avez déjà voulu enlever à *Chopart* sa belle
découverte. V. dans le second volume, p. 315, 316 ; à *Le Dran*
père, la sienne ; V. *loco citato*, p. 176 ; vous avez osé avancer que
l'illustre et judicieux *Morgagni* avait *imaginé* que l'artère crurale se divisait souvent en deux troncs à sa partie supérieure,
V. *loco citato*, p. 912 ; nous vous avons prouvé l'inexactitude de

votre érudition ; aujourd'hui vous travestissez encore les idées de l'un des plus grands opérateurs du siècle dernier. Ombre de *Desault*, ne vous indignez pas! Vous êtes vengée aux yeux du monde savant, qui n'a pas d'ailleurs cessé et qui continuera de redire, avec acclamation, ces vers nés d'une plume honorable :

> Ouvrez vous, temple de mémoire,
> Ouvrez-vous, il l'a mérité (*Desault*) :
> Il vécut assez pour sa gloire,
> Mais trop peu pour l'humanité.

Delpech a perdu un malade. Il existe sans doute d'autres observations d'insuccès qui ont souvent été dues aux mauvais procédés opératoires mis en usage.

A cause de la présence du plexus brachial, dont les cordons nerveux pourraient être aplatis et déplacés, la méthode ancienne, d'ailleurs difficile à pratiquer, offrirait beaucoup de danger sous le rapport de la lésion de ces nerfs ; il ne faudrait donc y avoir recours que dans les circonstances essentiellement indispensables. Nous ne sommes pas étonné de la voir complétement rejetée par certain auteur moderne ; voyez la page 196 du tome II de son ouvrage. Lisez le texte suivant : « Si le kyste était assez élevé » pour permettre de placer le fil entre son extrémité inférieure » et l'origine des artères circonflexe et scapulaire commune, *on* » *aurait toutes les chances possibles de succès en se conformant* » *aux idées de Brasdor.* » *Nouveaux éléments de médecine opératoire,* par M. *Velpeau,* t. II, p. 196. Le chirurgien de la Charité a-t-il oublié l'origine de l'acromiale et de la thorachique supérieure, immédiatement au-dessus du petit pectoral, et surtout celle de la thorachique inférieure immédiatement au-dessous de ce muscle ? On sait que cette dernière artère est volumineuse. Il est vrai qu'on a vu oblitérées les branches collatérales partant du kyste anévrismal ; mais personne n'ignore que cette oblitération n'est pas constante et qu'il n'est pas permis de s'assurer de sa présence ; voyez, pour de plus amples détails, les pages 820 et 821 du second volume. On a donc commis une très-grave erreur en avançant que, dans le cas qui nous occupe, l'opération *aurait toutes les chances possibles de succès,* car nous n'aurions pas affaire ici à une ligature placée sur la carotide primitive pour combattre un anévrisme de cette artère, de laquelle aucune branche collatérale

ne part. Voici encore un texte : « Si la tumeur occupe le
» creux de l'aisselle, c'est par le creux sus-claviculaire qu'il
» faut pénétrer. *On ne tomberait que difficilement sur une*
» *portion saine de l'artère en opérant au dessous de la clavi-*
» *cule. S'il reste un vide au-dessus de l'anévrisme, c'est au som-*
» *met, et par le creux de l'aisselle, au contraire, qu'il faut*
» *arriver sur le vaisseau comme s'il s'agissait d'une blessure.*
» *Je conclus, en conséquence, que la ligature de l'artère axil-*
» *laire à travers la paroi antérieure de l'aisselle,est inutile, et ne*
» *doit pas être pratiquée.* » *Nouveaux Éléments de médecine*
opératoire, par M. *Velpeau*, t. II, p. 196. Nous avons déjà
prouvé un grand nombre de fois que les conclusions de M. *Vel-*
peau ne sont ni logiques ni pratiques ; nous croyons qu'on ne les
trouvera pas ici plus heureuses. Il veut en effet, on vient de le
voir, que, *s'il reste un vide* au-dessus de l'anévrisme, on lie au-
dessus de la tumeur ; mais il faudra, ce à quoi M. *Velpeau* paraît
ne pas avoir songé, que ce *vide* offre assez d'espace pour qu'on
puisse mettre l'artère à découvert sans blesser le kyste anévrismal; voyez dans le second volume, page 926, ce que dit *Scarpa*
à cet égard en traitant de l'anévrisme crural. D'ailleurs si le *vide*
du chirurgien de la Charité était favorable à l'opération que conseille ce chirurgien, il est évident qu'on placerait le lien trop près
de la tumeur, et très-souvent sur un point malade du vaisseau, et
que si ce lien était appliqué à une petite distance des circonflexes
et de la scapulaire inférieure, qui naissent au niveau du col chirurgical de l'humérus, on obtiendrait un caillot qui exposerait
beaucoup aux hémorrhagies consécutives. Vous avez d'ailleurs
remarqué dans l'argumentation de M. *Velpeau* qu'au-dessus du
creux de l'aisselle il serait difficile *de tomber sur une portion*
saine de l'artère, tandis que, s'il existe un espace entre la partie
supérieure de ce creux et la tumeur, il faut y mettre un lien :
voilà qui est vraiment trop extraordinaire, et qui n'a pas besoin
de commentaire. Il est donc positif, contre l'opinion au moins
singulière du professeur de la Faculté de médecine de Paris, que,
dans le cas d'anévrisme, on ne doit pas renoncer à la ligature du
vaisseau *à travers la paroi antérieure de l'aisselle*. Le principe
que nous soutenons s'applique aussi aux plaies de l'artère. Mais
pour donner une preuve nouvelle de la grande sagacité chirurgicale de M. *Velpeau*, citons encore un de ses textes : « Du reste,
» il est évident que pour un anévrisme *proprement dit*, la mé-

» thode par l'ouverture du sac serait ici *très-dangereuse, trop dan-*
» *gereuse pour être préférée dans aucun cas.* » *Nouveaux Élé-*
ments de médecine opératoire, par M. *Velpeau,* t. II, p. 196. Voyez
dans le second volume la méthode ancienne. Mais arrêtons-nous,
car en voilà en vérité bien assez ! ! ! Suivant nous, quand l'anévrisme ne remonte pas trop haut sur l'humérale, on peut appliquer
la ligature à la partie inférieure de l'axillaire, où l'origine des collatérales permettra d'offrir toutes les chances de succès ; on liera encore à la rigueur cette artère à un centimètre quatre millimètres (un
demi-pouce) au-dessous de la naissance des circonflexes et de la
sous-scapulaire ; je crois que plus haut on s'exposerait beaucoup
à ne pas réussir à cause du grand voisinage de ces collatérales.
Lorsque la poche anévrismale ne remonterait pas trop près de l'extrémité supérieure de la tête humérale, on lierait l'artère à ce niveau ; il existerait ici, au-dessous de la thoracique inférieure, un
intervalle assez long pour le développement d'un caillot salutaire. Enfin, et toujours dans l'hypothèse où la tumeur serait
située assez bas, on placerait le lien entre la clavicule et le petit
pectoral, un peu au-dessus du bord supérieur de ce muscle, afin
de s'éloigner de la thoracique supérieure et de l'acromiale. On
n'aurait à craindre aucune collatérale, puisque, au-dessus de
l'endroit que nous venons d'indiquer, l'artère axillaire n'en fournit pas, et que celles venant de la sous-clavière sont situées très-
loin ; voyez plus bas l'anatomie chirurgicale de cette dernière
artère. On pourrait donc aussi mettre un fil immédiatement au-
dessous du cylindre claviculaire.

S'agit-il d'une plaie ? le vaisseau n'est-il pas enflammé ? suivez
les préceptes que nous venons d'énoncer, avec cette différence
que vous ne devez pas craindre en liant, même contre la maladie, l'état morbide artériel qui existe très-souvent entre la tumeur
et le centre de la circulation ; voyez d'ailleurs les généralités.
J'ajouterai, pour compléter mes idées, que si j'avais à combattre
une plaie d'artère, que si cette plaie, du côté du cœur, était fort
près de quelque collatérale importante, au lieu de mettre la
ligature au-dessous de cette artère, je la placerais au-dessus,
soit après avoir agrandi la solution de continuité, soit après en
avoir pratiqué une seconde. Mais toutes les fois que la maladie du tube artériel siégera trop haut, il faudra nécessairement
donner la préférence à la ligature pratiquée au-dessus de la clavicule.

Ligature de l'artère axillaire dans le creux de l'aisselle. — « *Procédé de M. Lisfranc.* La lésion de l'artère, ou la tumeur anévrismatique, peut exister vers la partie supérieure du bras ; c'est le cas de faire dans le creux de l'aisselle la ligature qui se pratique de la manière suivante :

» En supposant l'espace qui constitue le creux de l'aisselle divisé en trois parties égales, comprises entre les muscles grand dorsal, grand et petit pectoral, c'est à la réunion du tiers antérieur avec le tiers moyen de cet espace que l'on devra pratiquer une incision d'environ trois pouces, en commençant directement sur la tête de l'humérus, dans la direction d'une ligne qui continuerait la division que nous venons d'indiquer. On rencontre d'abord le plexus axillaire, le nerf médian, sous lequel l'artère se trouve placée. » *Manuel des opérations chirurgicales,* par *J. Coster,* 1823. Ainsi donc, en comparant à ce texte celui de quelques auteurs qui prétendent avoir modifié mon procédé, il sera très-facile de constater leur erreur. Mais je vais décrire ce procédé, qui n'a pas été d'ailleurs complétement exposé : le malade est couché en supination ; le membre est porté dans l'abduction ; le chirurgien est situé à son côté interne ; il pratique une incision de cinq centimètres quatre millimètres à huit centimètres un millimètre (deux ou trois pouces) de longueur, suivant l'état d'embonpoint ; elle suit la direction de l'artère ; elle commence au niveau de la partie supérieure de la tête de l'humérus ; elle passe à l'union du tiers antérieur avec les deux tiers postérieurs du diamètre antéro-postérieur de l'espace axillaire, et non pas, comme le disent les hommes fameux de nos jours, *un peu plus près* du bord antérieur que du bord postérieur de cet espace. Nous avons depuis longtemps fait justice du vague déplorable de ces expressions. On divise la peau, le tissu cellulaire sous-cutané, des veinules et des rameaux nerveux superficiels, qu'on trouve aussi derrière l'aponévrose et dans la seconde couche du tissu cellulaire, quelquefois très-développée ; on refoule la lèvre antérieure de la plaie en haut et en dehors ; le plexus brachial est à découvert ; on aperçoit, voyez l'*Anatomie chirurgicale,* près de son côté externe et antérieur, un nerf qui, par cela même qu'il est assez petit, ne peut pas être pris pour l'un des cordons nerveux les plus voisins, c'est le musculo-cutané ; on l'éloigne au besoin ; en procédant toujours de haut en bas, et de dehors en dedans, on trouve le médian ou l'un des cordons qui vont le former. L'artère est dessous.

Mais afin de pouvoir écarter ce nerf convenablement, on rapproche de quelques centimètres (quelques pouces) le bras du tronc ; on sait que le vaisseau est encore un peu couvert par le cubital qu'on abaisserait légèrement s'il était nécessaire ; on passe la sonde cannelée sous le tube artériel situé au côté externe de la veine, qui au besoin est déprimée par l'indicateur gauche, et même par le médius quand elle est fortement distendue ; voyez d'ailleurs l'*Anatomie chirurgicale*. Il est bien entendu que la gaîne fibro-celluleuse est préalablement ouverte. Veut-on appliquer la ligature à une assez grande hauteur, on voit l'axillaire entre les deux branches nerveuses qui vont constituer le médian, proprement dit, plus ou moins bas, suivant les sujets ; ces deux branches sont placées en avant et en dehors du cubital, au-dessous et en dedans du musculo-cutané. Nous sommes étonné que les auteurs modernes aient oublié de dire qu'après avoir mis le plexus à découvert on devait rapprocher le bras du tronc ; car, sans cette importante précaution facile à négliger, nous l'avons vu dans nos cours de médecine opératoire, ce plexus est tellement tendu, qu'il devient impossible de séparer les uns des autres les éléments qui le constituent. Lisez les deux textes suivants :

« 1° *Procédé* de M. *Lisfranc*. S'il restait un espace libre au-
» dessus de la tumeur, ou que ce fût pour une simple blessure
» dans le sommet de l'aisselle, il vaudrait mieux, comme le
» dit M. Lisfranc, comme l'ont fait Hall et M. Maunoir, cher-
» cher l'artère par le creux de l'aisselle, que de diviser la pa-
» roi antérieure de cette excavation.

» Le malade étant couché sur le dos, et le membre écarté
» du tronc, autant que possible, on pratique une incision de trois
» pouces d'étendue, parallèle au vaisseau, et un *peu plus près*
» de la paroi antérieure que de la paroi postérieure de l'aisselle,
» la peau, la couche celluleuse, l'aponévrose filamenteuse, se
» présentent successivement comme au bras. La sonde est char-
» gée du reste de l'opération ; son bec repousse le nerf médian en
» avant et en dehors, glisse ensuite derrière l'artère pour la
» séparer des nerfs cubital et radial, la soulève un peu pour
» passer entre elle et la veine que l'ongle de l'indicateur ou
» du pouce de l'autre main tâche de rejeter en dedans et en
» arrière. » *Nouveaux éléments de médecine opératoire*, par
M. *Velpeau*, 1ʳᵉ édition, t. 1ᵉʳ, p. 216.

« § III. *Manuel opératoire.* **A.** *Méthode ancienne ou par le*
» *creux de l'aisselle.* S'il restait un espace libre au-dessus de la
» tumeur, ou que ce fût pour une simple blessure dans le som-
» met de l'aisselle, il vaudrait mieux, comme l'ont fait Hall,
» M. Maunoir, M. Blandin, M. Bérard, chercher l'artère par le creux
» axillaire que de diviser la paroi antérieure de cette excavation.

» I. Le malade étant couché sur le dos et le membre écarté
» du tronc autant que possible, on pratique une incision de
» trois pouces d'étendue, parallèle au vaisseau, et un *peu plus*
» *près* de la paroi antérieure que de la paroi postérieure de l'ais-
» selle ; la peau, la couche celluleuse, une aponévrose fila-
» menteuse se présentent successivement comme au bras. La
» sonde est chargée du reste de l'opération ; son bec repousse le
» nerf médian en avant et en dehors, glisse ensuite derrière l'ar-
» tère pour la séparer des nerfs cubital et radial, la soulève un
» peu pour passer entre elle et la veine que l'ongle de l'indica-
» teur ou du pouce de l'autre main tâche de rejeter en dedans
» et en arrière. » *Nouveaux éléments de médecine opératoire,*
par M. *Velpeau,* 2ᵉ édition, t. 2, p. 195. Voilà une de ces
gentillesses qui, toute inqualifiable qu'elle est comme une infinité
d'autres, doit être signalée afin que M. *Velpeau* n'ait pas d'imitateurs. Il était professeur libre en 1832, époque à laquelle vous
l'avez vu plus haut, il donne mon nom au procédé opératoire
dont nous nous occupons ; il était professeur de la faculté de
médecine de Paris en 1839, époque à laquelle, vous venez de
vous en assurer, il lui a plu de me déposséder de ce procédé,
que des auteurs modernes connus par leur bonne érudition ont
d'ailleurs depuis longtemps décrit comme m'appartenant.

Ligature de l'axillaire au-dessus du creux de l'aisselle,
procédé de Keate. Incision dans la direction de l'artère et partant de la clavicule ; elle a huit centimètres un millimètre (trois
pouces) d'étendue ; les fibres du muscle grand pectoral sont divisées ; on les écarte ; on coupe le feuillet aponévrotique et on arrive sur l'artère ; la première ligature ne l'embrassa pas ; on fut
obligé d'en mettre une seconde plus haut. Le procédé dont nous
venons de nous occuper est très-mal décrit. Après avoir lu l'observation de l'anévrisme contre lequel il a été employé, nous
avons essayé de le rendre le plus fidèlement possible.

Procédé de Hodgson. « L'opérateur commence ensuite une incision semi-lunaire à travers les téguments, *à un pouce environ de*

l'extrémité sternale de la clavicule. Cette incision doit être continuée *vers l'acromion*, dans une direction courbe inférieurement,
et dans une étendue de *trois à quatre pouces*, de manière à
venir *se terminer près du bord antérieur du muscle deltoïde.
On mettra à découvert de la sorte les fibres du muscle pectoral,
qui doivent être divisées dans la même direction et dans la
même étendue que la plaie externe.*

« Le lambeau semi-lunaire qui en résulte doit être ensuite soulevé, au moyen de la division du tissu cellulaire lâche qui unit
le muscle pectoral aux parties sous-jacentes. On voit alors le petit
pectoral qui croise la partie inférieure de la plaie, et si l'opérateur passe son doigt entre le bord supérieur de ce muscle et la
clavicule, il pourra sentir distinctement les pulsations de l'artère
axillaire. » *Traité des maladies des artères et des veines*, par *Jos.
Hodgson*, traduit de l'anglais par *Breschet*, t. II, p. 106. Lisez
maintenant les deux textes suivants, vous y trouverez encore
une preuve de la fidélité avec laquelle on écrit l'histoire. « IV.
» *Procédé de M. Hodgson.* — M. Hodgson rejeta cette double
» incision. Suivant lui, et M. S. Cooper adopte son opinion, le
» meilleur procédé consiste à tailler un lambeau en demi-lune, à
» convexité inférieure, dont les extrémités, séparées *par un inter-
» valle de trois pouces*, correspondent à la clavicule *près du ster-
» num en dedans, et de l'acromion en dehors. Après avoir
» relevé ce lambeau* qui comprend toute l'épaisseur du grand
» pectoral, le triangle supérieur de l'aisselle se trouve libre, et
» l'artère peut être facilement isolée, saisie entre la clavicule et le
» muscle petit pectoral. Toutefois, on peut reprocher à M. Hodgson,
» comme à M. Chamberlaine, *de sacrifier inutilement une grande
» portion des muscles pectoral et deltoïde.* » *Nouveaux éléments
de médecine opératoire*, par M. *Velpeau*, t. II, p. 197. Comparez, lecteur, et vous admirerez cette admirable érudition.

« *Procédé de M. Hodgson* : M. Hodgson conseille une incision de *trois pouces* en demi-lune, à *connexité* inférieure, étendue
immédiatement au-dessous de la clavicule, *du sternum vers
l'acromion.* On forme ainsi un lambeau qui comprend *une
partie du grand pectoral et du deltoïde*; le plexus vasculo-nerveux est mis à nu, et en abaissant la veine axillaire, et la portant légèrement en dedans, on met l'artère à nu et on en achève
la ligature en glissant la sonde cannelée de dedans en dehors. Les
nerfs du plexus brachial devant rester presque inaperçus en haut

et en dehors. » *Traité de médecine opératoire*, par M. *Sedillot*, p. 172 et 173. M. *Sedillot* veut-il nous permettre de lui conseiller de puiser à de meilleures sources ?

Procédé de Pelletan. — « Ce mode devait consister à faire une incision à la peau, au-dessous de toute la longueur de la clavicule, puis, passant une sonde mousse et cannelée derrière la portion claviculaire du muscle grand pectoral, couper en travers toutes les attaches de ce muscle à la clavicule. Cette incision devait mettre à découvert la portion de l'artère axillaire qu'il m'était si facile de serrer entre deux doigts, et il ne l'aurait pas été moins de passer une aiguille derrière cette artère pour en pratiquer la ligature. » *Pelletan, Clinique chirurgicale*, t. II, p. 52. Ce procédé, proposé à l'occasion d'un anévrisme, fut rejeté par l'un des consultants; on prétendit qu'il était préférable d'embrasser, à l'aide d'une aiguille conduisant un fil, l'artère, le muscle et la peau; le vaisseau fut à plusieurs reprises manqué; condamné à exécuter cet étrange mode opératoire, *Pelletan* nous disait souvent qu'il avait été très-heureux de ne pas avoir traversé le tube artériel.

Lisez les trois textes suivants : « III. *Procédé de M. Cham-*
» *berlaine ou de Pelletan.* — La conduite de M. Chamberlaine,
» d'ailleurs conforme au premier projet de Pelletan, fut plus ré-
» gulière et plus rationnelle. Ce chirurgien jugea d'abord conve-
» nable de faire une incision transversale, longue de trois
» pouces au-devant de la clavicule; il en fit ensuite une seconde,
» de la même longueur, *parallèlement à la ligne celluleuse qui*
» *sépare le grand pectoral du deltoïde*, déjeta en bas le triangle
» circonscrit par cette incision en L renversé, et l'artère, qu'il
» reconnut à ses battements, se présenta dès lors à découvert;
» une sonde à œil servit à passer le fil : c'était le 17 janvier 1815,
» et le 22 février la guérison de son malade était complète. »
Nouveaux éléments de médecine opératoire, par M. *Velpeau*, t. II, p. 197. « *Procédé de M. Chamberlayne.* M. Chamberlayne pratiqua une incision en ⊓, dont une des branches était parallèle à la clavicule, et l'autre, dirigée *verticalement* le long de l'intervalle des muscles grand pectoral et deltoïde. Le lambeau triangulaire résultant de ces deux incisions fut renversé en bas et en dedans, et l'écartement des fibres divisées du grand pectoral laissa apercevoir le petit pectoral en dedans du deltoïde, et dans le triangle interne formé par ces muscles, la veine axillaire

placée en dedans , l'artère au milieu, et les nerfs en dehors. »
Traité de médecine opératoire, par M. *Sedillot*, p. 173.

En conséquence, je la pratiquai (ligature de l'axillaire) le
17 janvier 1815; on plaça le malade sur une table à opération
avec un oreiller sous les épaules et la tête fut soutenue. Une incision transversale, longue de trois pouces , fut faite aux téguments et au muscle peaucier, le long et sur le bord inférieur de la
clavicule, *à trois doigts de l'extrémité sternale de cet os, et on la*
termina à environ un pouce de l'acromion. Cette incision divisa
une petite artère qui fut liée immédiatement; une seconde incision, longue de trois pouces, *fut pratiquée obliquement à travers*
les téguments sur les muscles deltoïde et pectoral, intéressant le
premier de ces muscles presque dans son centre. On détacha
ensuite la portion claviculaire du grand pectoral et on enleva la
graisse et le tissu cellulaire qui s'étendent sur les vaisseaux sous-
claviers : L'artère fut alors découverte, et ses pulsations la firent
aisément distinguer des parties contiguës, etc, *Richard Chamber-*
laine : A case of axillary aneurism , for which the artery was
tied below the Clavicle. Voyez *medico-chirurgical Transactions,*
vol. VI, p. 128. London, 1815 ; *ext. de l'ouv. de Hodgson, t.* II,
p. 134. Voilà, lecteur, comment on fait la médecine opératoire !
Voilà ces hommes tant vantés et dont on ne peut pas atteindre
l'érudition !

Procédé ordinaire. — Le malade est couché en supination ; le
moignon de l'épaule est relevé et le coude un peu écarté du tronc ;
on pratique à dix-huit ou vingt millimètres (huit ou neuf lignes)
au-dessous de la clavicule dans la direction de cet os, une incision de la longueur de huit à dix centimètres (trois pouces ou
trois pouces neuf lignes). Elle finit en dehors à l'interstice formé
par le deltoïde et par le grand pectoral : après avoir divisé la peau,
le tissu cellulaire sous-cutané, le fascia superficialis, les branches
inférieures du plexus cervical superficiel, et quelques veines sous-
cutanées, on incise couche par couche le peaucier et le grand
pectoral ; on rapproche le bras du tronc ; on coupe un *feuillet*
aponévrotique ; avec le doigt ou bien avec le bout de la sonde cannelée on éloigne le tissu graisseux situé sur le vaisseau ; au besoin
à l'aide de l'indicateur à demi fléchi et appliqué sur le bord supérieur du petit pectoral, on porte ce muscle en bas et en dehors. En procédant de la poitrine vers le bras, on trouve d'abord
la veine qui recouvre presque complétement l'artère quand elle est

tuméfiée, ensuite, cette artère placée au côté interne du plexus brachial depuis la clavicule jusqu'à huit centimètres un millimètre (trois pouces) au-dessous. Voyez l'*Anatomie chirurgicale*. On a soin de faire écarter le tube veineux, etc.

Procédé de Desault. — Quelques auteurs modernes ayant attribué à *Desault* le procédé qui consiste à inciser sur l'interstice musculaire formé par le grand pectoral et par le deltoïde, à pénétrer entre ces muscles pour mettre l'axillaire à découvert, nous allons citer le texte de *Desault*, afin de démontrer l'erreur où ces auteurs sont tombés : « 1° Le malade étant horizontalement couché sur un matelas garni de draps, repliés en plusieurs doubles, la tête un peu élevée, le bras écarté du corps, deux aides firent la compression sur l'artère au moyen de boulettes de charpie très-dures entassées à son passage dans le creux qui se rencontre derrière la clavicule, au-dessus de la première côte et en dehors du sterno-cléido-mastoïdien.

» 2° *Desault* commença avec un bistouri aigu et au-dessous du tiers externe de la clavicule, une incision qu'il prolongea en bas et en dehors dans l'espace de six pouces et qui n'intéressa que les téguments et le tissu cellulaire. Deux branches considérables des thoraciques ouvertes dans cette première incision furent liées immédiatement.

» 3° Dans une seconde incision les deux tiers inférieurs du grand pectoral furent divisés avec le bistouri porté sur la sonde cannelée. A l'instant une grande quantité de caillots furent poussés violemment en dehors par le sang qui s'échappait de l'ouverture artérielle. On redoubla alors la compression ; mais la célérité de l'opérateur la rendit bientôt inutile. En effet, il saisit aussitôt avec l'indicateur et le pouce l'artère et le plexus brachial, et se rendit ainsi maître du sang, etc. » *OEuvres chirurgicales de Desault*, par *Bichat*, t. II, p. 555. Il est donc évident que le procédé dans lequel on incise sur l'interstice musculaire formé par le grand pectoral et par le deltoïde n'appartient pas à *Desault : Delpech* l'a imaginé.

Procédé de M. Roux : « L'artère axillaire étant comprimée aussi exactement que possible sur la première côte, j'ouvrirais l'aisselle dans toute l'étendue de sa paroi antérieure, et dans la direction d'une ligne qui, partant du milieu de la clavicule, viendrait se terminer sur le bord inférieur du muscle grand pectoral, près de la partie interne du bras. Les téguments seraient d'abord incisés ; puis avec une sonde cannelée, conduite de bas en haut sous le grand pectoral, je couperais ce muscle obliquement à la direction de ses fibres : le petit pectoral serait soulevé de même avec la sonde, et divisé, etc. » *Nouveaux éléments de médecine opératoire*, par M. *Roux*, t. 1ᵉʳ, 2ᵉ partie, p. 770. J'espère toujours que cet ouvrage sera enfin achevé ; il renfermera sans doute les très-nombreuses découvertes de son auteur, beaucoup plus heureux que moi qui n'ai bien décrit, a-t-on affirmé à l'occasion d'une candidature, que l'amputation tarso-métatarsienne dont on pourrait même me contester la bonne description. Je laisse à la justice, à la bonté, à la franchise de M. le professeur *Roux* le soin de méditer ces dernières phrases. M. *Sedillot* a décrit à tort un procédé opératoire sous le nom de M. *Marchal*, car voilà le texte de ce dernier chirurgien. « Voici le procédé : je ne le donne pas pour très-original, il ressemble beaucoup à celui de M. le professeur *Roux*, ou, si l'on veut même, c'est ce procédé ramené à des lignes précises et invariables. » *Nouveaux procédés opératoires pour la ligature des artères axillaire et sous-clavière, thèse par M. Marchal, Paris*, 1837. Le lecteur verra dans cette thèse si les prétentions hautement énoncées de son auteur sont justifiées. Ce procédé appartient à *Keate*, V. plus haut.

Procédé de Delpech.—L'incision commence immédiatement au-dessous de la clavicule à deux centimètres sept millimètres (un pouce) en dehors de la partie moyenne du diamètre transversal de cet os et en dedans de l'apophyse coracoïde; sa longueur varie suivant la hauteur à laquelle l'artère doit être liée ; sa direction est celle de l'interstice musculaire constitué par le deltoïde et par le grand pectoral; elle siége sur cet interstice. V. l'*Anatomie chirurgicale* ; on pénètre en les écartant entre les deux faisceaux musculaires ; on éloigne la veine céphalique et, s'il est possible, la branche deltoïdienne de l'acromiale; on rapproche le bras du tronc; on parvient ainsi plus facilement à triompher du spasme des muscles; on coupe le petit pectoral près de son insertion au bec coracoïdien ; on glisse l'indicateur de dedans en dehors sous le plexus vasculo-nerveux et contre le point par lequel il correspond à l'articulation scapulo-humérale ; quand ce doigt plus ou moins fléchi sent le pourtour de la cavité glénoïde et la tête de l'humérus, il est dirigé alors en avant; formant une espèce de crochet, il soulève et porte de ce côté les nerfs et les vaisseaux du plexus brachial dans lequel le chirurgien cherche l'axillaire pour y poser la ligature.

Modification de l'auteur.—Si, lorsqu'on veut lier l'artère au-dessous du petit pectoral, l'un des angles de l'incision siége contre la clavicule, on lui donne inutilement trop de longueur ; il est préférable que, faite d'ailleurs d'après les principes que nous venons d'indiquer, elle commence sur la partie inférieure du bord antérieur de l'aisselle et qu'elle remonte à huit centimètres un millimètre ou neuf centimètres cinq millimètres (trois pouces ou trois pouces et demi) plus haut ; nous dirons bientôt que le petit pectoral ne doit pas être coupé, car, V. l'*Anatomie chirurgicale*, on peut aisément beaucoup l'abaisser et par conséquent aussi le relever. M. *Velpeau* n'a pas mentionné la méthode pectoro-deltoïdienne de *Delpech* ; celle qui suit et qui m'appartient a subi le même sort, bien que M. *Coster* l'ait décrite sous mon nom en 1823, dans son manuel des opérations chirurgicales , bien aussi que mon procédé ait été exposé par M. *Malgaigne* dans son Manuel de médecine opératoire.

Procédé de l'auteur.—Le malade est couché en supination. Le bras forme un angle droit avec le tronc ; le moignon de l'épaule est relevé. Le chirurgien veut-il lier l'artère au-dessus du petit pectoral ? il pratique une incision qui, parallèle à l'axe des fibres musculaires , V. l'*Anatomie chirurgicale*, part de la partie inférieure et interne de l'extrémité sternale de la clavicule, pour se terminer suivant les sujets à quatre centimètres un millimètre (un pouce et demi), ou bien à cinq centimètres quatre millimètres (deux pouces) environ en dedans et au-dessus du côté inférieur et interne de la tête humérale. Cette incision siége sur l'interstice constitué par la portion claviculaire et par la portion costale du grand pectoral ; elle intéresse la peau, le tissu cellulaire sous-cutané, le fascia superficialis; elle met l'interstice à découvert. Le bras étant alors porté contre le tronc, et l'opérateur restant toujours à son côté externe, on pénètre entre les fibres musculaires; il suffit d'écarter légèrement en dehors et en haut le bord supérieur et externe de la solution de continuité pour arriver à l'artère au-dessus du petit pectoral; on sait qu'on trouve en ce point une lame aponévrotique, du tissu cellulaire graisseux recouvrant le tube artériel situé depuis la clavicule jusqu'à huit centimètres un millimètre (trois pouces) au-dessous au côté interne du plexus brachial; la veine à l'état de vacuité, longe la face interne de ce vaisseau dans une assez grande étendue, V. l'*Anatomie chirurgicale*; mais cette veine est-elle gorgée de sang ? elle peut couvrir même complètement l'axillaire, surtout pendant les mouvements d'expiration. Au besoin, il serait très-facile d'abaisser le petit pectoral à l'aide de l'indicateur à demi fléchi en forme de crochet, et pressant de haut en bas et de dedans en dehors sur le bord supérieur de ce muscle. Si le spasme musculaire se montrait, on calmerait le moral du malade, et l'on suspendrait l'opération quelques instants pour le diminuer, ou pour le faire disparaître, ou bien encore pour profiter de ses intermittences. N'oublions pas de dire qu'on a eu soin d'éviter la céphalique et la veine acromiale croisant la direction de l'axillaire à un centimètre huit millimètres (huit lignes) au-dessus de la clavicule. On a aussi ménagé la première branche nerveuse provenant du plexus brachial. Il est quelques cas rares dans lesquels l'interstice presque toujours formé par la portion costale et par la portion claviculaire du grand pectoral manque. On pourra alors pénétrer, sans les intéresser pour ainsi dire, entre les fibres de ce muscle, parallèlement à leur axe, et à l'endroit où devrait exister cet interstice ; on se servirait du bistouri, des doigts et de la sonde cannelée. Mais, si par le procédé dont nous nous occupons, on voulait lier l'axillaire au-dessous du petit pectoral, il faudrait, afin que le chirurgien eût ses coudées franches, qu'il prolongeât son incision jusque sur le côté interne et inférieur de la tête de l'humérus; elle serait trop longue. Elle offrirait les conditions convenables, en suivant la direction de la précédente et en commençant à cinq centimètres quatre millimètres (deux pouces) environ au-dessous et en dehors de la partie inférieure de l'extrémité interne de la clavicule. Nous avons déjà dit qu'on pouvait relever le petit pectoral, quand on mettait l'axillaire à découvert au-dessous de lui. Voy. d'ailleurs l'*Anatomie chirurgicale.*

Appréciation.—Donnons-lui beaucoup d'attention, car on la trouvera chétive dans les auteurs modernes; ils ont plus spécialement suivi ici leur louable coutume. Établissons d'abord quelques préceptes généraux. Nous pensons que la section du petit pectoral est une hérésie chirurgicale : on peut en effet lier l'artère, soit au-dessus, soit au-dessous de lui ; ajoutons qu'en appliquant le bras plus ou moins contre le tronc, il serait d'ailleurs permis d'écarter ce muscle sur l'homme vivant, malgré les spasmes musculaires, et surtout quand on saurait les diminuer ou les faire cesser, ou bien encore, lorsqu'on saisirait leurs intermittences. Voilà ce qu'on devrait savoir, si l'on avait appris à tirer le parti nécessaire des notions anatomiques, physiologiques et pathologiques recueillies à une bonne école. En coupant le petit pectoral, on prolongera la manœuvre ; on pourra blesser les branches artérielles au-dessous et au-dessus de lui, et dans tous les cas, cette section donnera du sang ; elle dépouillera plus ou moins largement les vaisseaux et les nerfs axillaires des couches organiques qui les recouvrent ; elle les exposera davantage aux inflammations dont il serait inutile de signaler les dangers. Avec des connaissances anatomiques exactes, ou qui, en d'autres termes, n'ont pas été puisées dans le commun des martyrs, la ligature de l'axillaire à toutes les hauteurs n'est qu'un jeu sur le cadavre. Mais au-dessus du creux de l'aisselle, et chez l'homme vivant, l'accumulation du sang au fond de la plaie, les contractions des muscles, quand on n'a pas pratiqué un lambeau, le gonflement de la veine axillaire, rendent cette opération moins facile : le spasme musculaire sera d'autant plus développé que les faisceaux charnus auront été davantage divisés ; pour tous les physiologistes, cette proposition est incontestable ; car il est évident que plus les fibres sont excitées, plus elles se contractent, et que l'excitation sera nécessairement moindre lorsqu'on pénétrera seulement dans les interstices musculaires, manœuvre qui, peu excitante, est donc préférable sous le point de vue qui nous occupe. La division des fibres musculaires expose davantage à la lésion des branches artérielles ; ai-je besoin de rappeler que le sang gêne la manœuvre, que le grand nombre de torsions ou de ligatures qu'il faut pratiquer la ralentissent ? M. *Malgaigne* dit que *Dupuytren* opérant à la méthode ordinaire dans laquelle, on le sait, on coupe les fibres musculaires, fut obligé de lier douze artères, avant de parvenir sur l'axillaire. Personne n'ignore que le séjour du pus s'oppose à la cicatrisation des plaies, que les humidités de la solution de continuité baignant l'artère, l'enflamment souvent, et produisent sa section trop prompte par la ligature, d'où naissent, il serait inutile de le dire, des hémorrhagies consécutives dont on connaît les dangers. Or les procédés dans lesquels les matières purulentes ne trouvent pas un écoulement facile ne méritent point la préférence. Appliquons en particulier aux procédés imaginés pour lier l'artère axillaire au-dessus du creux de l'aisselle, les principes généraux qu'on vient de lire ; nous ferons d'ailleurs ressortir d'autres inconvénients attachés à la plupart de ces modes opératoires. C'est ainsi que nous comprenons la science, et que nous désirons la voir faire :

Keate divise les fibres du grand pectoral en incisant dans l'étendue de huit centimètres un millimètre (trois pouces) seulement, selon la direction de l'artère. Cette incision n'est pas assez longue et rend la manœuvre très-difficile. *Pelletan*, dont *M. Velpeau* ne fait pas d'ailleurs connaître le procédé, incise trop largement le grand pectoral au-dessous de la clavicule ; la solution de continuité ne donne pas au pus un écoulement facile ; ce mode opératoire est mauvais. Le large lambeau semi-lunaire pratiqué par *Hodgson*, et qui n'embrasse pas néanmoins une portion du deltoïde, comme le prétendent à tort, voyez plus haut, MM. *Velpeau et Sédillot* qui se permettent ensuite de lui en faire gratuitement le reproche, voyez aussi plus haut, me semble produire un grand délabrement ; la plaie est fort étendue, très-susceptible de s'enflammer, et l'on sait qu'ici surtout les phlegmasies sont dangereuses. D'ailleurs ce procédé ne donne pas au pus un écoulement facile.

Dans le *procédé ordinaire* où l'on pratique transversalement une incision de huit centimètres un millimètre à dix centimètres huit millimètres (trois ou quatre pouces), on soumet aussi le malade à l'incision des fibres musculaires, à une solution de continuité qui gêne la manœuvre, qui ne fournit pas aux humidités de la plaie une libre issue, et qui, comme les modes opératoires de *Keate* et de *Pelletan*, ne permet pas de découvrir l'artère assez bas. *Chamberlaine* fait d'abord horizontalement une incision de huit centimètres un millimètre (trois pouces), se terminant à deux centimètres sept millimètres (un pouce) en dedans de l'acromion, V. plus haut, et non pas sur l'interstice musculaire formé par le deltoïde et par le grand pectoral, comme l'avancent, sous leur bon plaisir, MM. *Velpeau* et *Sédillot* ; mais peut-être ils n'ont pas lu, ou bien ils ont mal compris ; l'auteur anglais pratique ensuite une seconde incision de la même longueur que la première dont elle part ; elle est dirigée obliquement à travers les *téguments* ; elle intéresse le grand pectoral et le deltoïde ; le dernier de ces muscles *est divisé* jusque *dans son centre*, V. plus haut : ces deux incisions se portent trop en dehors ; il faut disséquer ensuite trop loin pour arriver à la base du lambeau triangulaire ; tel qu'il est décrit par son auteur, ce mode opératoire est essentiellement mauvais ; tel qu'il a été enjolivé, il produit encore un délabrement considérable, une plaie fort étendue, très-susceptible de s'enflammer; il ne me paraît pas avantageux. L'incision de seize centimètres deux millimètres (six pouces) du procédé de *Desault* a trop de longueur; elle commence *au-dessous du tiers externe de la clavicule; c'est en dehors de l'artère*. Les deux tiers inférieurs du grand pectoral sont divisés; cette section musculaire a les inconvénients signalés plus haut. Bien que ce procédé fournisse au pus un écoulement facile, je le rejette. En incisant contre le milieu de la clavicule, M. *Roux* qui ne s'en doutait peut-être pas, quand il a écrit l'article écourté que renferme sa médecine opératoire, divise les tissus à deux centimètres sept millimètres (un pouce) en dehors de l'origine de l'axillaire; en continuant cette division, jusque sur la partie inférieure du grand pectoral et près du bras, elle a trop d'étendue; elle intéresse les fibres musculaires : quoique les matières purulentes s'écoulent librement, ce mode opératoire est vicieux.

La méthode de *Delpech* dont l'angle supérieur de l'incision pourrait, comme nous l'avons dit plus haut, commencer plus bas, permet de découvrir très-facilement le tube artériel au-dessous du petit pectoral. Elle ménage les fibres musculaires; elle fournit aux humidités de la plaie un écoulement facile; nous donnons la préférence à ce procédé lorsqu'il s'agit de saisir le vaisseau dans la dernière localité dont nous venons de nous occuper : au-dessus du petit pectoral, l'incision du professeur de l'école de Montpellier étant située assez en dehors de l'artère, on éprouve même sur le cadavre, et l'on doit rencontrer surtout sur l'homme vivant des difficultés pour refouler convenablement en dedans le bord interne de la plaie. A cette hauteur, *notre mode opératoire* permet de découvrir le tube artériel avec une grande facilité; il n'intéresse pas le grand pectoral; il donne au pus un écoulement facile; nous pensons, qu'ici, il mérite la préférence : Plus bas et malgré la modification que nous lui avons fait subir, V. plus haut, nous croyons que celui de *Delpech* convient mieux que le nôtre.

Ai-je besoin de recommander très-spécialement de maintenir après l'opération le bras appliqué contre le tronc? ainsi, non-seulement alors l'axillaire ne sera pas tiraillée, mais encore les muscles seront relâchés; de là, une diminution notable de la solution de continuité, la disparution d'enfoncements dans lesquels le pus se serait accumulé., et peut-être aussi la guérison rapide de la plaie. J'établis ces données, parce que sur le très-grand nombre de femmes chez lesquelles, à l'occasion de l'amputation du sein, j'ai enlevé de nombreux ganglions lymphatiques engorgés, s'étendant au plexus vasculo-nerveux de l'aisselle, à la clavicule, contre la tête de l'humérus, et souvent au loin entre la paroi de la poitrine, le grand dentelé et le sous-scapulaire, le grand et le petit pectoral, j'ai toujours vu jusqu'aujourd'hui la vaste caverne se cicatriser en cinq ou six jours, sans qu'il survînt le moindre accident; cependant j'avais procédé par énucléation; j'avais malaxé, tordu, déchiré les tissus dont il restait plusieurs lambeaux : les succès que je viens d'énoncer doivent-ils être attribués à la difficulté de l'introduction de l'air? La plaie destinée à mettre l'axillaire à découvert, et traversant la paroi antérieure de l'aisselle, offrirait-elle les mêmes résultats après l'usage des mêmes précautions? J'ai déjà dévoilé dans cet ouvrage des fautes et des erreurs nombreuses, et presque toujours j'en ai fourni l'irréfragable preuve en citant les textes des auteurs qu'on a mutilés; j'accomplirai jusqu'au bout la mission que je me suis imposée. Je dédaigne les attaques clandestines de certains hommes intéressés à mon silence; j'ai assez de courage pour braver leur colère; ils ont trop souvent fait de la science à leur manière : il est temps enfin de dire la vérité tout entière dans l'intérêt de l'humanité. Si c'est là suivant ces hommes un acte de mauvaise confraternité et d'hostilité dicté par un caractère insociable, pourquoi ne se défendent-ils pas? Mais il est des choses que la polémique divulguerait trop; que peut-on d'ailleurs opposer à des textes mis en regard avec des textes?

Ligature de l'artère sous-clavière : Anatomie chirurgicale. — L'artère sous-clavière prend son origine à droite sur le tronc brachio-céphalique et à gauche sur la crosse de l'aorte; elle va se terminer des deux côtés sous la clavicule au point d'où naît l'axillaire. Il existe à la région latérale du cou un espace triangulaire dont la base repose sur le cylindre osseux claviculaire et dont le sommet correspond à l'apophyse mastoïde; cet espace est borné en avant par le sterno-mastoïdien et en arrière par le trapèze; sa partie inférieure commence ordinairement à quatre centimètres un millimètre environ (un pouce et demi) en dehors du bout sternal de la clavicule, et elle s'étend jusqu'à quatre centimètres un millimètre (un pouce et demi) de l'extrémité scapulaire de cet os; mais personne n'ignore les variétés nombreuses auxquelles est soumise la largeur du premier des muscles que nous venons d'indiquer; ces variétés doivent en apporter dans l'étendue du diamètre transversal de la partie inférieure du triangle dont nous traitons. J'ai vu comme d'autres anatomistes ce muscle s'attacher sur toute la longueur de la moitié antérieure de la clavicule. J'ai rencontré des cadavres sur lesquels le diamètre transversal de son insertion n'était que de deux centimètres trois millimètres (dix lignes); il existe beaucoup d'intermédiaires entre les deux extrêmes que nous venons d'énoncer.

Le triangle qui nous occupe renferme la peau, le tissu cellulaire sous-cutané, le fascia superficialis, le peaucier qu'on dit manquer quelquefois et dont il existe cependant toujours quelques vestiges, un second fascia sur lequel rampe la veine jugulaire externe, qui, placée à la face antérieure du muscle sterno-mastoïdien ordinairement jusqu'à l'union du tiers inférieur du cou avec son tiers moyen, longe ensuite le bord postérieur de ce muscle dans une étendue variée; elle l'abandonne pour se porter plus profondément et s'anastomoser avec la sous-clavière à sept ou neuf millimètres (trois à quatre lignes) en général en dehors de la partie inférieure et externe du sterno-mastoïdien; elle est assez souvent en ce point contre ce muscle; il est des cas où elle s'en éloigne beaucoup; on la trouve quelquefois très-près du centre de la base du triangle dont nous nous occupons; la deuxième aponévrose, qui est traversée par la jugulaire externe, offre à sa surface un grand nombre de branches nerveuses provenant du plexus cervical superficiel et divergeant en avant et en arrière. Cette seconde aponévrose couvre une couche épaisse de tissu cellulaire où l'on rencontre plusieurs ganglions lymphatiques; il y en a encore plus profondément pouvant aussi être engorgés. Vers la partie inférieure de l'espace triangulaire existe, sous cette aponévrose et dans les graisses que nous venons d'indiquer, le muscle omo-hyoïdien; il traverse cet espace en cheminant de dehors en dedans et de bas en haut; il se dégage de dessous le bord antérieur du trapèze à six millimètres (deux lignes et demie) au-dessus de la clavicule et à cinq centimètres quatre millimètres (deux pouces) en dedans de l'extrémité scapulaire de cet os; il s'engage sous le sterno-mastoïdien à deux centimètres trois millimètres (dix lignes) au-dessus de ce cylindre osseux; il forme avec l'axe du cou un angle à sinus inférieur de soixante-dix degrés; il présente d'ailleurs une légère concavité supérieure et postérieure. A la base du triangle s'observe une troisième aponévrose partant du muscle omo-hyoïdien pour se rendre à la clavicule ; plus profondément et en l'endroit de l'espace triangulaire qui s'étend depuis le point où le plexus nerveux sort de dessous le sterno-mastoïdien, jusqu'au cylindre claviculaire , on trouve une quatrième aponévrose qui couvre ce plexus. Sous le rapport de leur épaisseur et de leur densité, les quatre feuillets aponévrotiques que nous venons d'indiquer doivent être classés dans l'ordre suivant : 1° le second ; 2° le premier ; 3° le troisième ; 4° le quatrième, qui est très-mince et facile à déchirer. Mais on rencontre encore souvent entre les deux premières aponévroses, quelques branches veineuses ; leur trajet et leur volume varient beaucoup ; elles sont heureusement situées assez haut ; on voit aussi sous ces deux aponévroses à trois centimètres quatre millimètres (quinze lignes) au-dessus de la clavicule , l'artère cervicale transverse dont la direction est légèrement oblique de haut en bas et d'avant en arrière ; elle croise d'ailleurs presque à angle droit la face antérieure du scalène antérieur, et là elle couvre le nerf diaphragmatique. On y trouve encore l'artère scapulaire supérieure qui, après avoir cheminé de dedans en dehors sur la face antérieure du scalène antérieur, abandonne ce muscle à deux centimètres trois millimètres (dix lignes) au-dessus de la clavicule ; continuant à se porter en bas, elle croise la sous-clavière ; elle va se rendre ordinairement au milieu du diamètre transversal du cylindre claviculaire ; elle forme avec l'axe du tronc un angle à sinus inférieur de quatre-vingts degrés environ. Viennent les troncs nerveux qui constituent le plexus brachial et au côté interne desquels se rencontre la sous-clavière placée à sept millimètres environ (trois lignes) au-dessous du niveau de la partie la plus saillante de la face antérieure de ce plexus qui, dans l'espace triangulaire dont nous nous occupons, conserve toujours avec elle le même rapport. J'ai indiqué le premier, voyez le *Manuel des opérations chirurgicales*, par M. *Coster*, 1823, un fait anatomique extrêmement important et qui facilite beaucoup la manœuvre pour mettre l'artère à découvert ; c'est le tubercule de la première côte en dehors duquel se trouve immédiatement ce vaisseau : lisez le texte suivant : « Il naît (le scalène antérieur) du bord interne et de la face supérieure de la première côte vers le milieu de sa longueur. Son insertion est marquée par un tubercule très-important, parce qu'il dirige dans la ligature de l'artère sous-clavière que nous verrons croiser, la face supérieure de la première côte. » *Traité d'anatomie descriptive*, par M. *Cruveilhier*, t. II, 2ᵉ édit., p. 140, 1843. Voilà la seconde fois, voyez dans le second volume la page 908, que M. *Cruveilhier* indique sans en énoncer la source des faits anatomiques qui nous appartiennent; nous espérons que M. le professeur de la Faculté de médecine de Paris voudra bien nous permettre de lui rappeler le principe de morale qui commande de rendre à César ce qui appartient à César. Lorsque le scapulum et le bras sont abaissés, le tubercule de la première côte peut être situé à deux centimètres sept millimètres (un pouce) au-dessus de la clavicule; on le trouve assez souvent beaucoup plus près du bord supérieur de cet os et quelquefois presque à ras ce bord; mais chez les sujets dont le moignon de l'épaule est très-saillant en avant et en dehors, et dont la poitrine est nécessairement étroite et le col très-long, la côte que nous venons d'indiquer remonte plus haut qu'à l'état normal; si l'on ne prend pas d'ailleurs en considération cette disposition anormale d'anatomie, quand l'on met l'artère à découvert, on s'expose à entrer dans le thorax.

Entre les scalènes, le plexus brachial est situé au-dessus de l'artère et non pas en arrière, comme l'avance M. *Cruveilhier*, dont voici d'ailleurs le texte : « Entre les scalènes, les artères sous-clavières répondent en bas à la partie moyenne de la première côte, qui présente une dépression correspondante au trajet de l'artère ; en haut, aux deux scalènes qui se rapprochent au-dessus d'elle ; *en arrière, au plexus brachial.* » *Traité d'Anatomie descriptive*, par M. *Cruveilhier*, t. II, 2ᵉ édition, p. 644. La sous-clavière peut se dégager d'entre les scalènes à deux centimètres sept millimètres (un pouce) au-dessus du point où elle passe sous la clavicule ; ce fait anatomique offre des variétés en rapport avec l'étroitesse de la poitrine, qui gagne presque en longueur ce qu'elle perd en largeur; j'ai vu quelquefois dans mes cours de médecine opératoire, bien que l'épaule fût abaissée, le vaisseau occuper un espace encore un peu moins étendu entre les muscles que nous venons d'indiquer et le cylindre claviculaire ; je n'ai pas besoin de faire remarquer que ces deux dernières données anatomiques, que j'ai observées chez des sujets très-forts et à poitrine très-large, sont utiles à connaître . elles rendent la manœuvre difficile ; mais lorsque la clavicule est située très-bas, la portion vasculaire dont nous nous occupons a beaucoup plus de longueur qu'à l'état normal, circonstance très-heureuse sous tous les rapports, il n'est pas besoin de le dire. Ordinairement, le bras et le scapulum étant abaissés, la partie de la sous-clavière s'étendant depuis les scalènes jusqu'à la clavicule, offre la longueur de quatre centimètres un millimètre (un pouce et demi); elle forme avec l'axe du tronc un angle à sinus inférieur de cinquante degrés environ ; l'artère correspond entre les deux scalènes à la première côte dans l'étendue seulement du tiers interne de la face supérieure de cette côte : elle suit une es-pèce de gouttière située à la partie moyenne du diamètre longi-tudinal de cet os, quand son cartilage ossifié augmente la lon-gueur de ce diamètre ; mais si ce cartilage existe, c'est à l'union du tiers interne avec les deux tiers externes que le vaisseau passe sur le demi-arc osseux dont nous traitons. M. *Cruveilhier* a donc commis deux grandes erreurs qu'il aurait pu éviter s'il avait rema-nié ces faits anatomiques ; voici son texte : « Entre les scalènes, les artères sous-clavières répondent en bas à la partie moyenne de 'la première côte, qui présente une dépression correspondante au trajet de l'artère. » *Traité d'Anatomie descriptive*, par M. *Cru-veilhier*, 2e édit., t. II, p. 644, 1843. Les fautes anatomiques de M. *Cruveilhier* sont graves en médecine opératoire ; car sui-vant cet auteur, il faudrait chercher la première côte derrière le scalène antérieur et le tubercule entre ce muscle et le scalène postérieur ; on devrait trouver ce tubercule et la gouttière cos-tale là où ils n'existent pas.

A ras la partie supérieure de la clavicule, la largeur du sca-lène antérieur est de un centimètre huit millimètres (huit lignes); à deux centimètres sept millimètres (un pouce) au-des-sus de cet os, cette largeur est de deux centimètres trois millimè-tres (dix lignes) : à la hauteur à laquelle la sous-clavière se dégage de dessous ce muscle, cette largeur n'est pas augmentée. La scapulaire supérieure naît de la sous-clavière en dedans du bord interne du scalène antérieur, ordinairement à deux centimètres neuf millimètres (treize lignes) au-dessus de la cla-vicule. Elle passe sur la face antérieure de ce muscle, et forme avec son axe, un angle à sinus inférieur de quatre-vingts degrés environ ; en traitant du triangle situé à la partie laté-rale du cou, nous avons décrit le trajet de cette artère dans ce triangle.

Le nerf diaphragmatique, partant de la quatrième paire cervicale, longe la face antérieure du scalène antérieur dans la longueur de quatre centimètres un millimètre (un pouce et demi); il se porte en dedans et forme avec l'axe de ce muscle, un angle à sinus inférieur de quinze degrés; immédiatement au-dessus de la clavicule, existe un espace de un centimètre deux millimètres (cinq lignes), entre ce nerf et le bord externe du faisceau musculaire dont nous traitons; il y a ici quelques variétés.

Immédiatement au-dessus de la clavicule, la veine jugulaire interne est située à cinq millimètres (deux lignes), en dehors de la carotide primitive; quand elle a parcouru de dehors en dedans l'étendue de deux centimètres sept millimètres (un pouce), et qu'elle est à l'état de vacuité, on la rencontre au côté externe de ce tube artériel. Lorsqu'elle est distendue, elle couvre une partie de la face antérieure de l'artère; elle repose en bas sur le scalène antérieur. Le nerf diaphragmatique dont nous avons rigoureusement indiqué la position, longe inférieurement son côté externe. A ras la partie supérieure de la clavicule, la veine jugulaire interne est située à un centimètre quatre millimètres (six lignes), en dedans du bord externe du scalène antérieur. A un centimètre cinq millimètres (six lignes et demie) plus haut, elle est placée à neuf millimètres (quatre lignes) en dedans de ce bord, et à trois centimètres sept millimètres (un pouce quatre lignes), au-dessus du cylindre claviculaire, elle croise ce même bord, circonstances importantes à connaître quand on fait la section du scalène antérieur.

Occupons-nous spécialement du sterno-mastoïdien : en décrivant le triangle situé sur la face latérale du cou, nous avons déjà indiqué la différence de largeur et d'insertion que ce muscle peut présenter, voy. la page 64. L'interstice formé par ses parties sternale et claviculaire, s'observe inférieurement contre le côté interne de l'extrémité sternale de la clavicule; cet interstice fait avec l'axe du tronc un angle à sinus supérieur de quarante degrés environ. Sa largeur varie en bas depuis cinq millimètres (deux lignes) jusqu'à sept millimètres (trois lignes) et même neuf millimètres (quatre lignes). Il est des sujets chez lesquels les portions musculaires sont immédiatement adossées l'une à l'autre; l'espace intermusculaire que nous venons d'énoncer existe depuis la clavicule jusqu'à cinq centimètres quatre millimètres (deux pouces) au-dessus; mais à cette hauteur, le faisceau charnu antérieur couvre le postérieur d'avant en arrière et dans presque toute l'étendue de sa face antérieure, surtout à mesure qu'on l'examine plus haut. La portion sternale du sterno-mastoïdien s'applique sur la carotide située à sept millimètres (trois lignes) en dedans de son bord postérieur. La largeur de cette portion musculaire est inférieurement de un centimètre quatre millimètres (un demi-pouce). Nous avons rencontré aujourd'hui même dans notre laboratoire de l'école anatomique des hôpitaux, un cadavre chez lequel existait, pour le sterno-mastoïdien, un troisième faisceau musculaire très-distinct, siégeant en dehors du muscle, s'accolant à son bord externe, ayant la largeur de neuf millimètres (quatre lignes) et allant confondre ses fibres avec celles de ce muscle en dehors et en haut, à cinq centimètres quatre millimètres (deux pouces), au-dessus de la clavicule. Nous manifesterons ici la surprise que nous avons éprouvée en ne trouvant pas dans le livre de M. *Sédillot* les données anatomiques très-importantes que nous venons d'indiquer et qui se rattachent plus spécialement à son procédé opératoire pour la carotide primitive. Cet auteur ignorerait-il ces faits ? n'aurait-il pas l'habitude de la bonne anatomie chirurgicale ? Ne lui aurait-il pas été possible de les consigner dans le volume unique qu'il décore du titre de traité de médecine opératoire ? Je laisse au lecteur le soin de décider ces questions. Faisons remarquer en passant que les opérateurs en général ont à tort indiqué le bord postérieur du sterno-mastoïdien comme point de départ ou d'arrivée des incisions destinées à mettre la sous-clavière à découvert. La clavicule, quelle que soit, pour ainsi dire, l'étroitesse de la poitrine, ne perd guère ses droits de longueur ; car chez les individus dont le thorax présente cette vicieuse disposition, les moignons des épaules sont très-saillants en dehors et en avant ; si chez ces individus, comme je l'ai fait un très-grand nombre de fois sur le cadavre, vous mesurez le cylindre osseux, vous trouvez toujours son diamètre antéro-postérieur de dimensions très-disproportionnées, et si vous le comparez à celui de clavicules appartenant à de très-larges poitrines, vous ne rencontrez souvent aucune différence ; quand elle existe, elle est peu marquée. Observons d'ailleurs que, pour bien apprécier les faits dont nous nous occupons, il faut que les sujets appartiennent au même sexe, et qu'ils soient approximativement de la même taille. D'après les données anatomiques importantes que nous avons énoncées, il résulte que le point de départ pour l'incision destinée à découvrir la sous-clavière, ne doit pas être indiqué par le bord postérieur du sterno-mastoïdien, mais bien par un endroit déterminé de la clavicule : c'est à deux centimètres sept millimètres (un pouce) environ de l'extrémité sternale de cet os.

Ajoutons les suivants aux faits anatomiques dont nous venons de nous occuper : la sous-clavière droite, avons-nous dit, prend son origine sur le tronc brachio-céphalique, la gauche naît de la crosse de l'aorte. Assez souvent le premier de ces vaisseaux part au-dessous du second, de la portion inférieure et postérieure de la crosse aortique ; il se dirige en haut et à droite, et alors il passe presque toujours derrière l'œsophage et la trachée-artère. Chez quelques sujets on le voit entre ces deux conduits ; il siége rarement au devant du dernier. La différence du point de départ des tubes artériels dont nous traitons doit nécessairement en apporter d'autres dans la longueur respective de ces vaisseaux, dans leur direction et dans leurs rapports. Le diamètre longitudinal de la sous-clavière droite est moindre que celui de la gauche. Ce fait anatomique découle de la longueur variée du tronc brachio-céphalique et de l'origine moins élevée de la sous-clavière gauche. La sous-clavière droite se dirige en dehors et légèrement en haut, puis elle se recourbe sur le sommet du poumon. La concavité qu'elle forme alors est tournée en bas. La sous-clavière gauche remonte verticalement pour s'infléchir contre la partie supérieure du poumon de son côté ; elle prend ensuite, ainsi que la précédente, une direction horizontale au moment où elle s'engage, comme elle, sous le scalène antérieur, derrière lequel elle forme, comme elle aussi, avec l'axe du tronc pour se rendre dans le triangle situé sur la face latérale du cou, un angle à sinus inférieur de quatre-vingts degrés ; à gauche, la plèvre accompagne la sous-clavière presque jusque jusqu'à son introduction entre les scalènes : à droite cette artère est en rapport à son origine avec cette membrane séreuse.

La portion de la sous-clavière s'étendant de sa naissance aux scalènes, présente à gauche la longueur de quatre centimètres un millimètre (un pouce et demi) et à droite celle de un centimètre huit millimètres (huit lignes) ; il existe de ce côté des variétés relatives à l'étendue du tronc brachio-céphalique.

Cette portion offre des rapports différents suivant qu'on examine le vaisseau à droite ou à gauche. Voici ces rapports :
sur le premier de ces côtés, la face antérieure du tube artériel est recouverte par la clavicule, par l'articulation claviculo-
sternale, par le peaucier, par les insertions claviculaires du sterno-
mastoïdien, du sterno-hyoïdien et du sterno-thyroïdien, par l'anastomose de la veine jugulaire interne et de la sous-clavière, par le
nerf diaphragmatique droit et par le pneumo-gastrique ; l'artère
sous-clavière est située au devant de l'apophyse transverse de la
septième vertèbre cervicale et du récurrent après qu'il a contourné ce vaisseau d'avant en arrière ; on trouve le médiastin en dehors du tube artériel, qui en dedans est séparé de la
carotide primitive par la jugulaire interne. Placée au milieu d'un
tissu cellulaire lâche, la portion d'artère dont nous nous occupons est embrassée par beaucoup de vaisseaux lymphatiques et
par des anses nerveuses venant du grand sympathique. La sous-
clavière gauche a des rapports plus étendus que la droite avec le
poumon et avec le médiastin. Le premier de ces vaisseaux est
parallèle à la carotide primitive gauche, au lieu de former avec
elle, comme du côté opposé, un angle à sinus supérieur de soixante-
quinze degrés. Il est près de la colonne vertébrale dont il est
séparé par le canal thoracique. Il est croisé presque perpendiculairement en avant par la veine sous-clavière, et par le
tronc veineux brachio-céphalique. Les nerfs diaphragmatique et
pneumo-gastrique gauches longent sa face interne.

Entre les scalènes, les sous-clavières siégent en bas, redisons-le,
sur la partie moyenne de la première côte ; mais elles ne couvrent en cet endroit que le tiers postérieur du diamètre postéro-
antérieur de cet os : au-dessus de ce point où l'on rencontre,
répétons-le, le plexus brachial, les deux muscles se rapprochent
beaucoup l'un de l'autre. Les sous-clavières sont adossées en
arrière au scalène postérieur et en avant à l'antérieur, qui les
sépare de la veine sous-clavière.

En dehors des scalènes, la sous-clavière est couverte par
les couches nombreuses que nous avons indiquées en traitant du triangle sus-claviculaire, voyez plus haut. On trouve
encore au devant d'elle le sous-clavier et la clavicule dont
M. *Cruveilhier* dit fort ingénument qu'elle est éloignée par la
veine sous-clavière, qui, comme on le sait, et cet auteur l'a
avancé à l'occasion de l'axillaire, passe sous cet os en dedans du

tube artériel. L'artère sous-clavière repose en arrière sur la première côte, sur le premier espace intercostal, dans une plus ou moins grande étendue, et non pas sur la seconde côte comme le prétend M. *Velpeau*. On trouve en rapport encore avec elle de ce côté, le premier faisceau du muscle grand dentelé. La sous-clavière répond « en arrière, au plexus brachial qui plus bas enlacera le vaisseau. » *Traité d'anatomie descriptive*, par M. *Cruveilhier*, t. II, 2ᵉ édit., p. 644. Deux erreurs : 1° ce plexus n'est pas en arrière, mais bien en haut ; 2° l'artère est au côté interne de ce même plexus jusqu'à la clavicule, et beaucoup plus bas le long de l'axillaire, voyez l'*Anatomie chirurgicale* de ce dernier vaisseau. Oserai-je dire qu'ayant oublié qu'il a insisté sur l'importance de faire terminer la sous-clavière sous la clavicule, M. *Cruveilhier* a décrit par ancienne habitude, comme si, à l'imitation d'un grand nombre d'auteurs, on faisait commencer l'axillaire contre les scalènes. Dans ce cas, notre savant confrère aurait raison pour l'enlacement nerveux, voyez plus haut l'*Anatomie chirurgicale* de cette dernière artère. Toutefois, n'oubliez pas, lecteur, quand vous écrirez, de tout remanier.

Anomalies. « Du reste, l'artère sous-clavière présente quelques variétés sous le point de vue de sa direction et de ses rapports : chez les individus dont le cou est court et les épaules très-élevées, l'artère est enfoncée sous la clavicule ; chez ceux dont le cou est long et la clavicule basse, l'artère soulève le peaucier et la peau. Mais la variété la plus importante est celle qui a trait aux rapports de l'artère sous-clavière avec les scalènes. Ainsi, il n'est pas rare de voir l'artère sous-clavière située au devant du scalène antérieur affecter des rapports immédiats avec la veine sous-clavière. Dans un cas de ce genre qui m'a été communiqué par M. *Demeaux*, aide d'anatomie de la faculté, il n'y avait pas de tronc brachio-céphalique, mais un tronc bi carotidien ; la sous-clavière droite naissait de l'aorte descendante et passait derrière la trachée et l'œsophage. La pièce anatomique a été déposée au musée de la Faculté. » *Traité d'anatomie descriptive*, par M. *Cruveilhier*, t. II, 2ᵉ édition, page 644. 1843. On vient d'avancer qu'*il n'est pas rare de voir la sous-clavière située au devant du scalène antérieur* : j'ai fait manœuvrer les opérations pendant plus de quinze ans, et sur les milliers de cadavres que j'ai eus à ma disposition, je n'ai jamais rencontré l'anomalie dont on exagère, je crois, infiniment trop la fréquence : on a disséqué des sujets très-rares chez lesquels la sous-clavière était entourée par les nerfs du plexus brachial ; il est des cas dans lesquels le tube artériel et la veine passent entre les deux scalènes ; cette veine est quelquefois située plus haut qu'à l'état normal ; *Morgagni* en a vu deux placées à la partie antérieure de l'artère : si le petit muscle scalène existe, il isole parfois, en les portant en bas et sur le tube artériel, les deux cordons inférieurs du faisceau nerveux ; d'autres fois ce muscle éloigne de cette artère la totalité du plexus brachial. L'omo-hyoïdien peut très-rarement s'insérer aussi à la clavicule ; on a rencontré un petit muscle s'attachant par ses deux extrémités à cet os.

Branches collatérales. Elles sont supérieures, inférieures et latérales. 1° *la vertébrale* : c'est la plus grosse de toutes les collatérales provenant de la sous-clavière ; *Morgagni* dit avoir trouvé la droite quatre fois plus volumineuse que la gauche ; M. *Cruveilhier* a vu à la place de celle-ci un rameau très-grêle. La collatérale dont nous nous occupons prend son origine sur la partie postérieure de la sous-clavière, à un centimètre six millimètres (sept lignes) en dedans du bord interne du scalène antérieur. La vertébrale gauche naît souvent de la crosse aortique contre la sous-clavière et la carotide primitive du même côté ; la droite peut émerger de l'angle de bifurcation du tronc innominé ; on trouve alors son point de départ entre la carotide primitive et la sous-clavière droite ; on a disséqué des vertébrales à deux racines qui partaient de la sous-clavière ; d'autres fois l'une de ces deux racines venait de ce dernier vaisseau et l'autre de la crosse de l'aorte. « Une des variétés les plus remarquables d'origine de l'artère vertébrale est la suivante, qui m'a été communiquée par M. le professeur *Dubreuil* :

« Sur une femme de quarante-cinq ans, les artères vertébrales ne provenaient ni l'une ni l'autre des artères sous-clavières correspondantes. La vertébrale *gauche* émergeait directement de la crosse de l'aorte, entre la sous-clavière et la carotide primitive gauche. La vertébrale *droite* provenait de la carotide primitive droite, à quatre millimètres au-dessus de la naissance de cette dernière. Toutes deux marchant parallèlement au devant de la colonne vertébrale. jusqu'à la troisième vertèbre cervicale, s'engageaient dans les trous vertébraux des apophyses transverses de cette vertèbre, ayant fourni le long de ce trajet plusieurs petites branches supplémentaires des cervicales ascendantes qui manquaient complétement. L'artère sous-clavière ne donnait donc ici naissance qu'à cinq branches collatérales. » *Traité d'anatomie descriptive*, par M. *Cruveilhier*, t. II, 2e édition, p. 646. Immédiatement après son origine, la vertébrale se dirige en haut et légèrement en arrière ; elle s'enfonce ordinairement entre les apophyses transverses de la sixième et de la septième vertèbre cervicale, pour pénétrer dans le trou existant à la base de la première de ces apophyses, dont le tubercule saillant est un guide sûr pour arriver au vaisseau. Ce tubercule est situé à cinq centimètres quatre millimètres environ (deux pouces) au-dessus de la clavicule. L'artère continue ensuite son trajet ascendant et parcourt successivement toutes les autres ouvertures du même genre siégeant au-dessus. Dans ce trajet elle forme de légères inflexions ; parvenue à l'axis elle décrit une grande courbure parallèle à l'axe du cou, et se rencontrant entre cette dernière vertèbre et l'atlas ; elle en fait ensuite immédiatement une autre au niveau du premier de ces os et de l'occipital ; elle gagne l'intérieur du crâne par le grand trou de ce nom : assez souvent la vertébrale pénètre dans le canal des apophyses transverses par le trou du prolongement latéral de la cinquième vertèbre, et moins fréquemment par celui de la quatrième ou de la troisième, ou bien encore de la deuxième ; il est excessivement rare de la voir s'introduire dans la perforation de la septième.

Au-dessous de la sixième vertèbre cervicale la vertébrale repose sur le rachis, entre les muscles long du cou et le scalène antérieur ; elle siége derrière la thyroïdienne inférieure. Dans les intervalles que laissent entre elles les apophyses transverses, elle est couverte par les faisceaux charnus intertransversaires ; elle est située au-devant des nerfs cervicaux ; elle est en rapport avec les muscles grand et petit obliques et grand droit postérieur de la tête, entre l'axis et l'atlas, entre ce dernier os et l'occipital. Lorsque l'artère dont nous nous occupons ne pénètre pas dans les trous appartenant aux apophyses transverses, placées au-dessous de la troisième ou de la deuxième, elle côtoye la carotide primitive. Pour le but que nous nous proposons, il serait inutile de suivre plus loin le premier de ces vaisseaux. Deux veines satellites, l'une interne et l'autre externe.

2° *La thyroïdienne inférieure* naît de la partie antérieure de la sous-clavière, immédiatement contre le bord interne du scalène antérieur, et souvent au niveau de la vertébrale. Rien n'est plus variable d'ailleurs que son origine, son calibre et ses branches : elle peut venir de la carotide primitive, de la crosse de l'aorte, du tronc brachio-céphalique, de la thyroïdienne de *Neubauër*, de la cervicale transverse, de la mammaire interne ; quelquefois son origine lui est commune avec la scapulaire supérieure ; parfois elle est très-petite ; elle peut manquer entièrement. Son calibre est diminué par la présence d'une troisième thyroïdienne ; il est plus gros chez l'enfant ; certains goîtres l'ont rendu énorme. L'artère se porte d'abord directement en haut ; ensuite elle descend pour fournir une première courbure à concavité inférieure ; puis elle remonte pour en former une seconde dont la convexité est inférieure, et pour gagner la glande thyroïde dans laquelle elle pénètre ; elle repose en arrière, et davantage à gauche sur l'œsophage, sur la trachée et sur le rachis, qu'en séparent l'artère vertébrale et les muscles prévertébraux. La première courbure de la collatérale dont nous nous occupons, passe sous la carotide primitive, le pneumogastrique, le grand sympathique et la jugulaire interne, à quatre centimètres sept millimètres (un pouce neuf lignes) au-dessus de la clavicule : ce rapport offre des variétés. Si le ganglion cervical moyen existe, il siége sur sa partie antérieure ; la seconde courbure embrasse le récurrent ; elle est couverte par les mucles de la région sous-hyoïdienne. Deux veines satellites, l'une en dedans et l'autre en dehors.

3° *La scapulaire supérieure* naît de la partie antérieure de la sous-clavière, à cinq millimètres (deux lignes) en dedans du bord interne du scalène antérieur ; voyez plus haut pour le trajet de cette artère. Elle a souvent un tronc commun avec la scapulaire postérieure ou bien avec la thyroïdienne inférieure et la scapulaire postérieure réunies. Deux veines satellites, l'une interne et l'autre externe.

4° *Scapulaire postérieure ou cervicale transverse.* — Elle naît de la partie antérieure de la sous-clavière, le plus ordinairement, à cinq millimètres (deux lignes) en dedans du bord interne du scalène antérieur, rarement entre les deux scalènes. ou bien en dehors d'eux, quoi qu'en dise M. *Cruveilhier* : Dans le premier cas, elle peut avoir un tronc commun avec la thyroïdienne inférieure. dans les deux autres avec la scapulaire supérieure. Quand elle prend son origine sur le premier des points que nous venons d'indiquer, sa racine est à trois centimètres quatre millimètres (quinze lignes) au-dessus de la clavicule ; elle passe alors transversalement au devant des deux scalènes, du plexus et du nerf diaphragmatique. Je ferai remarquer en passant qu'un de nos brillants faiseurs de nomenclatures, M. *Cruveilhier*, s'y est embrouillé ; car à la page 645 de son *Anatomie*, il dit *scapulaire supérieure ou cervicale transverse*, et à la page 659 du même livre, il dit *scapulaire postérieure ou cervicale transverse*. Il est bien désirable, en vérité, que ces hommes de génie l'exercent ailleurs ; c'est peut-être difficile. Deux veines satellites, l'une en dedans et l'autre en dehors.

5° *Mammaire interne*. — Elle prend son origine sous la sous-clavière, soit au niveau de la thyroïdienne inférieure, soit à sept millimètres (trois lignes) en dedans du bord interne du scalène antérieur : ces variétés de naissance ont peu d'importance chirurgicale. Elle passe derrière l'extrémité sternale de la clavicule ; elle croise le cartilage de la première côte, etc. Dans le premier, le second, le troisième et le quatrième espace intercostal, elle est située, suivant les sujets, à neuf millimètres, un centimètre deux millimètres ou à un centimètre quatre millimètres (quatre, cinq ou six lignes) en dehors du bord du sternum ; elle est couverte en ces points par la peau, par le fascia superficialis, par les fibres du grand pectoral, par le muscle intercostal interne, et par des couches celluleuses minces. Deux veines satellites, l'une interne et l'autre externe. Notons que le troisième espace intercostal est le plus large.

6° *Intercostale supérieure*. — Elle naît de la face postérieure de la sous-clavière, à sept millimètres (trois lignes) en dedans du bord interne du scalène antérieur, ou bien au niveau de la cervicale profonde, et quelquefois d'un tronc commun avec cette dernière ; elle glisse contre le col de la première et de la deuxième côte. Deux veines satellites, l'une interne et l'autre externe.

7° *Cervicale profonde*. — Elle part de la face postérieure de la sous-clavière, à neuf millimètres (quatre lignes) environ en dedans du bord interne du scalène antérieur, ou bien au niveau de la vertébrale, et très-souvent d'un tronc commun avec l'intercostale supérieure. Son origine est ordinairement à trois centimètres quatre millimètres (quinze lignes) au-dessus de la clavicule ; elle se porte transversalement en dehors sous le scalène antérieur ; quand elle a dépassé ce muscle, elle se jette dans le plexus brachial et va se terminer dans les faisceaux charnus du scalène postérieur. Deux veines satellites, l'une en dedans et l'autre en dehors. Nous avons décrit avec un peu de soin quelques-unes des collatérales provenant de la sous-clavière, la ligature de ces collatérales pouvant être tentée.

La cervicale ascendante n'émerge pas de la sous-clavière, mais bien de la thyroïdienne inférieure, à sept millimètres (trois lignes) au-dessus de la naissance de cette dernière, et au moment où celle-ci se recourbe pour devenir horizontale et se porter en dedans vers le corps thyroïde. L'origine du premier de ces vaisseaux est à trois centimètres quatre millimètres (quinze lignes) au-dessus de la clavicule; elle est à sept millimètres (trois lignes) en dedans du bord interne du scalène antérieur. Le tube artériel se dirige en haut et en dehors, gagne la face antérieure de ce muscle à quatre centimètres un millimètre (un pouce et demi) au-dessus de la clavicule, chemine sur sa face antérieure, plus rapproché de son bord interne, et se termine entre les attaches des deux scalènes et celles du droit antérieur de la tête; il forme, avec l'axe du scalène antérieur, un angle à sinus inférieur de vingt degrés. Deux veines satellites l'une interne et l'autre externe.

Opération. — *Ramsden* paraît avoir le premier pratiqué en 1809, la ligature de l'artère sous-clavière. On dit que quelque temps avant cette époque *A. Cooper* avait tenté de lier ce vaisseau; au lieu de l'artère un nerf fut saisi; une hémorrhagie fit ensuite bientôt succomber le malade. Le sang coulait abondamment du creux de l'aisselle; M. *Lallemand* essaya en vain d'appliquer un lien sur la sous-clavière : mort le lendemain; située entre les scalènes, la veine était à deux centimètres (neuf lignes) au dessous de l'artère. Vers le milieu de l'année 1810, *Dupuytren* proposa, à l'Hôtel-Dieu, de mettre en usage l'opération dont nous traitons, contre un anévrisme très-volumineux de l'espace axillaire; *Pelletan* s'y opposa; cette opération ne fut pas exécutée : quelques jours après le sujet succomba. MM. *Blizard* et *Galtié* opérèrent sans succès, le premier en 1811, et le second en 1814. M. *Colles* échoua en 1815. *Post* réussit parfaitement en 1817. Plus tard, *Green, Langenbeck, Liston, Gibbs, Dupuytren, P. Mott, J. Lisfranc,* etc., furent aussi heureux. En parcourant les annales de l'art, on acquiert la triste conviction que la ligature de l'artère sous-clavière a été très-malheureuse. On a perdu, en effet, presque la moitié des opérés. Ce trop fâcheux résultat m'a paru fort extraordinaire, car il est rare qu'il existe une collatérale depuis la terminaison de l'artère jusqu'au côté interne des scalènes; et lorsqu'on la rencontre dans l'espace que nous venons d'indiquer, elle siége entre ces muscles ou contre leur bord externe. Voilà sans contredit en général, voyez l'*Anatomie chirurgicale*, une étendue très-considérable du vaisseau pour permettre la formation d'un caillot salutaire, si le lien est mis surtout le plus près possible de la clavicule; je crois donc qu'on a dû opérer trop haut, même dans le triangle cervical que nous avons décrit. Je pense qu'ainsi on a compromis l'opération, qu'elle l'a surtout été parce qu'en coupant le scalène antérieur, le nerf diaphragmatique, la jugulaire interne, la scapulaire supérieure et l'origine des autres collatérales fournies par la sous-clavière n'ont pas été assez soigneusement, assez rigoureusement étudiés; d'où sont nées peut-être, sous le rapport de la trop petite longueur du caillot et des lésions de parties importantes, des fautes qu'il aurait peut-être aussi été permis d'éviter. Je crois que la ligature dont nous traitons a plus spécialement encore été intempestivement pratiquée, quand on a posé le lien sur le vaisseau contre le côté interne des scalènes, contre des collatérales nombreuses, ou bien au milieu d'elles, voy. l'*Anatomie chirurgicale*. La sous-clavière est moins volumineuse que l'iliaque externe; le point que j'ai indiqué pour lier le premier de ces vaisseaux est aussi avantageux que celui choisi par les opérateurs pour le second; d'où vient donc une aussi immense différence dans les résultats? C'est qu'il faut probablement encore ajouter aux causes d'insuccès observés au cou, les indications qu'on n'a sans doute pas mis assez de soin à saisir et les cas pathologiques presque désespérés, pour lesquels le chirurgien se dévoue et préfère employer un moyen incertain, plutôt que de vouer son malade à une impitoyable mort, s'il demeure spectateur oisif des progrès d'une affreuse maladie. Faisons toutefois remarquer qu'au-dessus de la clavicule, la proximité du cerveau a pu, jusqu'à un certain point, compromettre l'opération. Un fait important, et qui prouve la puissance de la nature pour le rétablissement de la circulation lorsqu'une artère principale est liée même sur le tronc, c'est qu'à la suite de la ligature de la sous-clavière, la grangrène s'est rarement montrée; le bras a continué de vivre par les anastomoses de la mammaire interne avec les thoraciques, les circonflexes, l'acromiale, la scapulaire supérieure, la cervicale postérieure, les artères du côté opposé, etc. Il n'est pas besoin de dire que si le lien portait au-dessous de l'origine des collatérales de la sous-clavière, la circulation ne se rétablirait que par ce côté opposé ; on a vu des cas dans lesquels les battements des artères situées au-dessous du fil se sont manifestés au bout de quelques jours. Des malades ont été affectés après l'opération de phénomènes morbides cérébraux, de délire, de suffocation, de maladies du péricarde et du cœur ; l'autopsie a montré quelque fois des phlegmasies de ce dernier viscère, de son enveloppe, de l'aorte et de la masse encéphalique.

Des considérations qui précèdent, nous concluons que le point le plus avantageux pour lier la sous-clavière, est celui qui siége *immédiatement au-dessus de la clavicule*. Depuis ce point, en effet, jusqu'au côté externe du scalène antérieur, existe, sans qu'on rencontre ordinairement une seule collatérale, une étendue d'artère ayant en général quatre centimètres un millimètre (un pouce et demi) de longueur, voy. l'*Anatomie chirurgicale*. Vous y acquerrez encore la conviction que, chez les sujets les moins favorables, cette longueur du vaisseau aura presque deux centimètres sept millimètres (un pouce). Rappelons aussi que depuis le cylindre claviculaire, jusqu'au bord supérieur du petit pectoral, l'axillaire ne donne pas de collatérale. En supposant qu'il naisse de la sous-clavière une branche ou un tronc commun au côté externe des scalènes, presque toujours, en appliquant un fil sur le tube artériel contre la clavicule, ce fil sera situé à quatre centimètres un millimètre (un pouce et demi), ou à deux centimètres sept millimètres (un pouce) du diverticulum circulatoire, à l'orifice interne duquel se terminerait le caillot salutaire.

En posant un lien immédiatement *en dehors des scalènes*, ce lien est situé à un centimètre huit millimètres environ (huit lignes) des collatérales nombreuses et les plus rapprochées, qui partent de la portion de la sous-clavière située en dedans du scalène antérieur. Dans le cas où, par anomalie, la scapulaire supérieure ou son tronc commun siégerait au dernier point où nous venons de conseiller d'appliquer la ligature, il faudrait que cette ligature fût placée en dedans de ce vaisseau, ou bien encore en dehors de lui ; mais toujours on devrait le sacrifier après l'avoir lié en deux endroits et à la distance convenable de son origine, pour le couper ensuite entre les fils qui l'embrasseraient. Supposons aussi que la scapulaire supérieure, ou son tronc commun, ce qui est beaucoup plus rare, naisse entre les scalènes, cette origine pourrait être très-près du bord interne de ces muscles, et alors les conditions peut-être favorables pour la formation du caillot salutaire existeraient : s'il en était autrement, le chirurgien ne fonderait que de faibles espérances sur l'oblitération définitive du tube artériel, parce qu'alors ce caillot n'aurait pas en général assez de longueur, voy. les *Généralités*. Il n'est pas d'ailleurs permis de reconnaître les anomalies que nous venons d'indiquer; on ne s'abstient donc pas d'opérer. La méthode de *Brasdor*, ce qui arrivera souvent, ne pouvant pas être mise en usage, le sujet étant voué à une mort certaine, et même assez prompte, si l'on ne pratique pas une opération sanglante, le chirurgien sera fréquemment obligé, à cause de la trop grande hauteur à laquelle remonte la maladie, de lier près d'elle, et de s'exposer ainsi beaucoup à placer le fil sur un point malade de l'artère; mais il faut le répéter, *melius est anceps experiri remedium, quàm nullum.*

Examinons maintenant la ligature de la sous-clavière *entre les deux scalènes* : il est bien entendu qu'on la pratiquerait en ce point, dans les cas seulement où il ne serait pas permis de le faire ailleurs. La section du scalène antérieur est dangereuse. Rappelons que le nerf diaphragmatique siége sur la face antérieure de ce muscle; qu'immédiatement au-dessus de la clavicule, il est, sauf des variétés, à un centimètre deux millimètres (cinq lignes) en dedans du bord externe de ce muscle, que ce nerf longe la face externe de la jugulaire interne située comme lui, comme la huitième paire, comme la carotide primitive, sur ce faisceau musculaire, voy. l'*Anatomie chirurgicale.*

Tous ces organes importants siégent d'autant plus loin du bord externe du scalène antérieur, qu'on les observe plus inférieurement. Ainsi donc, il vaut mieux couper ce muscle en bas; mais la sous-clavière pouvant être placée plus haut qu'à l'état normal, il faut que cette section soit pratiquée à quelques millimètres seulement (quelques lignes) au-dessus du cylindre claviculaire; on l'exécute lentement à petits coups de dehors en dedans avec un bistouri boutonné conduit sur l'indicateur. Je crois que ce mode d'opérer est moins dangereux que si cet instrument suivait la cannelure d'une sonde. Quand d'ailleurs le chirurgien divise le faisceau musculaire dans toute l'étendue de son diamètre transversal, il doit refouler en dedans le nerf diaphragmatique, la jugulaire interne, et la huitième paire de nerfs, ainsi que la carotide primitive. En opérant à deux centimètres trois millimètres (dix lignes) au-dessus de la clavicule, on couperait la scapulaire supérieure, voyez l'*Anatomie chirurgicale*. Abstraction faite des inconvénients sérieux que nous venons de signaler, la ligature de la sous-clavière même peu profondément entre les deux scalènes a celui plus grave encore d'être trop rapprochée de collatérales nombreuses, volumineuses qui devront souvent s'opposer à la formation d'un caillot salutaire ; car, voyez dans les généralités, le peu d'espérance qu'on doit fonder sur l'oblitération de l'artère sans la présence de ce caillot. Or. si la tumeur anévrismale ne s'étendait pas jusqu'à quatre centimètres un millimètre (un pouce et demi) au-dessous de l'origine de l'axillaire, je préfererais la méthode de *Brasdor* ; il n'existe en effet entre le dernier point que je viens d'indiquer, et le bord externe des scalènes, aucune collatérale, et dans la plupart des cas, voyez encore l'*Anatomie chirurgicale*, ces collatérales manquent jusqu'au côté interne de ces muscles. Devrait-on toujours, suivant la même méthode, lier contre la tête de l'humérus au sommet de l'espace axillaire ? mais la thoracique supérieure située immédiatement au-dessus du petit pectoral, et la thoracique inférieure placée au-dessous de ce muscle, ne s'y opposeraient-elles pas ? Nous nous sommes déjà expliqué sur ce fait de thérapeutique ; V. dans ce volume la page 47, où nous avons signalé une erreur de M. *Velpeau*. Le sujet chez lequel *Dupuytren* a lié la sous-clavière entre les scalènes est guéri : trois petites artères furent ouvertes, et pendant leur ligature le malade éprouva des douleurs assez vives au fond de la gorge.

Il nous reste maintenant à examiner la question de savoir si la sous-clavière doit être liée *en dedans des scalènes*. Ici les rapports de l'artère avec les organes très-importants que nous avons énoncés, V. l'*Anatomie chirurgicale*, rendraient l'opération non seulement difficile, mais encore dangereuse, même entre des mains habiles. On serait d'ailleurs obligé de poser le fil soit immédiatement en dehors de collatérales nombreuses et volumineuses, soit entre elles ; il serait inutile de signaler les grands inconvénients attachés à cette manière d'agir. La vertébrale naissant à un centimètre six millimètres (sept lignes) en dedans du bord interne du scalène antérieur, nous laissons à M. *Velpeau* le soin d'indiquer dans son livre, qu'il serait possible de mettre un lien en dedans de toutes les collatérales de la sous-clavière; V. l'*Anatomie chirurgicale*. A droite l'opération serait plus dangereuse qu'à gauche, surtout à cause du peu de longueur du vaisseau, et bien qu'il soit moins profondément situé; V. l'*Anatomie chirurgicale*. Avec la plupart des chirurgiens, nous rejetons la ligature de la sous-clavière en dedans des scalènes; nous nous occuperons cependant plus tard des procédés imaginés pour lier ce vaisseau en cet endroit. Mais n'oublions pas de rappeler que, de l'aveu de tous les opérateurs, il est des cas dans lesquels les progrès de la maladie ne permettent pas de pratiquer une opération sanglante. On a vu des sujets sur lesquels il n'était pas possible de connaître l'artère où siégeait l'anévrisme (*Hodgson*). Quant à la méthode ancienne, il est des chirurgiens qui ne la croient pas applicable à la sous-clavière : nous pensons que cette opinion est trop exclusive; si en effet la poche anévrismale était très-mince, si elle était ouverte, gangrenée, si l'écoulement du sang ne pouvait pas être arrêté par les moyens ordinaires, s'il existait un intervalle suffisant au-dessus de la tumeur, si en coupant le scalène antérieur on pouvait mettre un lien près de son côté externe, s'il était permis d'en placer un autre sur un point de l'axillaire, depuis la clavicule jusqu'à quelques millimètres (quelques lignes) au-dessus du petit pectoral, cette méthode offrirait des chances de succès. MM. *Colles*, *Liston* et *Mott* ont tenté la ligature de la sous-clavière en dedans des scalènes. Le second de ces chirurgiens a réussi; on a pensé que la plèvre fut ouverte sur l'un des opérés; on lia très-difficilement le vaisseau. Il est des cas dans lesquels la respiration est très-laborieuse, et le patient éprouve des douleurs violentes au cœur, avant même qu'on ait serré le fil. Le malade de M. *Colles* succomba le huitième jour, et celui de M. *Mott* le dix-huitième.

Procédés opératoires : en dehors des scalènes; c'est dans le triangle sus-claviculaire que nous avons décrit.

Procédé de Ramsden.—Lisez les textes suivants, vous verrez, comment on écrit l'histoire, et la confiance que vous devez accorder à certaines éruditions tant vantées. « *Procédé de Ramsden :* une incision longue d'un *pouce et demi* est d'abord faite en travers au-dessus de la clavicule; on en fait ensuite une seconde, longue de deux pouces, parallèlement au bord externe du muscle sterno-mastoïdien, et qui vient tomber à angle droit sur la première; après avoir abaissé l'épaule, M. Ramsden continue la dissection des tissus, afin de mettre le bord du scalène antérieur à découvert : l'artère est dès lors facile à rencontrer. L'ayant isolée avec l'ongle, il voulut passer une ligature autour d'elle; des difficultés nombreuses se présentèrent; il fallut essayer de divers instruments; ce ne fut qu'après les tentatives les plus multipliées, et un temps considérable, qu'on parvint à terminer cette opération si heureusement commencée; le malade a succombé le sixième jour. » *Nouveaux éléments de médecine opératoire*, par M. *Velpeau*, t. II, p. 205.

« Ransden, le premier, pratiqua la ligature de la sous-clavière en dehors des scalènes en novembre 1809; il fit une incision dont une des branches verticales descendit le long du bord externe du muscle sterno-mastoïdien, et l'autre suivit le bord supérieur de la clavicule; le lambeau cutané fut renversé en haut et en dehors, l'aponévrose superficielle et le peaucier divisés, l'artère fut rapidement découverte vers le tubercule de la première côte; mais il fut excessivement long et difficile de l'entourer d'une ligature; le malade succomba le sixième jour. » *Traité de médecine opératoire* par M. *Sédillot*, p. 167.

« Je fis, dit M. *Ramsden*, une incision à la peau et au muscle peaucier, le long du bord supérieur de la clavicule et dans une étendue de *deux pouces et demi* : cette incision commençait le plus près possible de l'épaule et se terminait inférieurement à un demi-pouce environ du côté externe du muscle sterno-cléido-mastoïdien. Cette incision divisa une petite artère superficielle qui fut liée aussitôt. La peau au-dessus de la clavicule étant alors soulevée, tant par mes propres doigts que par ceux d'un aide, je la divisai de dedans en dehors et en haut, dans la ligne du bord externe du muscle externo-mastoïdien et dans une étendue de deux pouces. Mon aide ayant abaissé l'épaule, pour placer au-dessus de la clavicule la première incision que j'avais faite le long du bord supérieur de cet os, je continuai la dissection des parties avec mon instrument jusqu'à ce que j'eusse parfaitement découvert le bord du muscle scalène antérieur, immédiatement au-dessous de l'angle qu'il forme en croisant le ventre de l'omo-hyoïdien et le bord du sterno-mastoïdien. Alors je plaçai mon doigt sur l'artère, dans l'endroit même où elle se présente entre les scalènes, et je n'éprouvai aucune difficulté à la suivre sans toucher à aucun nerf, jusqu'au bord inférieur de la première côte : là, je la détachai avec mon ongle pour lui appliquer une ligature. Toutefois je rencontrai dans cette partie de l'opération une difficulté qui surpassa de beaucoup mon attente, quoique je m'y fusse préparé. J'avais appris, en répétant un grand nombre de fois cette opération sur le cadavre, qu'il était impossible de passer une ligature au-dessous de l'artère sous-clavière avec l'aiguille qu'on nomme communément *aiguille à anévrisme*. Je m'étais pourvu en conséquence d'instruments de formes et de courbures différentes propres à surmonter la difficulté : tous conduisaient très-aisément la ligature sous l'artère, mais n'allaient pas plus loin, parce qu'étant composés de matières solides et fixés sur des manches, ils ne permettaient pas à leurs pointes de s'accommoder ensuite à la très-petite courbure résultant de l'espace étroit qui existait entre la première côte et la clavicule , et qui , en outre, dans ce cas particulier, avait une profondeur extraordinaire, à cause de l'élévation antérieure de l'épaule par la tumeur. Après avoir essayé divers moyens pour en venir à bout , je saisis à la fin une sonde d'un métal ductile que je passai sous l'artère et dont je ramenai l'extrémité de l'autre côté avec une paire de petites pinces : je réussis de la sorte à introduire ma ligature, et je liai la sous-clavière dans l'endroit dont j'ai parlé plus haut. Le nœud de la ligature se fit aisément ; la plaie fut réunie par la suture sèche et le malade remis dans son lit. » *Ramsden* , *on the Testicle and on aneurism* , p. 276, *sur le testicule et l'anévrisme* , etc. Nous avons cité textuellement le passage que nous venons d'extraire de ce livre : on vient de s'assurer que *Ramsden* incise dans l'étendue de six centimètres huit millimètres (deux pouces et demi), et non pas de quatre centimètres un millimètre (un pouce et demi) comme le prétend M. *Velpeau ;* on a vu aussi que si le chirurgien anglais a éprouvé de grandes difficultés pour saisir la sous-clavière, ces difficultés ont été produites par le soulèvement du moignon de l'épaule, qu'occasionnait la présence de l'anévrisme ; M. *Velpeau* qui expose d'ailleurs très-souvent les faits d'une manière fort incomplète n'a pas même indiqué les causes des obstacles rencontrés par *Ramsden*. J'ai cru devoir les faire connaître afin de justifier la conduite de ce dernier chirurgien, et afin qu'on ne pensât pas que la lenteur de la manœuvre avait eu lieu dans un cas ordinaire.

Procédés divers. — Celui de M. *Porter* est pour ainsi dire le même que celui de *Ramsden*. Il semble en effet que le mode opératoire du premier de ces auteurs ne diffère de celui du second que par la portion de l'incision parallèle à l'axe du cou, et qui, au lieu de siéger contre le bord externe du sterno-mastoïdien, serait située à une certaine distance en dehors de ce bord. M. *Blizard* pratiqua à la partie inférieure de l'espace triangulaire, et parallèlement à l'axe de la jugulaire externe, une incision de huit centimètres un millimètre (trois pouces); elle fut prolongée vers l'acromion. *Dubled incise obliquement de haut en bas et de dehors en dedans;* la solution de continuité finit près de l'articulation du sternum avec la clavicule. Je cite seulement, comme fait historique, l'idée vraiment trop extraordinaire d'*un membre de l'ancienne Académie royale de chirurgie,* voulant qu'on embrasse avec le même lien le tube artériel et le cylindre claviculaire. Scier la clavicule. pour mettre à découvert l'artère sous-clavière, comme le conseille M. *Cruveilhier,* serait en général dans l'état actuel de la science, une faute qu'on ne saurait pardonner qu'à un homme essentiellement étranger à la chirurgie et aux manœuvres opératoires. Mais l'on conçoit aisément, quoique M. *Velpeau* ne l'ait pas compris, nous transcrirons bientôt son texte, que si le cou est court, que si la poitrine est très-développée, que si l'anévrisme soulève beaucoup le moignon de l'épaule, et que si enfin, on ne peut pas sentir les battements de l'artère au-dessus du cylindre claviculaire, ou bien que, si on les apprécie dans une trop petite étendue, la division de la clavicule devient indispensable. « J'ai peine à comprendre aussi quelles raisons peuvent porter M. Cruveilhier à dire qu'il serait utile de scier cet os (la clavicule) pour lier plus sûrement la sous-clavière. » *Nouveaux éléments de médecine opératoire,* par M. *Velpeau,* t. II, page 206. *Non licet omnibus adire Corynthum. Post* eut recours à une incision légèrement oblique de *haut en bas,* et de *dedans en dehors*; elle commença *au bord externe* du sterno-mastoïdien.

Lisez le texte suivant : « D'après M. Hodgson, il faut que la plaie soit tout à fait transversale, et c'est ce dernier précepte qui offre incontestablement le plus d'avantages. » *Nouveaux éléments de médecine opératoire,* par M. *Velpeau,* t. II, p. 206. Voilà tout ce que M. *Velpeau* a écrit sur le procédé de M. *Hodgson.* On devinera peut-être comme nous les motifs du laconisme du premier de ces auteurs, lorsqu'on aura lu notre mode opératoire, et quand on saura qu'à la même page de son livre, ce chirurgien a décrit une méthode à laquelle il donne beaucoup d'extension et qu'il désigne seulement sous le titre de *procédé à suivre*.

Procédé de M. Hodgson. — « On peut faire l'opération de la manière suivante : le malade étant placé sur une table, dans une position horizontale, ou sur une chaise, l'épaule du côté affecté portée en bas autant que possible, l'opérateur divise la peau immédiatement au-dessus de la clavicule, depuis le bord externe de la portion claviculaire du muscle sterno-mastoïdien jusqu'au bord de l'insc.tion claviculaire du trapèze. Les bords de cette incision étant écartés, le muscle peaucier sera mis à nu : on divisera alors ses fibres avec précaution pour ne pas blesser la veine jugulaire externe qui se trouve immédiatement au-dessous, et à peu près vers le milieu de l'incision. Quand cette veine sera découverte, on la détachera des parties environnantes, et on l'entraînera vers l'épaule avec une érigne mousse. L'opérateur divisera alors avec l'instrument, ou séparera avec son doigt, le tissu cellulaire qui se trouve dans la partie moyenne de la plaie, jusqu'à ce qu'il arrive au bord acromial du muscle scalène antérieur. Il passera son doigt en bas du bord de ce muscle, cherchera l'endroit où il s'insère à la première côte, et sentira l'artère dans l'angle formé par l'origine du muscle et la première côte. Il fera pénétrer alors la ligature au-dessous de l'artère, soit avec une aiguille à anévrisme ordinaire, soit avec celle qui est recommandée par Desault. » *Traité des maladies des artères et des veines*, par *Jos. Hodgson*, traduit de l'anglais par *Breschet*, t. II, p. 123.

Lisez encore le texte suivant : « *Procédé d'Hodgson* : Hodgson a proposé une simple incision transversale pratiquée au-dessus de la clavicule, et ce procédé, le plus simple, et le meilleur, comme nous le verrons, doit être généralement adopté, à moins qu'on n'y joigne une incision verticale à la manière de Ramsden.

» Le malade, couché sur le dos, la poitrine légèrement élevée, la tête tournée du côté opposé à l'opération, et l'épaule abaissée pour entraîner la clavicule et rendre l'artère moins profonde, on incise les téguments dans l'étendue de trois pouces le long du bord supérieur de la clavicule, à partir d'un demi-pouce en dehors de son extrémité sternale. Le tissu cellulaire, le peaucier, quelques veinules et nerfs et l'aponévrose, sont divisés. On peut reconnaître alors avec le doigt le muscle scalène, que l'on trouve au-dessous et en dedans du sterno-matoïdien ; on écarte avec une sonde la veine sous-clavière, que l'on repousse contre la clavicule, et l'on se fraye un chemin avec le bec d'une sonde et une pince à disséquer jusqu'à la première côte, au milieu de filets nerveux, de ganglions lymphatiques, de veinules, des artères scapulaire et cervicale transverse et du tissu cellulaire, qui offre, selon les sujets, une consistance très-différente ; il faut, en agissant ainsi, n'avoir d'autre but que la découverte du tubercule de la première côte et ménager complétement les nerfs du plexus brachial, que l'on doit apercevoir le moins possible. Dès que ce tubercule est reconnu, avec l'extrémité du doigt indicateur porté dans la plaie, on peut facilement sentir les battements de l'artère, en la comprimant sur la première côte ; mais alors même que l'on ne pourrait les sentir, on la met à découvert en écartant avec le bec de la sonde le tissu cellulaire qui l'entoure ; elle constitue le cordon le plus interne et le plus inférieur de tous ceux qui existent dans ce point, puisque les nerfs sont tous situés en dehors et au-dessus d'elle ; on a conseillé de glisser le bec d'une sonde cannelée, convenablement recourbée sous l'artère, se guidant seulement au moyen du doigt sur le tubercule costal ; mais ce serait s'exposer à ne pas agir avec toute la sûreté désirable, et si on a eu le soin de lier exactement tous les vaisseaux qui ont été ouverts, on peut apercevoir l'artère et la soulever d'avant en arrière sur une sonde d'argent très-flexible, dont on reçoit l'extrémité sur la pulpe de l'indicateur gauche, qui la ramène en haut et en avant en la courbant davantage s'il est nécessaire, et préserve ainsi les nerfs de toute lésion. Un stylet aiguillé chargé d'un fil est aussitôt conduit de la même manière sur la sonde; la ligature placée on retire les instruments, et on la noue avec toutes les précautions que nous avons précédemment décrites et que réclame la profondeur de la plaie. » *Traité de médecine opératoire*, par M. *Sédillot*, t. Ier et unique, p. 168. Vous avez donc vu 1° que M. *Sédillot* fait commencer l'incision de M. *Hodgson* sur un point déterminé de la clavicule et non pas, comme le dit dans son propre texte ce dernier auteur, contre le bord postérieur du sterno-mastoidien; 2° que M. *Sédillot* a indiqué le tubercule de la première côte, sans dire le nom du chirurgien qui, le premier, a fait connaître l'utilité de ce tubercule pour trouver sûrement l'artère sous-clavière; ce chirurgien c'est moi. V. dans ce volume la page 65. M. *Sédillot* voudrait-il nous permettre de l'engager à suivre de meilleurs exemples ?

Quelques opérateurs ont conseillé de pratiquer à deux centimètres sept millimètres (un pouce) au-dessus de la clavicule, une incision qui, partant du bord antérieur du trapèze, vient se rendre sur le côté externe de la face antérieure du sterno-mastoïdien.

Procédé de l'auteur. — Malade couché en supination ; bras rapproché du corps ; épaule abaissée ; tête portée du côté opposé à la maladie. Afin de s'assurer du trajet de la jugulaire externe, l'opérateur engage le sujet à se livrer aux efforts nécessaires pour la défécation ; au besoin le chirurgien comprime successivement avec le pouce et pendant un temps convenable, les points de la base du triangle dans l'épaisseur desquels il croit que siége le tube veineux dont la direction peut offrir les anomalies énoncées plus haut ; V. l'*Anatomie chirurgicale.* Ce précepte, oublié même par les auteurs modernes, fait reconnaître la présence de la jugulaire externe, et apprend à l'éviter.

L'opérateur pratique au-dessus de la clavicule une incision qui longe cet os ; elle a, suivant les sujets, cinq centimètres quatre millimètres à huit centimètres un millimètre (deux ou trois pouces) de longueur ; *elle commence à deux centimètres sept millimètres (un pouce) en dehors de l'extrémité sternale du cylindre claviculaire.* Placé en dehors du bras du côté de la maladie, et au-dessous du moignon de l'épaule, le chirurgien divise successivement et lentement la peau, les trois premières aponévroses, le peaucier et le tissu cellulaire que nous avons dit siéger, V. plus haut, dans l'espace triangulaire situé à la partie latérale du cou ; il ménage la jugulaire externe qu'il porte en dehors, et qu'il fait maintenir de ce côté lorsqu'elle ne se rencontre pas trop près de l'extrémité inférieure normale du sterno-mastoïdien ; si cette veine est contre ce bord ou à une petite distance de lui, il la refoule au contraire en dedans ; un aide la soutient aussi. En suivant tous les préceptes que je viens d'énoncer, et que les auteurs n'ont pas exposés, je n'ai pas vu, dans mes cours de médecine opératoire, qu'on fût obligé de mettre deux ligatures sur le tube veineux et de le couper entre ces deux ligatures, procédé qui doit occasionner souvent la phlébite, d'autant plus dangereuse ici qu'elle siégerait plus près d'une grande cavité et du cœur. Si, ce que je ne crois pas, et ce que je n'ai pas encore observé, l'omohyoïdien dont nous avons indiqué le siége, V. l'*Anatomie chirurgicale,* gênait la manœuvre, on le refoulerait en haut et en dehors ; on dit même qu'au besoin il faudrait le couper ; quant aux veinules ouvertes par l'incision, il suffit de les comprimer quelques instants dans la plaie avec une éponge imbibée d'eau froide, ou avec de l'agaric ; on pourrait encore exercer la compression sur les bords de la solution de continuité pour arrêter l'écoulement sanguin. La cervicale transverse est placée trop haut, V. l'*Anatomie chirurgicale* ; le bistouri ne peut pas l'atteindre ; mais on n'oubliera pas la scapulaire supérieure située sous le peaucier et sous les deux premières aponévroses ; elle entre ordinairement dans l'espace triangulaire, à deux centimètres trois millimètres (dix lignes) au-dessus de la clavicule ; elle va se rendre en général à l'union de la moitié antérieure avec la moitié postérieure de cet os ; elle forme avec l'axe du cou, un angle à sinus inférieur de quatre-vingts degrés environ. Ce vaisseau est-il ouvert pendant la manœuvre? on y applique deux ligatures ; a-t-on été assez heureux pour le ménager ? il faut le refouler en haut et en dehors quand il présente les dispositions anatomiques que nous venons d'énoncer. Lorsqu'au contraire il passe sur la clavicule plus près que nous ne l'avons dit, on l'écarte en le portant en bas et en dedans.

On cherche ensuite le tubercule de la première côte ; nous avons dit quelle est sa position normale et les anomalies qu'il offre : afin de mieux constater son siége, il faut longer avec l'indicateur, soit de dedans en dehors, soit en sens opposé le bord supérieur ou postérieur de la première côte ; en faisant glisser ce doigt de haut en bas le long du côté externe du scalène antérieur et jusque sur le même bord de la même côte, on arrive aussi très-facilement sur ce tubercule que j'ai le premier indiqué, V. dans ce volume la page 65, pour reconnaître sûrement l'artère située immédiatement à son côté externe. On écarte au besoin les ganglions lymphatiques augmentés de volume ; j'ai vu des cadavres sur lesquels on était obligé de les enlever. Reste alors à diviser la quatrième aponévrose qui recouvre le vaisseau et le plexus brachial ; nous l'avons déjà dit, cette aponévrose est mince ; on la déchire facilement avec l'ongle de l'indicateur ; je le préfère au bout de la pince à disséquer ou de la sonde cannelée ; en raclant les tissus à l'aide de ces derniers instruments, on s'expose à intéresser la membrane externe du tube artériel, d'où naissent des inconvénients inutiles à signaler : d'ailleurs, personne n'ignore que l'index distingue sur le cadavre le tube artériel des nerfs au côté interne desquels il est placé ;

ceux-ci donnent en effet par le toucher, la sensation de cordons durs plus ou moins ronds, tandis que celui-là fournit par le même moyen la certitude de la présence d'un cordon aplati ; on sait que chez l'homme vivant les pulsations artérielles viennent beaucoup en aide au chirurgien.

Pour isoler l'artère, pour passer plus facilement sous elle le bec recourbé en tiers de cercle, d'une sonde cannelée que je préfère aux autres moyens, on fait au besoin abaisser encore davantage, s'il est possible, le moignon de l'épaule ; pendant qu'avec l'indicateur gauche on sent le vaisseau qu'on ne voit pas toujours, pendant qu'on l'assujettit convenablement, voyez les règles générales pour les ligatures des artères, on glisse sous lui l'instrument destiné à faciliter le passage du stylet aiguillé conduisant la ligature : mais par quel côté cet instrument doit-il commencer à pénétrer? s'il n'existe pas d'anomalies, c'est entre le plexus brachial et la sous-clavière. Voyez-vous au contraire la veine au côté interne de cette artère, ou bien y craignez-vous seulement même sa présence? suivez un principe inverse à celui que nous venons d'énoncer. Le chirurgien se tiendra d'ailleurs en garde contre les autres anomalies vasculaires et nerveuses, V. l'*Anatomie chirurgicale*. Le reste à l'ordinaire.

Rappelons que le bord externe du sterno-mastoïdien, V. l'*Anatomie chirurgicale*, est assez souvent un guide infidèle pour diriger l'opérateur : le muscle est-il en effet inférieurement plus étroit qu'à l'état normal? l'angle interne de la solution de continuité est situé trop près de l'extrémité sternale de la clavicule. Ce muscle offre-t-il au contraire une largeur insolite? le même angle siége trop en dehors de la même extrémité du même os. Il est des cas où, V. l'*Anatomie chirurgicale*, le faisceau musculaire dont nous nous occupons s'attache à la moitié interne du cylindre claviculaire : il déborde alors l'artère en dehors, V. encore l'*Anatomie chirurgicale*, dans l'étendue de deux centimètres sept millimètres (un pouce) : si M. *Velpeau* avait connu ces dispositions anatomiques, je crois qu'il n'aurait pas à tort jeté une sorte de blâme sur de très-honorables et très-distingués confrères qu'il a cités : voici son texte.

« IV. *La section* du muscle omoplat-hyoïdien proposée par quelques-uns, *et du bord externe du sterno-mastoïdien encore exé-*

*cutée par M. Mayo, par M. Liston, est tout à fait inutile. »
Nouveaux éléments de médecine opératoire* par M. *Velpeau,*
t. II, p. 207. Il faut donc quelquefois couper le sterno-
mastoïdien : est-il maintenant besoin de dire que cette
incision est faite à quelques millimètres (quelques lignes) au-
dessus de la clavicule et dans l'étendue nécessaire, suivant
d'ailleurs les autres anomalies qui peuvent l'exiger. On n'oubliera pas, au reste, les variétés de position de la veine sous-clavière. Tout le monde sait que, sans la modification opératoire
dont nous nous occupons, il serait difficile, nous disons même
souvent impossible de pouvoir saisir le vaisseau, surtout sur
un point convenable, et surtout aussi lorsque ce vaisseau
offre une petite étendue entre les scalènes et la clavicule; voilà
ce qu'on aurait dû savoir, et voilà ce qu'on apprendra peut-
être.

On vient de se convaincre que mon mode opératoire n'est pas
celui de *Hodgson*, comme pourrait le faire croire le livre de
M. *Sédillot* : 1° L'angle interne de mon incision ne siège pas
toujours contre le bord postérieur du sterno-mastoïdien, ainsi que le
conseille le chirurgien anglais distingué que je viens de nommer ;
mais cet angle repose au contraire au-dessus du cylindre claviculaire à deux centimètres sept millimètres (un pouce) en dehors
de l'extrémité sternale de ce cylindre : or la donnée que j'é-
tablis n'expose pas comme la précédente à inciser trop en dehors
où trop en dedans. 2° J'ai indiqué d'écarter convenablement la
jugulaire externe suivant le trajet qu'elle affecte ; c'est ce que
M. *Hodgson* n'a pas fait. 3° J'ai signalé la présence du tubercule
de la première côte, guide fidèle pour trouver l'artère; M. *Hodgson*
n'en a rien dit. D'après les faits anatomiques établis dans ce
chapitre, d'après la description que nous avons donnée, de la
ligature de la sous-clavière en dehors des scalènes, cette ligature n'est pas difficile, à moins que la poche anévrismale, ne
soulève trop l'épaule, impossible à abaisser, et à moins aussi
qu'alors la portion de l'artère située entre les scalènes et la clavicule ne soit très-courte; je me suis convaincu de cette vérité
en faisant manœuvrer les opérations sur le cadavre; toutes
les fois, en effet, que les élèves étaient bien dirigés, ils dé-
couvraient et liaient facilement le vaisseau. Disons en passant
que ces idées s'appliquent aux opérations sanglantes pratiquées
sur l'axillaire.

Appréciation des procédés opératoires pour lier la sous-clavière en dehors des scalènes. Nous ferons cette appréciation avec d'autant plus de soin qu'elle a été singulièrement négligée par les auteurs modernes. L'incision parallèle à la jugulaire externe et se dirigeant en dehors, n'est presque jamais dans la direction de la sous-clavière ; le trajet de cette veine offre d'ailleurs de nombreuses variétés, V. l'*Anatomie chirurgicale* : ainsi la recherche du vaisseau serait difficile, et la solution de continuité n'aurait pas toujours assez d'étendue sur les points par lesquels elle correspondrait au triangle ; on s'exposerait beaucoup à blesser la scapulaire supérieure et même la cervicale transverse ; la première de ces artères embarrasserait trop l'opérateur. Ce procédé est cependant encore moins mauvais que celui consistant à inciser *obliquement* de dehors en dedans, jusque près de l'articulation sterno-claviculaire ; car ici le côté interne de la plaie s'étendrait trop en dedans ; les bords de la division des parties molles étant situés, l'un trop haut et l'autre trop bas gêneraient la manœuvre ; leur angle externe ne serait pas à une distance convenable du tube artériel ; on courrait grand risque encore de léser les deux dernières collatérales dont nous venons de parler.

L'incision légèrement oblique partant du sterno-mastoïdien pour se rendre au cylindre claviculaire, n'est pas assez longue si elle égale seulement celle de la portion de la sous-clavière, logée dans l'espace triangulaire, et surtout si cette portion est plus courte qu'à l'état normal, V. l'*Anatomie chirurgicale;* d'où naissent de grandes difficultés en rapport avec les dispositions anatomiques que nous venons d'énoncer. Quand cette incision, pour avoir la dimension convenable, portera en dehors de l'artère, la chercher, la saisir sera très-difficile dans la plupart des cas, et plus spécialement lorsqu'elle parcourra une petite étendue de l'espace triangulaire, ou que la maladie relèvera le moignon de l'épaule, et qu'il ne sera pas possible de l'abaisser convenablement. Les deux incisions réunies, dont l'une longe la clavicule, et l'autre le bord postérieur du sterno-mastoïdien, et desquelles résulte un lambeau triangulaire qu'il faut disséquer, produisent une plaie très-large ; si, comme nous l'avons dit, le sterno-mastoïdien, ce qui n'est pas rare, n'offre pas sa largeur ordinaire, la solution de continuité parallèle à l'axe du cou siégera trop en dedans de l'artère ou trop en dehors ; dans le premier de ces cas, on donnera trop d'étendue à la plaie ; dans le second, elle sera située en dehors du vaisseau ; alors, pour le découvrir, il faudra diviser encore les tissus en dedans. Le même procédé qu'on aurait modifié de manière que l'incision, longeant le bord externe du mastoïdien, en fut en dehors à une certaine distance, serait aussi en général, plus désavantageux pour les raisons que nous venons d'indiquer. Nous n'admettons pas ces deux modes opératoires, fournissant d'ailleurs une plus longue et plus difforme cicatrice. La méthode dans laquelle on incise à deux centimètres sept millimètres (un pouce) au-dessus de la clavicule, et transversalement, a d'abord l'inconvénient, inutile à faire ressortir, de ne pas suivre la direction de cet os; elle a ceux aussi 1° de partir du bord postérieur du sterno-mastoïdien, guide infidèle, nous en avons donné plusieurs fois la preuve ; 2° le bord inférieur de la plaie siégeant trop au-dessus de la clavicule, est loin de permettre de découvrir et de lier facilement la sous-clavière, surtout près de cet os; 3° chez les sujets dont la portion de cette artère, placée dans l'espace triangulaire, est courte, le procédé dont nous nous occupons est impraticable. En incisant immédiatement au-dessus de la clavicule, M. *Hodgson* commence ou finit son incision contre le bord postérieur du sterno-mastoïdien; nous avons prouvé, répétons-le encore, que l'angle interne de cette incision est assez souvent situé trop en dedans ou trop en dehors; on sait que notre mode opératoire n'est pas soumis à cet inconvénient. M. *Hodgson*, oubliant les anomalies de la jugulaire externe, n'indique pas les préceptes suffisants pour l'écarter et pour en éviter la section entre deux ligatures. J'ai donné ces préceptes. M. *Hodgson* ne mentionne même pas le tubercule de la première côte, que j'ai le premier fait connaître. Je préfère mon procédé opératoire, que M. *Velpeau* et M. *Sédillot* ont passé sous silence, et qui a été décrit sous mon nom par MM. *Malgaigne* et *Coster*.

Entre les scalènes ; premier procédé de Dupuytren. — « Le malade étant couché sur un lit, Dupuytren fit une incision un peu oblique de haut en bas et de dedans en dehors, au côté gauche et à la partie inférieure du cou, à un pouce au-dessus de la clavicule. Cette première incision divisa la peau, le peaucier, le tissu cellulaire sous-cutané, et ouvrit trois petits vaisseaux qui furent aussitôt liés. Ces ligatures causèrent des douleurs assez vives au fond de la gorge. En continuant l'opération, on arriva au tissu cellulaire et aux glandes qui environnent l'artère et les nerfs du plexus brachial. Le bord externe du scalène antérieur fut cherché, et ce muscle fut complétement divisé près de son insertion, à l'aide du bistouri boutonné. Alors l'artère mise à nu put être sentie, et ses battements purent être suspendus sans peine à l'aide du doigt porté au fond de la plaie. Une sonde d'argent cannelée, courbée en quart de cercle, fut passée sous l'artère; un stylet, armé d'un cordonnet de soie triple, fut glissé sur la cannelure de la sonde et retiré du côté opposé. De la sorte, la ligature se trouva placée autour de l'artère. On s'assura que celle-ci était bien comprise en tirant sur les deux bouts du fil réunis, et plaçant en même temps l'extrémité de l'indicateur sur le fond de l'anse qu'il formait. Cette traction fit cesser toute espèce de battement. » *Leçons orales de Dupuytren*, t. III, p. 23, 2ᵉ édition.

Deuxième procédé de Dupuytren. — « Inciser comme pour la ligature sur la première côte, c'est-à-dire, parallèlement à la clavicule, mais à un centimètre au-dessus; diviser après le peaucier, la portion du faisceau claviculaire du sterno cléïdo-mastoïdien, saillante dans la plaie. Les parties écartées, comme il a été dit plus haut, reconnaître avec l'indicateur le tubercule costal; glisser derrière le tendon du scalène antérieur la sonde cannelée, et, à travers la plaie largement écartée, diviser le tendon soit d'arrière en avant, et de dedans en dehors, soit en sens inverse, mais à très-petits coups, de manière à voir toujours les parties avant de les diviser, et préalablement reconnaître le nerf diaphragmatique pour éviter de le léser. (Ajoutons qu'il faut non-seulement refouler ce nerf en dedans, mais encore avec lui la jugulaire interne; quand on coupe très-loin, la huitième paire de nerf et la carotide primitive doivent même être soumises à ce refoulement, V. l'*Anatomie chirurgicale*.) La rétraction du muscle en haut, après la section, laisse à nu l'artère oblique en haut et en dedans; l'isolement et la ligature en sont alors faciles. » *Bourgery* et *Jacob, Anatomie*, p. 403.

Troisième procédé de Dupuytren. — « J'ai pratiqué souvent, et j'ai fait exécuter un grand nombre de fois sur le cadavre, à des élèves que j'exerçais aux opérations chirurgicales, un procédé que je tiens de M. le professeur *Dupuytren*. Il faut faire une plaie de trois ou quatre pouces d'étendue à la partie inférieure et externe du cou, et la prolonger jusqu'à la clavicule. Cette première incision, située derrière le bord externe du muscle sterno-mastoïdien, doit intéresser la peau, le tissu cellulaire et le muscle peaucier. On trouve alors quelques rameaux veineux qui se rendent dans les jugulaires; on doit les embrasser par deux ligatures et les couper dans l'intervalle. Une sonde cannelée, glissée sous le muscle scapulo-hyoïdien, en facilitera la section et l'on arrivera enfin sur le bord externe du scalène antérieur. Un bistouri courbe et boutonné sera peu à peu et avec précaution porté à plat derrière ce muscle, à une profondeur convenable pour, en relevant l'instrument, diviser, près de son insertion, le tiers ou la moitié externe des fibres du muscle, et même sa totalité si la circonstance l'exige. Alors on découvre dans le fond de la plaie l'artère sous-clavière isolée et située dans l'aire d'un triangle dont le plexus brachial forme le côté supérieur, la veine sous-clavière le côté inférieur, et le muscle scalène la base. Ces parties sont tellement séparées les unes des autres, qu'on peut, sans aucune dissection, passer facilement une ligature autour de l'artère, en se servant de l'aiguille de M. *Deschamps*. » *Traité des maladies des artères et des veines*, par *Jos. Hodgson*, t. II, p. 126, note de M. *Breschet*, traducteur de cet ouvrage.

Appréciation des procédés opératoires pour la ligature de la sous-clavière entre les scalènes. — Le premier procédé de *Dupuytren* est tellement mal décrit, qu'il est en vérité bien difficile de le comprendre ; que signifient, en effet, ces mots: *une incision un peu oblique de haut en bas, et de dedans en dehors, au côté gauche et à la partie inférieure du cou, à un pouce au-dessus de la clavicule?* Où finit cette incision? Où commence-t-elle? Quel est son degré d'obliquité? Cherchez et vous trouverez si vous pouvez. Puis, on nous dit, sans faire aucune mention du sterno-mastoïdien, qu'on arrive sur le plexus et sur les glandes qui environnent l'artère. Il paraît alors probable que l'incision siège en dehors du faisceau musculaire que nous venons d'indiquer. Mais s'il en est ainsi, par cela même qu'en traitant de la section du scalène antérieur on ne mentionne nullement le premier des faisceaux musculaires dont nous traitons, il paraîtrait que ce faisceau est ménagé, qu'on opère sous lui, et qu'on y produit, en s'exposant à la lésion du nerf diaphragmatique, de la jugulaire interne, etc., une espèce de caverne où il n'est pas facile de reconnaître et de saisir le vaisseau. Quelle que soit d'ailleurs l'obliquité de la première incision, elle n'est pas avantageuse pour le reste de l'opération : il serait inutile d'en exposer les motifs. Dans le troisième procédé de *Dupuytren* , la première solution de continuité est parallèle au bord externe du sterno-mastoïdien. Sous le rapport des variétés de largeur offertes par ce muscle, voyez plus haut, cette incision présente ici des inconvénients que nous avons déjà souvent énoncés. Mais on veut qu'ensuite on coupe transversalement le scalène antérieur et l'on ne dit rien du sterno-mastoïdien ; on opère donc encore sous une espèce de voûte formée par ce faisceau musculaire ; le malade est soumis à tous les inconvénients que nous avons indiqués à l'occasion du premier procédé de *Dupuytren*, seulement la première plaie parallèle au bord postérieur du dernier muscle que nous avons nommé, permet moins difficilement la section du scalène antérieur. Si l'on voulait mettre en usage le troisième mode opératoire du chirurgien en chef de l'Hôtel-Dieu, il faudrait , avant d'attaquer le faisceau charnu dont nous venons de parler. avoir incisé préalablement et transversalement à neuf millimètres , ou bien à un centimètre deux millimètres (quatre ou cinq lignes) au-dessus de la clavicule , le muscle sterno-mastoïdien ; après s'être assuré que la veine sous-clavière n'offre pas d'anomalies , on diviserait ensuite dans la même direction, dans une étendue convenable et avec les précautions déjà énoncées, la seconde couche musculaire.

Le second procédé de *Dupuytren* est préférable ; mais en incisant à un centimètre (quatre lignes environ) , transversalement au-dessus de la clavicule, on s'expose à léser la veine sous-clavière , lorsqu'elle est située plus haut qu'à l'ordinaire. Je crois que l'incision serait plus sûre et aussi avantageuse si elle était pratiquée à cinq ou sept millimètres (deux ou trois lignes) plus haut. En abaissant le bord inférieur de la plaie, on pourrait couper le scalène à la hauteur convenable, et l'on verrait la veine, si elle était située au-dessus de la clavicule. Ce procédé, il n'est pas besoin de le dire, est d'ailleurs plus simple et plus facile que les deux précédents ; il fournit une plaie plus régulière.

On devra , V. l'*Anatomie chirurgicale*, d'autant moins redouter la lésion de la scapulaire supérieure, du nerf diaphragmatique, de la veine jugulaire interne, etc., qu'on opérera plus bas ; mais ici, répétons-le encore, il faudra se défier de la présence du tube veineux sous-clavier, quelquefois situé plus haut qu'à l'état normal. Disons, en passant, que M. *Velpeau* n'a indiqué que l'un des trois procédés opératoires de *Dupuytren.*

En dedans des scalènes : «*Anévrisme de l'artère sous-clavière droite; ligature de l'artère en dedans des scalènes, par Valentine Mott* : Cette redoutable opération, la ligature de l'artère en dedans des muscles scalènes, n'a encore été tentée qu'une seule fois, à notre connaissance, par le docteur *Colles.* Le fait a été rapporté par l'*Edinburgh med. and surg. Journal,* numéro de janvier 1815; le malade mourut le huitième jour.» *Gazette médicale de Paris,* année 1838, p. 601.

Procédé de Valentine Mott. « Ce cas n'avait d'autres précédents que celui du docteur Colles, et craignant toute l'incertitude d'une telle opération, on en prévint les parents; mais la malade se décida, et le 22 septembre 1831, à midi, après lui avoir fait prendre vingt gouttes d'une solution de sulfate de morphine, on la plaça sur une table : les épaules étaient élevées sur des oreillers, la tête portée en arrière et la face et le tronc inclinés vers le côté gauche : à la partie inférieure du bord externe de la portion sternale du sterno-mastoïdien, une incision fut faite et prolongée en haut, dans l'étendue de deux pouces. De l'origine de la première, une autre incision fut faite le long de la face supérieure de la clavicule. On disséqua séparément et on écarta le lambeau triangulaire, et une portion correspondante du peaucier et de ses enveloppes. La portion claviculaire du muscle mastoïdien fut ensuite divisée au-dessus de son insertion et repliée sur le cou. L'aponévrose profonde étant ainsi mise à nu, elle fut soulevée avec des pinces, et divisée un peu au-dessous de l'omoplat-hyoïdien, et au côté externe de la veine jugulaire profonde. En élargissant l'ouverture en bas, le scalène antérieur fut mis à découvert. La tumeur était trop près du muscle pour qu'il fût possible de la lier au côté externe. Alors le tissu cellulaire fut déchiré avec les doigts et le manche du bistouri, l'artère sous-clavière fut ainsi mise à nu exactement en dedans de l'artère thyroïdienne dont on pouvait facilement distinguer les branches. » *Revue médicale* 1834, t. I, p. 431 et 432.

Procédé de M. Liston. — « 1° Incision commençant près de l'articulation sterno-claviculaire, et s'étendant de bas en haut dans la direction du muscle sterno-cléido mastoïdien ; 2° autre incision à l'extrémité inférieure de la précédente, faisant angle

III.   7 droit avec elle ; 3° on divise la portion sternale du muscle mastoïdien ; 4° on découvre le milieu des deux muscles sterno-hyoïdiens ; on coupe dans ce milieu et l'on découvre la partie antérieure de la trachée : on divise le corps du sterno-hyoïdien droit, et la partie du sterno-thyroïdien : on met par là en évidence l'origine de la carotide droite, et l'innominée ; deux grosses veines sont liées temporairement, puis on découvre aussi la sous-clavière à côté ; 5° on passe une ligature sous la sous-clavière, à côté des nerfs pneumogastrique et récurrent, puis une autre ligature sous la carotide, à l'aide d'une aiguille à petite courbure. » *Gazette médicale de Paris* 1838, p. 600. M. *Velpeau* ne s'est pas occupé des deux procédés opératoires qui viennent d'être décrits.

Après avoir exposé le procédé de M. *O'Connel* pour la ligature du tronc brachio-céphalique, V. ce procédé dans le chapitre où nous traitons de cette ligature, M. *King s'occupant de lier les sous-clavières*, s'exprime ainsi qu'il suit : « *Ligature de la sous-clavière droite* : La principale modification consiste à diriger le doigt pour la recherche de l'artère plus obliquement en dehors ; mais ici il faut éviter les nerfs pneumogastrique et diaphragmatique. Le moyen le plus sûr, c'est de les porter le premier en dedans, et le second en dehors. On sent facilement l'anse formée autour du vaisseau par le nerf récurrent, et on a soin de ne pas placer la ligature sur ce point : c'est entre la trachée et le muscle scalène postérieur qu'on arrive sur l'artère. Pour éviter la plèvre, je la détache avec l'index gauche, en la poussant très-doucement et très-graduellement en bas. Quelquefois il est nécessaire de diviser quelques fibres du muscle sterno-thyroïdien, pour avoir plus de place, mais jamais, comme on l'a fait jusqu'à présent, de diviser cet important muscle, le sterno-cléido mastoïdien, sous lequel il est très-facile d'agir dans le sens très-oblique en dehors par lequel il faut arriver sur le vaisseau.

« *Ligature de la sous-clavière gauche.* — C'est de la même manière qu'on arrive à ce vaisseau ; seulement, on se place du côté droit du sujet, et au lieu d'inciser le long du muscle sterno-mastoïdien gauche, on incise sur le bord interne du droit ; on soulève aussi les muscles sterno-thyroïdien et sterno-hyoïdien gauches. On porte l'index gauche le long du côté gauche de la colonne vertébrale, en détachant avec une extrême précaution la plèvre, que l'on refoule en dedans. Ici on laisse aussi le nerf pneumogastrique du côté interne, en portant le diaphragmatique et les veines sous-clavière et jugulaire interne en dehors et en avant. Il faut mettre beaucoup de temps à isoler l'artère, et il faut choisir pour la ligature, l'endroit aussi distant que possible, du canal thoracique et des nerfs du grand sympathique. Pour cela, je crois qu'il faut se rapprocher, autant que possible, de son origine. Ici, il est beaucoup plus difficile de détacher la plèvre, peut être impossible sur le vivant, beaucoup plus difficile de serrer la ligature avec les doigts. Mais avec deux petits cylindres terminés à l'une de leurs extrémités par une bifurcation, on peut conduire le nœud jusque sur le vaisseau. » *Dissertation sur la ligature de l'artère innominée (tronc brachio-céphalique), et des artères sous-clavières entre leur origine et la première côte. Thèse, par Thomas King*, Paris 1828. On va s'assurer, en lisant le texte suivant, que M. *Velpeau* n'y a pas fourni la preuve de son immense érudition ; car au lieu de donner le procédé de M. *King*, il a seulement énoncé ce procédé.

« II. *Procédé de l'auteur*. Pour arriver sur le point du tronc artériel, si on ne voulait pas suivre le procédé de M. *King*, il faudrait couper en travers, sur la sonde, la racine du muscle sternomastoïdien, faire déprimer la veine jugulaire interne du côté de la trachée, la veine sous-clavière en bas et en avant sur la clavicule, repousser aussi la carotide, le nerf diaphragmatique et le pneumogastrique. A gauche, on aurait en outre à redouter la lésion du canal thoracique, et à pénétrer beaucoup plus profondément ; mais il ne serait pas impossible de placer la ligature entre l'origine des artères mammaire, vertébrale, etc., et le cœur, tandis qu'à droite la proximité du tronc brachio-céphalique rendrait une pareille tentative des plus dangereuses. » *Nouveaux éléments de médecine opératoire*, par M. *Velpeau*, t. II, p. 204.

Nous venons de citer des textes, car les procédés qu'ils renferment sont, suivant nous, presque tous irrégulièrement décrits ; il nous a semblé impossible d'en donner une analyse exacte, sans nous exposer à une responsabilité dont nous avons cru devoir nous dégager ; nous rappellerons d'ailleurs que nous avons indiqué plus haut, dans ce chapitre, la valeur de la ligature de la sous-clavière, pratiquée soit en dehors des scalènes, soit entre ces muscles, soit en dedans de ces faisceaux musculaires.

Appréciation des procédés opératoires pour la ligature de la sous-clavière en dedans des scalènes. — L'incision de M. *Velpeau* siège beaucoup trop en dehors du vaisseau et son angle interne lui correspond pour ainsi dire ; elle rendrait l'opération excessivement laborieuse, si tant est qu'elle pût être bien exécutée sur le vivant. Il ne serait pas possible en effet d'écarter les scalènes en dehors, on ne pourrait éloigner que très-peu en haut la lèvre supérieure de la solution de continuité dont l'extrémité interne ne saurait alors être portée en dedans. Quant à l'incision de M. *O'Connel* pour le tronc brachio-céphalique, on verra plus bas que partant du sternum et longeant le bord interne du sterno-mastoïdien gauche, elle a seulement trois centimètres quatre millimètres ou quatre centimètres un millimètre (quinze à dix-huit lignes) de longueur ; nous l'indiquons parce que M. *King* la préfère quand il veut mettre à découvert la sous-clavière ; elle est trop courte ; c'est un procédé qu'on peut exécuter sur le cadavre : M. *King* rejette essentiellement la section du sterno-mastoïdien. D'ailleurs, chose très-remarquable, il incise à droite pour la sous-clavière gauche et *vice versâ*, et il croit quelquefois nécessaire de diviser quelques fibres du sterno-thyroïdien : déjà depuis long-temps la raison a fait justice de tout cela. Si la sous-clavière gauche devait être liée profondément, les doigts ne suffiraient pas ; M. *King* propose de conduire le nœud jusqu'au vaisseau à l'aide d'instruments bifurqués qui presseraient sur l'entrecroisement des fils, et porteraient cet entrecroisement sur le tube artériel. Restent à examiner les procédés opératoires de MM. *Mott* et *Liston*. On a vu que ces deux chirurgiens expérimentés ont compris qu'il fallait donner à la plaie une étendue convenable afin de pouvoir exécuter l'opération avec le moins de danger et le moins de lenteur possibles. Les deux opérateurs très-distingués que je viens de nommer pratiquent sur l'interstice musculaire formé par les deux portions du sterno-mastoïdien, une incision dont la longueur est de cinq centimètres quatre millimètres (deux pouces) ; mais le praticien américain (M. *Mott*) coupe ensuite l'insertion claviculaire du sterno-mastoïdien, tandis que le chirurgien anglais (M. *Liston*) incise la partie sternale de ce muscle. Je préfère ce dernier procédé, car cette portion musculaire gêne la manœuvre ; il n'est pas facile de la porter en dedans ; quand elle n'existe plus il est moins difficile de reconnaître et de saisir le vaisseau : rappelons d'ailleurs que M. *Liston* a lié sur le même sujet la carotide et la sous-clavière.

Ligature de l'artère vertébrale : anatomie chirurgicale : V. la page 73 de ce volume.

Opération. — Nous n'avons trouvé dans les annales de l'art aucune observation de ligature de cette artère, qui cependant, on vient de le voir en lisant l'anatomie chirurgicale que nous en avons faite, peut être soumise aux moyens chirurgicaux. Mais s'agit-il d'une plaie ou d'un anévrisme ? il est très-difficile de savoir si le vaisseau dont nous nous occupons en est le siége. Lisez le texte suivant : « Les anévrismes spontanés de l'artère basilaire, dont j'ai parlé précédemment, sont des motifs de plus pour que le chirurgien s'occupe des opérations qu'il serait possible de pratiquer sur l'artère vertébrale. » *Nouveaux éléments de médecine opératoire,* par M. *Velpeau,* t. II, p. 220. En voilà de la belle chirurgie ! Il est en effet possible de reconnaître la présence du sac anévrismal qu'on vient d'indiquer ! ! En vérité je m'arrête ; car, je le répète, tout ceci n'a pas besoin de commentaires. L'anévrisme peut siéger en même temps sur le vaisseau que nous étudions et sur un tube artériel voisin : *Ramaglia* rapporte un fait de ce genre. Des professeurs de Naples décidèrent qu'on devait pratiquer la ligature de l'artère carotide primitive, pour un anévrisme faux consécutif ; *Chiari* opéra ; l'autopsie montra la vertébrale malade. J'ai observé à l'armée plusieurs sujets chez lesquels des hémorrhagies existant au cou ne permettaient pas de reconnaître leur source. Dans les cas d'anévrisme, la ligature est-elle passée sous la carotide primitive, par exemple ? met-on en usage, avant de la serrer, les moyens destinés à faire cesser les battements de la tumeur ? ces battements continuent-ils ? on découvre la vertébrale ; elle est liée au besoin, et le fil situé sur le premier des vaisseaux dont nous venons de nous occuper est enlevé, à moins que le siége double de la maladie n'exige qu'on procède autrement. Est-il besoin de dire qu'on suivrait la même conduite pour les plaies artérielles ?

Procédé de M. Ippolito. — Malade couché en supination ; tête légèrement inclinée du côté opposé à l'affection morbide, où se place le chirurgien ; incision dont la longueur est de cinq centimètres quatre millimètres (deux pouces) ; elle siége contre le bord externe du sterno-mastoïdien qui est refoulé convenablement.

M. Velpeau, qui dit *avoir le premier peut-être fait entrevoir la possibilité et la manière d'arriver sur l'artère vertébrale,* avance aussi qu'*en 1833 il a cru pouvoir conseiller une incision qui tomberait entre les deux racines du muscle sterno-cléido-mastoïdien : c'est-à-dire par le procédé que conseille*

M. Sédillot pour la ligature de l'artère carotide primitive.
M. Sédillot n'attribue pas cette dernière idée à M. *Velpeau*, V. la
page 170 de l'ouvrage du premier de ces auteurs qui a écrit en
1846 et par conséquent après le second, puisque le livre de celui-ci date de 1839.

Si le sterno-mastoïdien est très-étroit, V. l'*Anatomie chirurgicale*, l'incision le long du bord externe de ce muscle peut être
pratiquée. Je la préfère à celle qui siége sur l'interstice musculaire formé par les deux portions du faisceau charnu que nous
venons d'indiquer; car cet interstice se dirige obliquement en
dehors et en haut, V. l'*Anatomie chirurgicale*; on est obligé pour
opérer à une hauteur convenable de le chercher et de l'ouvrir fort
en arrière ; il faut d'ailleurs que l'opérateur écarte les fibres du
muscle en dedans et en dehors, ce qui me paraît moins avantageux
sur le vivant que si, comme M. *Ippolito* l'enseigne et dans le cas
d'anomalie dont nous venons de parler, le refoulement était exécuté
seulement en dedans ; mais lorsque cette anomalie n'existe pas,
et quand surtout le muscle offre une disposition opposée, V.
l'*Anatomie chirurgicale*, on doit préférer au procédé dont nous
nous occupons, celui de M. *Sédillot* pour la carotide primitive,
et appliqué à la vertébrale. On pourrait encore inciser le long du
bord antérieur du sterno-mastoïdien ; on sait qu'à cinq centimètres quatre millimètres environ (deux pouces) au-dessus de la
clavicule, distance à laquelle on cherche ordinairement la vertébrale, il recouvre la carotide primitive, située contre le premier
de ces vaisseaux dans une très-petite étendue, voyez l'*Anatomie
chirurgicale*. Si le muscle dont nous traitons était très-large, l'interstice de ses deux portions serait fortement porté en dehors, à la
hauteur à laquelle on doit opérer; il faudrait refouler beaucoup
plus en dedans la partie sternale du mastoïdien qu'on ne serait
forcé de l'écarter en dehors si l'incision longeait son bord interne.
J'ai donné quelque extension aux idées que je viens de soumettre
au lecteur ; on a vu qu'elles sont basées sur l'anatomie chirurgicale. Je ne suis pas d'ailleurs étonné de la négligence des auteurs
modernes relativement à la question importante dont nous nous
occupons ; cette négligence existe presque partout, quand il s'a-
git de juger les méthodes et les procédés opératoires.

Le tubercule de l'apophyse transverse de la sixième vertèbre cervicale indiqué par M. *Chassaignac*, est un guide fidèle pour arriver
contre la vertébrale. Lorsqu'il n'existe pas trop d'embonpoint,

ce tubercule peut même être senti à travers les parties molles qui le recouvrent ; l'artère siége au-dessous de lui. On divise une lame aponévrotique ; on la trouve ensuite entre le muscle long du cou et le scalène antérieur ; disposition anatomique importante que les auteurs modernes ont oubliée. Est-il besoin de dire qu'on écarte les tubes veineux jugulaire interne, vertébral, ainsi que l'artère carotide primitive ; quand l'artère dont nous nous occupons présente des anomalies sous le rapport de son introduction dans les trous des apophyses transverses, il faut la chercher tantôt au-dessous de la septième, d'autres fois plus ou moins haut, le long de la carotide primitive. J'ignore pourquoi ces derniers principes ont échappé aux auteurs modernes. Ici comme ailleurs le chirurgien n'oubliera pas les autres anomalies de ce vaisseau.

Ligature de l'artère thyroïdienne inférieure : anatomie chirurgicale. Voyez la page 74 de ce volume.

Opération. — Afin de déterminer l'atrophie de la thyroïde, ou de pouvoir l'extirper, on a lié la thyroïdienne inférieure et la supérieure ; cette dernière partant de la carotide externe, nous nous en occuperons à l'occasion des collatérales de ce vaisseau. *Langenbeck, Heden, Coates, Græfe, Walther, Carlisle, Earle, Brodie, Blizard,* etc., ont pratiqué cette opération ; on pourrait la tenter si les artères que nous avons indiquées étaient blessées, si le siége de la solution de continuité, si la compression permettaient d'établir le diagnostic.

Procédé opératoire. — On incise comme si l'on devait mettre à découvert la carotide primitive vers sa partie inférieure. On arrive à cette artère à l'aide des précautions ordinaires et sur le point qui en est situé à quatre centimètres sept millimètres (un pouce neuf lignes) au-dessus de la clavicule. C'est là qu'en général la thyroïdienne inférieure passe sous ce vaisseau qu'on refoule en dehors avec la huitième paire de nerfs, la jugulaire interne et le grand sympathique, tandis qu'on écarte en dedans les voies aériennes et l'œsophage ; au besoin on chercherait la thyroïdienne inférieure un peu plus haut ou un peu plus bas qu'il vient d'être indiqué : on ménage le nerf récurrent, la branche descendante du grand hypoglosse et la veine Le procédé de M. *Sédillot* pour la carotide a été conseillé ici ; nous en apprécierons la valeur à l'occasion de cette dernière artère.

Mais il n'est pas rare quand on lie les thyroïdiennes, pour combattre le goître, d'être dirigé dans la manœuvre opératoire par l'augmentation du volume de ces tubes artériels ; on opère alors avec moins de difficulté. N'omettons pas néanmoins de faire remarquer que des branches insolitement développées exposent à commettre des erreurs. Disons aussi que le développement considérable du corps thyroïde peut déplacer les vaisseaux et rendre l'opération très-difficile, et même impraticable. Défiez-vous des anomalies.

Ligature de la mammaire interne : anatomie chirurgicale. — Voyez dans ce volume la page 76.

Opération. — Un homme reçoit un coup de sabre ; il succombe au bout de six semaines ; on voit sur l'artère dont nous nous occupons, un anévrisme long de cinq centimètres quatre millimètres (deux pouces) (*De Montégre.*). Blessure de la mammaire interne; *Chopart* comprime : guérison. Nos chirurgiens militaires ont observé souvent la lésion de ce vaisseau. *Percy* nous recommandait la compression à la manière de *Desault* pour l'ouverture de l'artère intercostale ; il a guéri plusieurs malades à l'aide de ce moyen avec lequel le bout supérieur du vaisseau est comprimé sur la côte supérieure, et l'inférieur sur l'inférieure. Nous décrirons cette espèce de bandage en traitant des hémorrhagies fournies par les artères rampant dans les espaces interosseux.

Procédés opératoires. — 1° incision transversale : elle commence à un centimètre quatre millimètres (un demi-pouce) environ, en dedans du bord du sternum ; longeant ensuite la partie supérieure du cartilage de l'espace interosseux dans lequel on opère, elle s'étend suivant l'épaisseur des parois de la poitrine à cinq centimètres quatre millimètres (deux pouces) ou six centimètres huit millimètres (deux pouces et demi) en dehors. Si, comme le conseillent les opérateurs, cette incision partait du bord sternal, son angle interne étant trop rapproché du vaisseau, empêcherait d'écarter convenablement les lèvres de la solution de continuité. Le troisième espace intercostal est le plus large ; on lui donne la préférence, lorsque l'état pathologique le permet; mais on peut opérer même sur le quatrième, voyez l'*Anatomie chirurgicale.* On divise la peau, le tissu cellulaire sous-cutané, le fascia superficialis, les fibres appartenant au grand pectoral, des feuillets celluleux et le muscle intercostal interne ; on sait que l'externe manque dans le point dont nous nous occupons; on arrive à l'artère située entre ses deux veines satellites; sa profondeur est d'ailleurs indiquée par l'épaisseur du cartilage ; on passe sous elle l'aiguille de *Deschamps* ou mieux encore la sonde cannelée mousse ; son bec est recourbé en tiers de cercle. Ce dernier instrument est préférable au premier, qui, assez large, n'est pas facilement manœuvré dans l'interstice où l'on opère. Si l'on rencontrait trop de difficultés pour trouver le vaisseau, on inciserait perpendiculairement à son axe la lèvre supérieure de la plaie contre le point qui correspond au tube artériel, voy. l'*Anatomie chirurgicale*, p. 76 ; cette incision remonterait au besoin jusqu'au cartilage supérieur ; ses bords seraient écartés et même à la rigueur disséqués. La manœuvre serait ainsi beaucoup facilitée. Les auteurs modernes n'ont pas indiqué cette dernière modification de l'opération.

2° Pourrait-on faire, parallèlement à l'axe de la poitrine, et à neuf millimètres ou un centimètre deux millimètres (quatre à cinq lignes) en dehors du bord sternal, V. l'*Anatomie chirurgicale*, une incision de la longueur de cinq centimètres quatre millimètres à huit centimètres un millimètre (deux ou trois pouces)? Mais à cause des variétés de position. de l'artère, cette incision tomberait assez souvent soit en dehors soit en dedans du vaisseau. Il faudrait alors disséquer les lèvres de la solution de continuité, quelquefois même en inciser une, et d'autres fois les diviser toutes les deux contre la partie inférieure du cartilage supérieur ; nous avons toujours donné dans nos cours la préférence au mode opératoire précédent. L'incision cruciale nous paraît devoir être rejetée ; peu étendue, elle gênerait trop la manœuvre ; si elle avait la longueur convenable, elle fournirait une trop grande plaie. Après avoir découvert la plèvre, on redouterait beaucoup son inflammation, si l'on ne savait pas que celle du péritoine est rare lorsqu'on a décollé cette membrane séreuse pour appliquer un lien sur l'iliaque externe. Faisons d'ailleurs remarquer que la mammaire interne a été fort rarement liée.

Ligature du tronc brachio-céphalique, ou artère innominée : anatomie chirurgicale. — Ce tronc part de la crosse aortique au point où cette crosse cessant d'être ascendante devient horizontale ; il est en avant et à droite des autres tubes artériels fournis par ce vaisseau volumineux. Sa longueur est ordinairement de deux centimètres sept millimètres (un pouce) (*Meckel*); elle offre quelquefois trois centimètres quatre millimètres (quinze lignes) et très-rarement cinq centimètres quatre millimètres (deux pouces);

il se termine en donnant la carotide et la sous-clavière droites. Lorsque le cou est porté en arrière, le tronc brachio-céphalique s'élève assez ordinairement à un centimètre quatre millimètres (six lignes) au-dessus du sternum ; il forme avec l'axe du corps un angle à sinus supérieur de trente degrés environ. Il est donc oblique de bas en haut et de dedans en dehors.

Rapports. En avant on trouve le sternum, une petite étendue de l'articulation sterno-claviculaire, le tronc veineux brachio-céphalique gauche, le thymus, les muscles sterno-hyoïdien et sterno-thyroïdien, la peau, le tissu cellulaire, le fascia superficialis, l'aponévrose superficielle du cou, le sterno-mastoïdien, l'aponévrose cervicale moyenne ; on voit autour du vaisseau du tissu graisseux ; en arrière, l'artère innominée croise la direction de la trachée et forme avec elle un angle à sinus supérieur de trente degrés environ. En dehors cette artère est séparée du poumon droit par la plèvre et par le médiastin ; en dedans se rencontre la carotide primitive gauche qui en est séparée par un espace triangulaire où siége la trachée.

L'artère innominée ne fournit ordinairement aucune branche collatérale ; il est extraordinairement rare de la voir donner la thyroïdienne de *Neubauër* ; la mammaire interne en émerge encore plus rarement.

Anomalies. — « 1339. Quelquefois les troncs fournis par la crosse de l'aorte s'écartent de la disposition ordinaire, sans devenir ni plus ni moins nombreux. Il existe alors des réunions et des séparations anormales, dont je vais indiquer les principales ;

» 21° Le tronc innominé est divisé, mais les deux carotides naissent par un tronc commun, qui s'implante entre les deux sous-clavières.

» 22° Le tronc innominé est divisé, mais les deux artères du côté gauche se trouvent réunies en un seul tronc. La conformation précédente conduit donc à l'inversion totale des origines des vaisseaux.

» 23° Le tronc innominé est divisé, mais il y a un tronc commun pour les deux artères carotides, un pour la sous-clavière gauche, et un pour la sous-clavière droite, qui naît alors beaucoup plus loin du côté gauche qu'à l'ordinaire, le plus souvent au-dessous de la gauche, et qui va gagner le membre droit en passant devant ou derrière soit la trachée-artère, soit l'œsophage, comme il arrive même plus souvent.

» 24° Le tronc innominé fournit, outre ses branches ordinaires, l'artère carotide gauche ; mais, en même temps, l'artère vertébrale gauche naît immédiatement de la crosse de l'aorte, entre les deux autres troncs.

» 1340. Enfin l'anomalie étant aussi peu considérable que possible, elle ne consiste qu'en un changement dans la situation respective des trois gros troncs qui proviennent de la crosse de l'aorte.

» 1° Les origines des troncs sont plus voisines qu'à l'ordinaire. Le plus souvent alors l'artère carotide gauche se rapproche du tronc innominé. Cette anomalie fait le passage à la réunion des deux carotides en une seule. D'autres fois, ce qui est plus rare, l'artère carotide gauche s'éloigne du tronc innominé, tandisque la sous-clavière gauche s'en rapproche. Cette autre aberration conduit au cas, bien moins fréquent, dans lequel l'artère carotide gauche naît par un tronc qui lui est commun avec la sous-clavière du même côté.

» Quelquefois aussi les trois troncs sont si voisins l'un de l'autre qu'ils naissent réellement d'une même surface, ou qu'il n'en existe, à proprement parler, qu'un seul. Cette anomalie fait évidemment le passage à celle dans laquelle l'aorte se partage, au moment même de son origine, en un tronc ascendant et un autre tronc descendant.

» 2° Les origines des troncs sont plus éloignées qu'à l'ordinaire ; ainsi j'ai trouvé, chez un enfant âgé d'environ deux ans, l'artère carotide gauche éloignée de près d'un pouce du tronc innominé ; il y avait aussi près d'un pouce entier de distance entre la sous-clavière gauche et la carotide du même côté ; la crosse de l'aorte était extraordinairement pointue, et l'artère carotide gauche naissait de l'angle formé par la réunion de sa partie droite avec sa partie gauche. » *Manuel d'anatomie générale, descriptive et pathologique,* par J.-F. *Meckel, traduit de l'allemand* par M. *Jourdan* et par *Breschet,* t. II, p. 322 et 323. On a vu le tronc brachio-céphalique à gauche.

Opération. — *Mott, Wardrop, Sharp, Grœfe, Burns, Key, Dupuytren, Devergie* et beaucoup d'anatomo-pathologistes ont vu l'anévrisme vrai du tronc brachio-céphalique que nous avons observé nous-même sur le cadavre. M. *Bachelay* en a rencontré un à la Salpétrière, dans le service de M. *Manec.* M. *Genest* a publié l'observation d'un autre ; la tumeur remontait au niveau du menton. D'après M. *Martin-Solon*, un anévrisme aortique avait oblitéré la veine cave et le tronc brachio-céphalique ; la circulation du membre thorachique avait néanmoins lieu. Le malade fut aussi heureux dans le cas cité par *Pelletan;* la capacité de l'extrémité supérieure du tronc brachio-céphalique, de la sous-clavière, et de la carotide droite était complétement fermée. Semblable résultat sur le sujet observé par M. *W. Darach*, et dont la carotide gauche était oblitérée. Ces derniers faits prouvent que l'obstruction complète du tronc innominé n'empêche pas toujours la circulation de se rétablir ; mais qu'il nous soit permis de faire remarquer, comme à l'occasion de l'aorte abdominale, que dans les observations que nous venons de rapporter, l'oblitération spontanée a dû s'établir avec beaucoup de lenteur, circonstance importante qui n'a pas lieu lorsqu'on applique un lien sur le vaisseau. La dernière idée que je viens d'émettre a été omise par certain auteur moderne et par plusieurs autres. J'ajouterai qu'on n'a pas cité les malades peut-être nombreux qui ont succombé.

M. *Mott* pratiqua le premier, le 11 mai 1818, la ligature du tronc brachio-céphalique pour un anévrisme siégeant sur ce tronc ; le chirurgien distingué de New-York, qui croyait d'abord devoir appliquer un lien sur la sous-clavière, avait cependant prévu la possibilité de l'éventualité que nous venons d'indiquer. Le sujet était âgé de vingt-sept ans. La circulation se rétablit. Le malade se promena le vingtième jour dans la cour de l'hôpital ; le vingt-troisième, hémorrhagies répétées ; faiblesse extrême ; mort le vingt-sixième. Aucune inflammation de la plèvre ni du poumon ; caillot solide, adhérent, développé au-dessous du lien et fermant une partie du tronc innominé. Ulcération située au côté opposé, et étant devenue la source des pertes sanguines ; quelques traces de phlegmasie à un centimètre quatre millimètres (un demi-pouce) au-dessous du lien. *Græfe* a fait la même opération en 1822 ; chute de la ligature le quatorzième jour. Mort le soixante-huitième ; on attribue ce funeste événement à des efforts intempestifs, et suivis d'un abondant écoulement de sang. Malade soumis à l'opération par M. *Bland* : deux hémorrhagies : le sujet succomba le dix-huitième jour, à la suite de la seconde ; l'anévrisme siégeait sur la sous-clavière : M. *Lizars* a éprouvé un insuccès ; son opéré est mort après une perte sanguine très-considérable. La poche anévrismale avait pour siége le tube artériel sous-clavier. Observation de M. *Hall* : mort le sixième jour ; suffocation , angoisses; un sang noir sortit de la solution de continuité. Tumeur cancéreuse du cou ; M. *Kulh*, croyant lier la carotide primitive seule , embrasse dans le même lien l'origine de cette artère et de la sous-clavière ; le malade périt le troisième jour. MM. *Arendt*, *Bugalski*, *Hutin*, ont aussi opéré avec insuccès, chacun une fois. Voilà donc neuf opérations et neuf morts. M. *Mott* ayant rencontré un cas analogue à celui dans lequel il a appliqué un fil sur le tronc brachio-céphalique, n'a pas suivi la même conduite (*Guettet*, *Thèse*; Paris, 1844).

Est-il besoin de dire que les faits dont nous venons de nous occuper ne sont pas encourageants ; mais ajoutons à ces faits les données suivantes. Lorsque l'anévrisme se rencontrera sur le tronc brachio-céphalique lui-même , le peu de longueur de ce vaisseau, voyez l'*Anatomie chirurgicale*, ne permettra pas d'y appliquer un lien pouvant produire la formation d'un caillot salutaire ; alors, la méthode d'*A. Paré*, attribuée à tort à *Anel*, devra être nécessairement rejetée. On sait d'ailleurs combien est difficile le diagnostic du siége des anévrismes à la partie supérieure de la poitrine, à la partie inférieure du cou ; mais lorsqu'il s'agit d'une poche anévrismale , siégeant au-dessus de l'artère innominée , faut-il lier cette artère , saine par conséquent dans toute son étendue ? Basée sur les opérations malheureuses et déjà nombreuses, consignées plus haut, notre opinion que nous allons étayer des raisonnements qui suivent est pour la négative. Nous nous expliquerons bientôt , relativement à la méthode de *Brasdor*. il est d'observation que si la ligature même en d'autres localités est située contre des collatérales qu'elle sacrifie ou qu'elle laisse, si vous aimez mieux, entre elle et les capillaires , ces collatérales fournissent très-souvent des hémorrhagies : que n'adviendra-t-il donc pas lorsqu'on aura lié à ras la carotide et la sous-clavière ? Si, en mettant le lien plus bas, on pouvait d'ailleurs éviter l'accident dont nous nous occupons, il est évident qu'on sacrifierait alors une trop grande étendue de l'artère innominée , et que le caillot ne serait pas assez long. Citons les textes suivants, extraits d'une excellente thèse , soutenue à la faculté de médecine de Paris.

« *Obstacles à l'effet qu'on attend de la ligature* (tronc brachio-céphalique). — Quelle que soit la force que représente au sortir du cœur la masse d'une ondée de sang multipliée par la vitesse dont elle est animée , il est indubitable que cette force est considérable, puisqu'elle met en mouvement la masse totale du sang, laquelle a été estimée de vingt-quatre à trente livres. D'autre part, la vitesse avec laquelle le sang est mû paraît fort grande aussi. La rapidité du jet de sang qui a lieu par la section des artères dans les amputations peut en donner une idée. Les expériences de M. *Poiseuille* démontrent que, sous l'effort de la contraction ventriculaire, la pression qui existe par tout le système circulatoire, dans le plus grand effet de cette force, fait équilibre à une colonne de mercure de vingt centimètres de hauteur environ.

» On sait bien qu'une colonne de mercure de cette hauteur qui tomberait sur le fond d'un tube de verre bouché le casserait s'il tombait avec la vitesse qu'a le sang au sortir des artères. Si le choc qu'éprouve une artère après la ligature est égal à celui que nous venons de faire comprendre, il est évident que le bout lié de cette artère en sera considérablement fatigué, et qu'il ne résistera pas indéfiniment ; il est évident que si l'on compte sur la formation d'un caillot, on sera déçu, et qu'à la chute de la ligature une hémorrhagie surviendra.

» C'est précisément ce qui arrive à la ligature de l'artère inno-minée. A chaque systole ventriculaire l'ondée sanguine va frapper le fond de cette sorte de tube fermé par le bout, dé-laye le commencement du caillot à mesure qu'il tend à se former ; et cette percussion de liquide se renouvelle de soixante à quatre-vingt fois par minute. Il n'est pas rationnel de lier le tronc brachio-céphalique. » *Thèse pour le doctorat en médecine,* par M. *P.-E.-V. Guettet.* Paris, 1844. Rappelons que nous avons déjà dit ailleurs, contre l'opinion de M. *Poiseuille*, que le poids de la colonne de sang doit diminuer à mesure que cette colonne s'é-loigne du centre circulatoire ; car tous les chirurgiens savent que le jet fourni par les collatérales des orteils et même par celles des doigts, est moins fort que celui donné par les tubes artériels de cet ordre appartenant au cou et à la partie supérieure de la poitrine.

« *Effets combinés du choc et de la pression du sang sur l'inno-minée après la ligature. Conclusion contre la ligature.* — Sup-posons cette artère liée près de sa bifurcation , puisque c'est le seul point qu'on puisse lier si l'on veut obtenir un caillot de lon-gueur suffisante. L'ouverture aortique restant libre lors de la contraction ventriculaire, le sang y affluera comme dans l'aorte et plus directement que dans les autres gros troncs. Nous avons dit ailleurs pourquoi. Mais l'effort du cœur venant à cesser, les artères intra-thorachiques à leur tour se contractent, diminuent de capacité, chassent en grande partie le sang qu'elles contiennent, et puis se trouvent aptes à recevoir une nouvelle quantité de liquide. Cet effet, dû à la rétraction des artères, est tantôt diminué, tantôt exagéré, sous l'influence des phénomènes respiratoires, selon qu'il coïncide avec l'inspiration ou l'expiration. Mais, quelle que soit son intensité, du moment qu'il y a diminution de pression, cette diminution a lieu par tout le système, et comme il y a en même temps déplétion, le système entier est apte à recevoir, sous l'effort de la prochaine contraction ventriculaire, une augmentation de pression avec une nouvelle quantité de liquide. Or, la contraction ventriculaire étant brusque et saccadée, l'augmentation de pression commence par un véritable choc qui s'exerce d'abord sur les points opposés à l'action du ventricule. Nous savons que le tronc brachio-céphalique est juste dans cette direction. Le flot sanguin y pénètre et va frapper comme un coup de bélier le fond sans issue de l'artère, fatiguer les tuniques, battre, laver, emporter le caillot. Cet effet aurait lieu également lors même que le tronc brachio-céphalique, ayant perdu toute élasticité par suite de la maladie, ne serait plus susceptible de rétraction ni de dilatation. Tant qu'il communique avec la cavité aortique, il en doit partager les variations de pression et l'aptitude à recevoir des chocs, et sa position particulière l'expose, je le répète, aux chocs les plus violents qui soient produits dans tout le système. Mais il est une manière bien plus courte de répondre à ceux qui m'ont opposé comme une difficulté l'hypothèse dans laquelle cette artère, devenue comme une coque inflexible, conserverait toujours le même liquide sans pouvoir permettre à une nouvelle quantité d'y affluer. Je leur dirai : le tronc brachio-céphalique est sain au moment de la ligature, ou il ne l'est pas. S'il est sain, il se contractera et permettra ensuite dans son intérieur l'afflux du liquide choquant ; s'il ne l'est pas, il est antichirurgical d'y appliquer une ligature : dans l'une et l'autre condition, l'issue ne peut être que déplorable. » *Thèse présentée et soutenue à la Faculté de Médecine de Paris*, le 31 décembre 1844, par M. *P.-E.-V. Guettet*, p. 189. Bien, comme on l'a vu plus haut, qu'on ait trouvé l'aorte elle-même oblitérée, les raisonnements qu'on vient de lire dans les deux textes précédents n'en conservent pas moins presque entièrement leur valeur, car il existe une immense différence entre une oblitération prompte qu'on tente d'établir à l'aide d'une ligature, et une oblitération lente, obtenue par les seuls efforts de la nature. Ne voulant d'ailleurs imposer nos convictions à personne, nous allons décrire les procédés imaginés pour lier le tronc brachio-céphalique.

Procédé de M. Mott. — Première incision : sa longueur est de huit centimètres un millimètre (trois pouces) ; elle est transversale ; elle siége à treize millimètres (cinq lignes environ) au-dessus de la clavicule ; son angle interne correspond à la trachée. Deuxième incision : elle offre l'étendue de la première à l'extrémité interne de laquelle elle vient se rendre ; elle longe le bord interne du sterno-mastoïdien, qui est ensuite coupé inférieurement dans toute son épaisseur, et presque dans toute la longueur de son diamètre antéro-postérieur ; puis ce muscle est porté en haut et en dehors. Le sterno-hyoïdien et le sterno-thyroïdien sont divisés sur la sonde cannelée ; on écarte la jugulaire interne, la sous-clavière, la carotide, les branches veineuses et les nerfs voisins ; au besoin, on détache la plèvre du tronc brachio-céphalique ; enfin, l'artère innominée est liée.

Græfe a suivi le procédé que nous venons de décrire ; mais il s'est servi d'un presse-artère qu'il a laissé dans la plaie. On a émis l'idée singulière de *trépaner le sternum.*

Procédé de M. O'Connel. — «Placé à gauche du sujet, près de sa tête, qui est portée en arrière, je pratique d'abord une incision longue de quinze à dix-huit lignes, le long du bord interne du muscle sterno-cléido-mastoïdien gauche à partir du sternum, divisant la peau, le tissu cellulaire, quelques fibres du muscle peaucier, et la partie moyenne du fascia du cou ; écartant un peu les lèvres de la plaie, j'incise dans la ligne celluleuse qui sépare les bords internes des muscles sterno-thyroïdiens, j'introduis le doigt indicateur gauche sous le muscle sterno-thyroïdien droit : entre lui et la trachée existe une lame profonde et très-forte du *fascia cervicalis.* Je divise cette lame avec l'ongle ou avec un bistouri boutonné ; portant le doigt sous ce fascia, je suis le tuyau aérien jusqu'à l'artère innominée posée sur lui ; je m'assure bien de la position du vaisseau, et je fais fléchir et fixer fléchie la tête du sujet ; avec le même doigt, je porte en avant les veines sous-clavière gauche et jugulaire interne droite ; je porte ensuite

un crochet mousse œillé, armé d'un fil rond, entre ce doigt qui
protége les veines et les artères ; je fais tourner le crochet ou aiguille en arrière ; alors, faisant saisir par un aide le bout du fil
avec une petite pince, je retire le crochet, comme je l'avais introduit, toujours protégeant les veines avec l'indicateur gauche
qui n'a pas bougé. L'artère innominée se trouve embrassée par
la ligature que je serre à loisir, mais avec précaution, portant les
deux indicateurs au fond de la plaie. J'évite autant que possible
les veines placées sous le muscle sterno-mastoïdien; si elles sont
lésées, j'en fais la ligature. On peut lier l'artère à l'endroit d'é-
lection ; le fil est passé d'abord en dehors, près de sa terminaison ;
mais rien n'est plus facile que de le porter plus en dedans, en le
tirant dans ce sens entre l'artère et la trachée-artère. Ni la plèvre,
ni le nerf pneumogastrique ne sont en danger ; quelques filets
cardiaques qui rampent sur le vaisseau, sont nécessairement em-
brassés par la ligature. Il est impossible de concevoir une opération plus facile ou plus prompte ; et chose digne de remarque,
elle convient presque sans modification pour la ligature de la
sous-clavière ou de la carotide droite. » *Dissertation sur la ligature de l'artère innominée (tronc brachio-céphalique) et des artères sous-clavières entre leur origine et la première côte*, par
Thomas King. 1828, Paris. Le mode opératoire qu'on vient de
lire n'a pas été décrit par M. *Velpeau* ; vous n'en serez pas
étonné quand vous connaîtrez le texte suivant extrait de l'ouvrage
de cet écrivain. « Mais le meilleur procédé, celui qu'on exécute
avec plus de facilité sur le cadavre, est le suivant, qui ne diffère
d'ailleurs que très-peu du procédé imaginé par M. O'Connell, de
Liverpool, et que M. King a décrit dans sa thèse.

» D. *Procédé combiné de l'auteur. I. Premier temps.* L'opérateur, placé à gauche, fait dans la fossette sus-sternale du cou,
une incision d'environ trois pouces sur le bord interne du muscle
sterno-mastoïdien *gauche*, obliquement, de dehors en dedans ou
de gauche à droite ; divise ainsi successivement la peau et la
couche sous-cutanée, le feuillet superficiel du *fascia cervicalis*,
le tissu cellulaire graisseux, et une seconde lame fibreuse. Rencontrant ensuite derrière le muscle sterno-thyroïdien le plexus
thyroïdien, l'artère thyroïdienne de Neubauër, quand elle existe,
il écarte ces vaisseaux ou les fait écarter par un aide; en pratique
même la ligature, s'il ne peut pas les éviter, et arrive jusqu'à la
trachée.

III.   8

» II. *Deuxième temps.* Alors se présentent la veine sous-clavière gauche et la jugulaire interne du côté droit, qu'il faut décoller et repousser avec précaution à droite et en haut au moyen de la sonde. Le chirurgien, faisant fléchir un peu la tête du malade, tâche de reconnaître l'artère entre la trachée et le muscle sterno-hyoïdien droit ; il en isole d'abord la concavité en faisant pénétrer d'avant en arrière, entre elle et la veine cave supérieure, l'extrémité d'une sonde légèrement recourbée, et la reprend de la même manière du côté de la trachée, pour en dénuder la face postérieure et la soulever.

» III. *Troisième temps.* Augmentant un peu la courbure de la sonde, qui sert à diriger le stylet porte-fil, soit qu'on le fasse glisser d'avant en arrière et de droite à gauche, ou bien d'arrière en avant et de gauche à droite, il prend garde, pendant toute cette manœuvre, de déchirer la plèvre, de toucher le nerf vague, qu'on laisse à droite, et de trop tirailler la veine sous-clavière, qu'il serait peut-être plus commode, sur l'homme vivant, de soulever ou d'abaisser pour passer la sonde entre elle et la trachée, que de la retirer, comme je l'indiquais tout à l'heure.

» IV. Ce procédé, incontestablement plus simple, et moins dangereux qu'aucun autre, a cela d'avantageux encore, que la même incision servirait à merveille pour la ligature de l'une ou de l'autre sous-clavière, en dedans des scalènes, et de l'une ou de l'autre carotide, près de leur origine. » *Nouveaux éléments de médecine opératoire,* par M. *Velpeau,* t. II, p. 249. Comparez maintenant les deux derniers textes que vous venez de lire, et il ne sera pas difficile de savoir pourquoi M. *Velpeau* n'a pas voulu mettre en regard avec son ingénieux *procédé combiné,* le mode opératoire de M. *O'Connell.*

Appréciation. — Le procédé de M. *O'Connell* peut être mis en usage sur le cadavre ; mais sur l'homme vivant, l'incision qui constitue ce procédé, ne permettrait de lier le tronc brachio-céphalique qu'avec de très-grandes difficultés, lors même qu'elle serait prolongée en haut ; l'opérateur agirait dans un trop petit espace ; il n'y verrait guère les organes importants qu'il doit éviter , les vaisseaux qu'il est très-souvent obligé de lier et dont le sang remplit l'espèce d'infundibulum étroit où il opère. Je crois que les chirurgiens qui ont pratiqué des opérations à la partie inférieure du cou et qui ont pénétré assez profondément soit à travers les tissus qui la constituent, soit entre ces tissus, partage-

ront mon opinion, car ici, le sang coule abondamment; c'est surtout dans les cas difficiles qu'on doit avoir ses coudées franches;
ce principe, proclamé depuis très-longtemps par tous les bons
esprits, était très-spécialement recommandé par l'école essentiellement pratique de *Dupuytren*. Le mode opératoire de M. *Mott*
possède le dernier avantage que nous venons d'indiquer ; il mérite la préférence ; *Grœfe* l'a adopté parce qu'il avait beaucoup
vu et bien vu.

Lorsque le tronc brachio-céphalique est oblitéré, la circulation
se rétablit par la sous-clavière, par la carotide gauche et surtout
par les branches que fournit le premier de ces vaisseaux, voyez l'*A-
natomie chirurgicale*. Quand on a pratiqué l'opération dont nous
nous occupons, la gangrène du membre thoracique est moins à redouter que les hémorrhagies, les phlegmasies de la plèvre, du poumon, et que les épanchements dans la cavité thoracique; les inflammations allant gagner l'aorte et se propageant au cœur sont rares.

Mais puisque la ligature du tronc brachio-céphalique est extraordinairement dangereuse, puisqu'elle ne compte aucun succès, ne pourrait-on pas la remplacer par la méthode de *Brasdor*?
Nous avons déjà traité de cette méthode dans le second volume
de cet ouvrage ; il ne sera cependant pas inutile de nous en occuper encore quelques instants relativement à l'anévrisme du tronc
brachio-céphalique. Les procédés qu'on a employés sont : 1º la
ligature de la sous-clavière ; 2º la ligature de la carotide primitive ;
3º la ligature simultanée de ces deux artères; 4º la ligature successive de ces deux vaisseaux.

*Ligature de la sous-clavière en dehors des scalènes : appa-
rence de guérison*. — Treize mois après l'opération, nouvelle tumeur au bas du cou; mort au bout de onze mois. Autopsie : sac
anévrismal siégeant sur l'artère innominée ; il est rétréci dans un
sens et dilaté dans l'autre ; carotide primitive non oblitérée (*Wardrop*). Ligature de la sous-clavière en dehors des scalènes ; cinquième jour, hémorrhagie ; elle se montre légère les jours
suivants : mort par suffocation un mois après l'opération. Autopsie : tumeur anévrismale formée par le tronc brachio-céphalique ;
orifice aortique de celui-ci de la largeur d'une pièce de six livres ;
crosse de l'aorte dilatée ; artère carotide droite oblitérée par la
pression de la tumeur (M. *Laugier*).

Ligature *de la carotide;* disparition de la tumeur : Mort par
suffocation huit mois après l'opération. Autopsie : anévrisme du

tronc brachio-céphalique ; son volume est énorme dans la poitrine ; sous-clavière perméable du côté opéré (*V. Mott*). M. *Evans*
a lié la carotide primitive ; il dit que son malade est guéri ; mais
il existe des doutes sur la nature de l'affection morbide, et, lors
même qu'on aurait eu affaire à un anévrisme, il n'est pas possible
de savoir quelle artère en était le siége. Application d'un lien
sur la carotide; mort quelques heures après : Autopsie : anévrisme
de l'artère innominée ; désordres considérables sur les viscères
thoraciques (*Key*). Ligature de la carotide ; pleuro-pneumonie :
Mort le septième jour : Autopsie : anévrisme volumineux du
tronc brachio-céphalique et de l'origine de la sous-clavière (*Fer-
gusson*). Un fil est appliqué sur la carotide : amélioration de la
santé : Mort subite, vingt mois après l'opération : Autopsie : anévrisme du tronc innominé, de la carotide et de la sous-clavière ;
tumeur très-volumineuse située dans l'intérieur du thorax sous
le sternum ; crosse de l'aorte dilatée et complétement ossifiée ;
valvules sygmoïdes participant à cet état ; tissu du cœur enflammé
(*Morisson*). J'ai dit, voyez le second volume de cet ouvrage,
page 828, que je ne connaissais pas les circonstances dans lesquelles ce chirurgien avait opéré ; des recherches ultérieures
m'ont fourni les documents qu'on vient de lire.

Ligature *simultanée de la carotide primitive et de la sous-
clavière du même côté* : mort le sixième jour ; on trouva un anévrisme sur le tronc innominé ; on vit la carotide gauche et la
vertébrale droite oblitérées ; la circulation cérébrale n'avait eu
pour s'entretenir que l'artère vertébrale gauche (*Rossi*).

On lie *d'abord la carotide ;* amélioration de la santé pendant
deux ans, au bout desquels la respiration devient très-difficile ;
on applique alors un lien *sur la sous-clavière* en dehors des scalènes du même côté : Mort quatre mois après la seconde opération : Autopsie : restes d'un anévrisme considérable sur le tronc
innominé (*Fearn*). Lorsque je me suis occupé de la méthode de
Brasdor, V. le second volume de cet ouvrage, j'avais fait des recherches inutiles pour connaître les circonstances dans lesquelles
Fearn a opéré ; je n'ai pu les indiquer qu'aujourd'hui. Application d'un lien sur la carotide ; diminution de la maladie qui
augmente ensuite ; ligature, en dehors des scalènes, de la sous-
clavière du même côté ; amélioration : deux mois après la seconde
opération, deux hémorrhagies en vingt-quatre heures : mort :
Autopsie : *aorte dilatée et incrustée de matières calcaires. L'ané-*

vrisme n'existe que sur le tronc brachio-céphalique avant sa bi-
furcation. Le siége et l'étendue de la tumeur sont tels, dit l'au-
teur, qu'on aurait pu lier le vaisseau entre le cœur et l'anévrisme.
Le sternum et la clavicule sont en partie érodés vers leurs points
de contact. L'articulation sterno-claviculaire est détruite. Le sac
anévrismal s'étendait jusqu'au cartilage thyroïde; il s'est rompu
vers le côté gauche. (Wickham).

Rappelons en passant que *Montgommery* lia la carotide, que
le sujet mourut cinq mois après, qu'on ne trouva sur ce vaisseau aucune trace de kyste anévrismal, et qu'on vit l'aorte
anévrismale; la maladie siégeait entre l'origine du tronc brachio-
céphalique, et celle de la carotide primitive.

S'il était permis de tirer des conséquences générales de quelques faits, on pourrait conclure de ceux qui précèdent, que dans
les cas d'anévrismes situés sur le tronc brachio-céphalique, la
ligature de la carotide paraît la plus avantageuse; mais on a vu
que la méthode à laquelle nous donnons la préférence n'a obtenu qu'une guérison définitive qui est néanmoins contestée;
car, contre l'opinion que nous avons émise nous-même, page 825
du second volume de cet ouvrage, nous lisons dans la thèse citée
plus haut de M. *Guettet*, et dans laquelle l'observation du sujet
dont nous nous occupons est rapportée avec beaucoup de détails,
qu'un an après l'opération la tumeur anévrismale augmenta. Du
reste, nous le répétons, on a établi des contestations sur la nature
de la maladie, et il n'est pas possible d'ailleurs de savoir si l'anévrisme appartient à la carotide ou bien au tronc innominé. Ainsi
cette observation n'est pas concluante. Faisons remarquer que
les cas où les malades ont obtenu un bénéfice notable, mais limité de l'opération, sont à notre connaissance au nombre de
cinq, et que nous en avons trouvé quatre dans lesquels les sujets
sont morts presque immédiatement après avoir été opérés. Les
opérations destinées à combattre, par la méthode de *Brasdor*,
l'anévrisme du tronc brachio-céphalique lui-même, et s'étendant
quelquefois sur les vaisseaux voisins, ne sont donc pas très-favo-
rables, comme on pourrait le croire en lisant quelques auteurs
modernes. On aiderait l'action de la ligature par les réfrigérants
et par la méthode modifiée de *Valsalva*.

N'oublions pas de faire remarquer que, d'après quelques faits,
la ligature de la carotide primitive a retardé la marche d'anévrismes siégeant même sur la crosse de l'aorte.

Ligature de l'artère carotide primitive; anatomie chirurgicale. — Examinons d'abord en général la portion cervicale de cette artère; elle est recouverte par la peau, par le tissu cellulaire sous-cutané, par le fascia superficialis, par le peaucier, par le feuillet superficiel de l'aponévrose cervicale; entre ce feuillet et le muscle que nous venons d'indiquer, existent les branches antérieures du plexus cervical superficiel et la branche antérieure de la jugulaire externe : cette branche manque très-souvent. Plus profondément et tout à fait en haut se rencontre une couche de tissu cellulaire assez abondante ; vient ensuite l'aponévrose cervicale moyenne, et puis enfin une dernière lame aponévrotique couvrant la gaîne des vaisseaux. Depuis sa terminaison au niveau du bord supérieur du cartilage thyroïde jusqu'à deux centimètres sept millimètres (un pouce) au-dessous, la carotide primitive n'est couverte que par les couches organiques que nous venons d'énoncer. Au-dessous du point que nous avons indiqué s'observent toutes ces couches organiques auxquelles il faut joindre les suivantes : à la partie inférieure du cou la carotide primitive est recouverte par le bord interne du sterno-mastoïdien dans l'étendue de un centimètre deux millimètres (cinq lignes); à deux centimètres sept millimètres (un pouce) au-dessus de la clavicule on la trouve à cinq millimètres (deux lignes) en dehors de ce bord; à quatre centimètres un millimètre (un pouce et demi) au-dessus du même os elle correspond à la partie la plus interne de ce même bord; à deux centimètres sept millimètres (un pouce) au-dessous de la partie supérieure du cartilage thyroïde, elle abandonne la face postérieure du faisceau musculaire dont nous nous occupons, pour longer son côté interne. J'ai indiqué avec soin les rapports qu'on vient de lire, parce que j'ai vu, dans mes cours de médecine opératoire, les élèves décoller presque toujours trop en dehors ce faisceau musculaire, et produire ainsi un déchirement où fréquemment ils cherchaient en vain le vaisseau.

Les rapports des muscles sterno-hyoïdien et sterno-thyroïdien entre eux et avec la carotide primitive, nous ayant paru avoir été indiqués tantôt fort vaguement, d'autres fois très-inexactement par les auteurs même modernes, nous avons prié nos aides, MM. *Guérineau, Robert, Boyer* et *Bachelay,* de les disséquer sous nos yeux ; voilà les résultats que nous avons obtenus : nous avons vu le sterno-thyroïdien qui est recouvert en grande partie par le sterno-hyoïdien, le déborder en dehors sur un premier sujet de cinq millimètres (deux lignes), sur un second de neuf millimètres (quatre lignes), sur un troisième et sur un quatrième de sept millimètres (trois lignes).

Au niveau de la clavicule, le sterno-hyoïdien dépasse en dehors de cinq millimètres (deux lignes) l'artère carotide primitive; à un centimètre huit millimètres (huit lignes) au-dessus de cet os, ce muscle couvre la moitié interne du diamètre transversal du vaisseau; à trois centimètres quatre millimètres (quinze lignes) au-dessus du cylindre osseux claviculaire le bord externe du faisceau musculaire dont nous traitons et la face interne du tube artériel se correspondent; au-dessus de ce point, ils s'éloignent l'un l'autre; la carotide primitive devient externe à ce muscle. Tous ces rapports sont médiats, puisque le faisceau musculaire qui nous occupe ne couvre pas même complétement, nous le répétons, le sterno-thyroïdien. On sait que ce dernier est appliqué sur la carotide : à ras la partie supérieure de la clavicule, le bord externe de ce muscle est situé à neuf millimètres (quatre lignes) en dehors de ce vaisseau : à deux centimètres sept millimètres (un pouce) au-dessus de cet os, ce bord et la face externe du tube artériel se correspondent; à un centimètre quatre millimètres (six lignes) plus haut, le même bord du même muscle siége sur le milieu du diamètre transversal de l'artère; à cinq centimètres quatre millimètres (deux pouces) au-dessus du cylindre osseux claviculaire, un espace de sept millimètres (trois lignes) sépare le faisceau musculaire de cette artère; une lame aponévrotique embrasse le sterno-hyoïdien et le sterno-thyroïdien. Mais les bords internes de ces muscles étant situés tous les deux sur la ligne médiane, il n'était peut-être pas sans quelque importance d'indiquer la distance existant entre eux et l'artère carotide primitive, suivant la hauteur à laquelle on les examine : à ras la partie supérieure de la clavicule, ces bords sont à deux centimètres cinq millimètres (onze lignes) en dedans du vaisseau ; à deux centimètres sept millimètres (un pouce) plus haut, on les rencontre à trois centimètres quatre millimètres (quinze lignes); à cinq centimètres quatre millimètres (deux pouces) au-dessus du cylindre claviculaire, ils sont à quatre centimètres trois millimètres (dix-neuf lignes); ainsi donc, il est infiniment préférable de les écarter en procédant de dehors en dedans.

A deux centimètres trois millimètres (dix lignes) environ au-dessus de la clavicule, l'artère est encore couverte par la glande thyroïde ; il existe à cet égard beaucoup de variétés. L'omo-hyoïdien croise la direction du tube artériel à cinq centimètres quatre millimètres (deux pouces) au-dessus du cylindre claviculaire ; il forme là avec lui un angle à sinus inférieur de quarante-cinq degrés environ ; il correspond au tube artériel par l'origine inférieure de sa portion charnue supérieure. On voit sur la partie supérieure de la gaîne du vaisseau, dans une étendue très-variée, l'anse de l'hypoglosse et les branches qu'elle fournit, dont l'une descend le long de la carotide primitive. Des rameaux veineux, dont le nombre varie, forment des angles divers avec l'axe du tube artériel pour se rendre à la jugulaire interne. Immédiatement au-dessus de la clavicule, cette veine est située à cinq millimètres (deux lignes) en dehors de l'artère ; quand elle a parcouru de bas en haut et de dehors en dedans l'étendue de deux centimètres sept millimètres (un pouce), et qu'elle est à l'état de vacuité, on la trouve au côté externe de la carotide primitive ; lorsqu'elle est distendue, elle couvre plus ou moins largement la face antérieure de ce vaisseau. Vers l'extrémité supérieure de l'artère, la veine tend à devenir postérieure ; elle repose en bas sur le scalène antérieur ; le nerf diaphragmatique, dont nous avons rigoureusement indiqué la position à l'occasion de l'anatomie de la sous-clavière, longe inférieurement son côté externe. La huitième paire de nerfs est située en dehors et en arrière du tube artériel ; la veine la couvre en grande partie. Le grand sympathique est placé derrière l'artère et près de son bord interne ; le nerf récurrent laryngé est couvert par la carotide primitive depuis la clavicule jusqu'à deux centimètres sept millimètres (un pouce) au-dessus ; après avoir croisé cette artère à la hauteur que nous venons d'énoncer, il l'abandonne pour se jeter en dedans derrière la trachée ; le vaisseau dont nous nous occupons repose sur la colonne vertébrale, dont il est séparé par les muscles long du cou et droit antérieur de la tête ; à quatre centimètres sept millimètres (un pouce neuf lignes) au-dessus de la clavicule, l'artère thyroïdienne inférieure passe sous lui à angle droit ; la hauteur que nous venons d'indiquer offre des variétés. La carotide primitive est située en dedans le long de la trachée, de l'œsophage, plus immédiatement à gauche qu'à droite, de la glande thyroïde et du larynx. Cette artère est entourée par du tissu cellulaire et par des ganglions lymphatiques assez nombreux ; elle est oblique de bas en haut et de dedans en dehors ; elle forme avec l'axe du tronc un angle à sinus supérieur de huit à dix degrés. Elle ne fournit ordinairement aucune branche dans son trajet ; chez des sujets qui ne sont cependant pas très-rares, elle donne la thyroïdienne inférieure ou bien un rameau désigné sous le nom de thyroïdienne moyenne ; cette dernière artère prend son origine à des hauteurs variées. M. *Dubreuil* a disséqué un cadavre sur lequel ce vaisseau partait de la carotide primitive à un centimètre (quatre lignes) au-dessus du tronc innominé ; il se rendait directement , sans présenter aucune flexuosité dans le corps thyroïde : il s'anastomosait avec les thyroïdiennes supérieure et inférieure du même côté ; le volume de cette dernière était diminué de moitié. *Neubauer* a vu naître de la carotide primitive la mammaire interne droite , et une artère thymique.

Terminons en exposant les faits anatomiques qui suivent : les deux artères carotides primitives diffèrent entre elles sous le rapport de leur longueur et de leur origine ; la direction que nous leur avons assignée plus haut présente aussi quelques différences, suivant qu'on les examine à droite ou à gauche ; de ce dernier côté la carotide primitive naît de l'aorte ; à droite elle a un tronc commun avec la sous-clavière ; ce tronc est le brachio-céphalique ; il part de l'aorte un peu au-dessus de la carotide gauche ; il serait donc inutile de dire que cette carotide est plus longue que la droite, et que cette différence est en rapport avec la longueur de l'artère innominée; la disposition de la crosse de l'aorte y contribue d'ailleurs ; la carotide gauche est située à sa naissance beaucoup plus profondément que la droite ; aussitôt que ces deux derniers vaisseaux sont arrivés à la région cervicale, on les voit sur le même plan. Est-il besoin de rappeler qu'ils laissent entre eux un espace où l'on trouve la trachée , l'œsophage, le larynx et le pharynx ; ils n'offrent aucune incurvation dans leur trajet , pour ne pas nous servir de cette singulière phrase de M. *Cruveilhier*, leur trajet est *rectiligne* et sans *flexuosité*. La carotide primitive gauche ne sortant du thorax qu'après y avoir parcouru l'espace de un centimètre quatre millimètres (un demi-pouce) présente à sa partie inférieure les rapports suivants : 1° En arrière on trouve la trachée et l'œsophage , les artères sous-clavière et vertébrale gauche. 2° En avant, la veine sous-clavière gauche , les muscles sterno-hyoïdien et sterno-thyroïdien, et médiatement le sternum. 3° En dedans se rencontre le tronc brachio-céphalique dont l'artère est séparée par un intervalle où siége la trachée-artère. 4° En dehors, le côté gauche du médiastin.

Mais tous les opérateurs comprendront aisément combien il est important d'indiquer l'étendue dans laquelle les carotides primitives peuvent être couvertes par le sternum et par l'articulation sterno-claviculaire ; car il faut qu'ils sachent à quelle distance le lien doit être placé soit de l'aorte, soit du tronc brachio-céphalique. Nous ne sommes pas d'ailleurs étonné de voir ces données manquer dans le commun des martyrs et même dans les ouvrages les plus modernes. Nous avons déjà dit qu'il fallait refaire l'anatomie presque tout entière ; voilà une nouvelle preuve à ajouter aux preuves très-nombreuses sur lesquelles nous avons appuyé cette idée très-irritante sans doute pour beaucoup d'hommes, mais utile à l'humanité aux intérêts de laquelle nous n'avons jamais opposé de coupables vues ; *nam agitur de pelle humanâ* (*Baglivi*). A droite l'origine de la carotide primitive siége au niveau de la partie supérieure de l'articulation sterno-claviculaire, le tronc brachio-céphalique ayant deux centimètres sept millimètres (un pouce) de longueur ; lorsque ce tronc est plus long, cette origine existe sur un point plus élevé ; quand il est plus court, on la voit plus bas. A gauche l'origine de la carotide primitive est située sous la partie moyenne du diamètre transversal du sternum, et à un centimètre quatre millimètres (un demi-pouce) en dedans et au-dessous de la face supérieure de l'articulation sterno-claviculaire. De la grande lacune anatomique que nous venons de signaler, résulte que les uns n'ont rien dit de la distance à laquelle on devait lier la carotide au-dessus de la clavicule, et que les autres ont avancé qu'il fallait poser le lien le plus bas possible, tandis qu'il est évident, d'après les données anatomiques établies plus haut, qu'à gauche, le fil doit être mis au moins à un centimètre quatre millimètres (un demi-pouce) au-dessus de cet os, et à droite à plus de deux centimètres sept millimètres (un pouce) ; car ici on a à craindre l'augmentation anormale de la longueur du tronc brachio-céphalique.

Pour les deux portions musculaires qui constituent le sterno-mastoïdien, pour leur interstice, voyez dans ce volume la page 68.

Anomalies. — M. *Langenbeck* a disséqué un sujet sur lequel la carotide primitive fournissant la thyroïdienne supérieure ne donnait pas de carotide externe ; on a rencontré quelques cas rares où l'artère dont nous nous occupons se bifurquait près de son origine et non pas à la partie supérieure du larynx ; on a observé un cadavre qui portait à droite la carotide et la sous-clavière émergeant séparément de l'aorte ; elles avaient à gauche un tronc commun. *Burns* a vu le tronc brachio-céphalique remonter jusqu'à l'angle de la mâchoire inférieure et se bifurquer à cette hauteur. On sait que chez la femme la carotide primitive se termine à quelques millimètres (quelques lignes) au-dessous de l'extrémité supérieure du larynx. Mais citons le texte suivant comme un modèle très-difficile à imiter :

« *Carotide primitive ; anatomie.* A. — En sortant de la poi-
» trine, l'artère carotide se place bientôt sur le côté des canaux
» de la respiration et de la *déglutination* où elle se tient, jusqu'au
» moment de sa bifurcation, qui a généralement lieu vis-à-vis de
» l'espace thyro-hyoïdien. La veine jugulaire interne est accolée
» à sa face externe, et cache même en partie la face antérieure
» pendant la vie. En dedans, des lamelles celluleuses élastiques et
» résistantes, des rameaux du nerf récurrent, de l'artère thyroï-
» dienne inférieure, la séparent du larynx, de la trachée et de
» l'œsophage. Les nerfs cardiaques du pneumo-gastrique, les
» filets internes du grand sympathique, en croisent plus ou
» moins obliquement la face postérieure, dont le bord externe
» est en outre longé, dans toute son étendue, par le trisplanchnique
» et le pneumo-gastrique eux-mêmes. Une gaîne jaunâtre, solide,
» difficile à déchirer, l'unit à la veine, aux cordons nerveux, et
» à la branche descendante du grand hypoglosse qui en suit habi-
» tuellement la région antéro-externe. Appuyée d'ailleurs sur le
» devant des vertèbres cervicales, recouverte près de sa racine par
» le muscle sterno-mastoïdien, qui s'en éloigne bientôt au point
» de la laisser libre sur tout son côté interne, par le bord externe
» des muscles sterno-hyoïdien et sterno-thyroïdien, puis par le
» lobe correspondant de la glande thyroïde, et des veines quel-
» quefois assez grosses, qui viennent se dégorger dans la jugu-
» laire interne, elle est comme divisée en deux portions par le
» muscle omoplat-hyoïdien, vers le milieu de la région sous-
» hyoïdienne.

» Ce petit muscle, en effet, transforme le côté du cou en deux
» espaces triangulaires fort réguliers. Dans le *triangle* inférieur
» ou *omo-trachéal*, limité par la trachée, la clavicule et le faisceau
» musculeux dont il s'agit, l'artère, cachée par la racine interne

» du sterno-mastoïdien , ne présente que des rapports fort sim-
» ples, mais elle se trouve très-profondément située: dans l'autre
» ou le *triangle omo-hyoïdien*, qui est circonscrit par le bord du
» sterno-mastoïdien en dehors, la ligne transversale qui limite la
» région sous-hyoïdienne en haut, et le muscle scapulo-hyoïdien
» en bas, elle est beaucoup plus superficielle ; mais c'est là qu'un
» plexus veineux couvre souvent sa face antérieure.

» Toutefois, la carotide droite, plus courte, comme on sait ,
» que la carotide gauche, à cause du tronc innominé, étant aussi
» sensiblement plus rapprochée de la ligne médiane et plus su-
» perficielle, à cause de la trachée qui la soulève près du sternum ,
» est par cela même aussi facile à atteindre dans l'espace *omo-tra-*
» *chéal* que dans le triangle *omo-hyoïdien*.

» B. *Anomalies.* — Parmi les variétés que présentent les ar-
» tères carotides, il en est quelques-unes dont le chirurgien ne
» doit pas perdre de vue la possibilité. Celle du côté droit peut
» venir directement de l'aorte. D'autres fois le tronc innominé
» s'élevant plus haut que de coutume, comme M. Harisson en
» cite un exemple, elle se trouve ainsi raccourcie d'autant. Za-
» gorsky a vu la carotide et la sous-clavière gauche naître d'un
» tronc commun, tandis qu'à droite elles étaient séparées. J'ai vu,
» comme A. Monro, Scarpa, A. Burns, Goodman, Meckel, etc.,
» les deux carotides sortir du tronc innominé, être fournies par
» un tronc commun venant de l'aorte, distinct des deux sous-
» clavières ; mais il est rare qu'elles se séparent en carotide ex-
» terne et en carotide interne de la partie inférieure du cou ,
» comme Burns et quelques autres l'ont rencontré. M. Langen-
» beck a vu la carotide primitive divisée en carotide interne et
» thyroïdienne supérieure, ne point fournir la carotide externe,
» et Burns cite des exemples où le tronc céphalique ne se bi-
» furquait qu'au niveau de l'angle maxillaire. » *Nouveaux élé-*
ments de médecine opératoire, par M. *Velpeau*, t. II, p. 226,
227 et 228.

Opération. Des observations citées par *Percy*, *Larrey*. *Du-*
puytren, *Willaume*, *Yvan*, *De Noter*, *Kuhl*, etc., prouvent que
l'anévrisme variqueux peut être produit par des lésions traumatiques de la carotide ; ces lésions ne sont donc pas essentiellement
mortelles.

La crainte de résultats funestes après la ligature de l'artère
carotide primitive a longtemps empêché les chirurgiens de la

pratiquer ; cependant déjà du temps de *Galien* on savait que l'oblitération de ce vaisseau obtenue sur des chiens leur avait permis de vivre : l'anatomie pathologique a d'ailleurs démontré que l'obturation complète de l'un et même des deux vaisseaux dont nous nous occupons peut ne pas être suivie de la mort : *Baillie* a disséqué un cadavre chez lequel l'un des troncs carotidiens était beaucoup rétréci et l'autre complétement bouché, *A. Cooper* et *Pelletan* ont cité chacun un fait de ce genre. Guérison spontanée d'un anévrisme ; mort sept ans après : *J. L. Petit* trouve la carotide droite entièrement fermée ; *Haller* a vu la gauche dans le même état. *Jadelot* a observé un sujet sur lequel les deux tubes artériels dont nous traitons étaient oblitérés. On a cru d'ailleurs longtemps qu'il n'était pas possible de comprimer au cou pour en ouvrir avec sécurité les poches anévrismales : au rapport de *Harder* les chirurgiens de la Charité essayèrent cette ouverture; le malade succomba immédiatement. On extirpait une tumeur squirrheuse , on blessa l'une des carotides; *Hebenstreit* dit qu'on pratiqua très-heureusement la ligature de ce vaisseau. A l'occasion de la blessure des carotides externe et interne, *Abernethy* obtint un succès; M. *Fleming* a réussi. *Brown* , *Hodgson* , *Collier* , *Dupuytren* , *Percy* , *Yvan* , etc. , citent des observations où l'on a lié la carotide à la suite de plaies. Dans le cas d'anévrisme *A. Cooper* tenta le premier en 1805 la ligature de la carotide primitive ; il échoua, mais il fut plus heureux au mois de juin 1808. Un malade opéré par *Cline* au mois de septembre de la même année succomba. On dit , et je ne garantis pas le fait, que *Deschamps* fils et *Horeau* ont proposé en 1800 ou 1801 l'opération dont nous nous occupons; elle est maintenant adoptée.

Non-seulement on a lié la carotide primitive pour combattre des hémorrhagies et des anévrismes; mais encore on a employé ce moyen contre les tumeurs érectiles de la tête et du cou, contre des tumeurs fongueuses ; on a aussi pratiqué cette ligature pour faciliter l'extirpation ou l'amputation des tumeurs thyroïdiennes, pharyngiennes et parotidiennes, pour guérir des maladies de l'encéphale ou des nerfs qui en naissent, et enfin pour rendre moins difficile et moins dangereuse la résection ou l'amputation d'une étendue variée de l'os maxillaire inférieur.

La ligature de la carotide primitive a été très-souvent, jusqu'aujourd'hui, suivie d'insuccès : d'après un assez grand nombre d'observations recueillies dans les annales de l'art, il paraîtrait qu'on a perdu presque un malade sur deux, proportion vraiment effrayante. Quand on a lié le tube artériel dont nous nous occupons, la circulation continue jusqu'à un certain point, par la vertébrale, par la cervicale ascendante, etc., du côté de l'opération ; elle se rétablit d'ailleurs complétement par les artères du côté opposé ; ce sont la vertébrale, la carotide interne, la temporale, l'occipitale, la faciale, la linguale, la sous-orbitaire, les thyroïdiennes supérieure et inférieure, etc. ; cette facilité du retour du sang a souvent l'inconvénient de reproduire les battements de la tumeur lorsqu'on a opéré suivant la méthode d'*A. Paré*, et d'augmenter, mais rarement, le volume de cette tumeur. On a vu ces battements consécutifs persister plusieurs semaines ; ils durèrent deux mois chez le malade de M. *Walther ;* il est vrai que cet homme portait un anévrisme de la carotide externe. Faisons d'ailleurs remarquer que la ligature du tronc carotidien primitif a guéri des poches anévrismales siégeant à la face, à l'extérieur du crâne et dans l'orbite. Assez souvent la méthode modifiée de *Valsalva* et la compression sont venues en aide aux chirurgiens. Un malade d'*Abernethy* succomba en proie au délire et aux convulsions. Sur les opérés de *A. Cooper, Macauley, Baravero, Vincent*, etc., l'hémiplégie s'est développée et n'a pas disparu. Un homme sur lequel *Horner* lia la carotide primitive, fut affecté d'aphonie. *Key, Cline, A. Cooper* ont vu périr des sujets à la suite de l'inflammation de la poche anévrismale. Des accidents cérébraux se développèrent chez l'un des opérés de *Key*, et chez un autre de *Langenbeck ;* un état comateux les enleva. On a encore observé, dans plusieurs cas, la phlegmasie des voies aériennes, des viscères pectoraux ; assez fréquemment des abcès se sont montrés au cou.

A cause des nombreuses anastomoses que nous avons indiquées plus haut, et qui rendent à la tête et au cou la circulation presque aussi active qu'à la main et à la partie inférieure de l'avant-bras, il faut, quand il s'agit d'une blessure de la carotide primitive et que cette artère n'est pas enflammée, lier les deux bouts du vaisseau ; car ici, sans cette précaution, les hémorrhagies consécutives devraient être beaucoup redoutées et surviendraient en effet très-souvent. Rappelons que de toutes les artères, la carotide primitive est celle sur laquelle la méthode de *Brasdor* a le mieux réussi.

Procédé ordinaire. — Le malade est couché en supination ; le cou est légèrement tendu; la tête est maintenue par un aide dans l'attitude moyenne entre la rotation à droite et celle à gauche, après que le chirurgien, pour relâcher le sterno-mastoïdien et mieux reconnaître la présence de son bord interne, a un peu incliné la face du côté de l'opération. Je ne suis pas d'ailleurs étonné que certain auteur moderne recommande de suivre pendant la manœuvre un précepte inverse de celui que nous indiquons avant qu'elle soit commencée; le principe établi par cet écrivain est le moyen le plus sûr de distendre le sterno-mastoïdien, de l'appliquer avec force sur l'artère et d'effacer presque toujours le bord interne de ce faisceau musculaire; mais il n'est pas permis à tout le monde d'arriver à Corinthe. Le même auteur a encore dit que la poitrine devait être légèrement *élevée;* il a probablement proposé cette position du thorax pour gêner la main du chirurgien, lorsqu'il opère de haut en bas, pour le forcer à la relever quand il terminera son incision, et à se servir presque exclusivement de la pointe du bistouri, qui alors devient dangereuse, il n'est besoin de le rappeler, voy. *les Généralités.* Recommandons en passant, quelle que soit l'opération qu'on pratique sur le cou, de ne pas trop le tendre ou de ne pas le fléchir outre mesure; car, de ces positions seulement un peu outrées résulterait une gêne plus ou moins grande de la respiration, qui, s'accroissant sous l'influence de la douleur, pourrait offrir des dangers, et devenir quelquefois funeste.

Le chirurgien fait, le long du bord interne du sterno-mastoïdien, une incision dont la longueur est de huit centimètres un millimètre environ (trois pouces); elle suit d'ailleurs la direction d'une ligne qui, commençant à un centimètre quatre millimètres (un demi-pouce) en dedans de l'extrémité sternale de la clavicule, irait se rendre à la partie antérieure de l'apophyse mastoïde. Cette incision siége à des hauteurs variées, suivant l'état pathologique: quand on opère très-bas, elle s'étend jusque contre le sternum; lorsqu'on veut mettre le vaisseau à découvert en haut, elle remonte plus ou moins au-dessus de sa bifurcation, pour arriver sur la carotide primitive à sa partie supérieure, c'est-à-dire depuis environ le bord supérieur du cartilage thyroïde jusqu'à deux centimètres sept millimètres (un pouce) au-dessous; on divise successivement et avec beaucoup de précaution la peau, le tissu cellulaire sous-cutané, le fascia superficialis, le peaucier, et, dans une seconde couche de tissu cellulaire, des branches antérieures du

plexus cervical superficiel ; on écarte au besoin la branche antérieure de la jugulaire externe ; plus profondément on incise
l'aponévrose cervicale superficielle , une troisième couche de
tissu cellulaire, l'aponévrose cervicale moyenne, du tissu lamineux et le feuillet aponévrotique cervical profond sur lequel
siége l'anse de l'hypoglosse qui doit être écartée, ainsi que ses
branches. A la hauteur dont nous nous occupons , personne ne
l'ignore, la carotide primitive, n'étant pas couverte par le sterno-
mastoïdien , il serait au moins inutile de le soulever ; il est d'ailleurs extraordinairement facile de saisir le vaisseau entre le larynx
et ce faisceau musculaire, voy. l'*Anatomie chirurgicale.*

Opérez-vous sur le tiers moyen environ du cou ? vous devez
diviser pour parvenir à la carotide toutes les couches organiques
que nous avons indiquées ; vous serez quelquefois aussi obligé
d'écarter la branche antérieure de la jugulaire externe ; mais il
faudra relever, dans une très-petite étendue , ce que les chirurgiens modernes semblent ignorer , le bord interne du sterno-
mastoïdien ; car à deux centimètres sept millimètres (un pouce)
seulement au-dessus de la clavicule, le tube artériel n'est qu'à
cinq millimètres (deux lignes) de ce bord ; à quatre centimètres
un millimètre (un pouce et demi) au-dessus de cet os, le même
bord le recouvre , voy. l'*Anatomie chirurgicale.* Rappelons qu'il
existe quelques légères variétés relativement au développement
du système musculaire. Ainsi la plaie n'offre donc pas encore les
conditions défavorables qu'on lui a attribuées : quant au muscle
omo-hyoïdien, rien n'est plus facile que de l'écarter au besoin, et
je ne comprends pas que l'idée de le couper quelquefois ait jamais
pu entrer dans la tête des chirurgiens. On tâche d'isoler du vaisseau la branche descendante de l'hypoglosse.

Si l'opération doit être pratiquée près de la partie inférieure
du cou , on divise d'abord les couches organiques que nous
avons indiquées ; on éloigne aussi en dehors le sterno-mastoïdien
dont le bord interne, à deux centimètres sept millimètres (un
pouce) au-dessus de la clavicule, ne dépasse l'artère que de
cinq millimètres (deux lignes), nous le répétons : à ras la partie
supérieure de la clavicule, ce bord est à un centimètre deux
millimètres (cinq lignes) en dedans du tube artériel. Ainsi
donc, même ici, si contre notre opinion, on voulait y opérer,
voy. l'*Appréciation des procédés opératoires,* la plaie n'offrirait pas des conditions aussi désavantageuses que celles qui

ont été signalées; au besoin, il serait très-facile et sans danger d'inciser, afin de faciliter l'écoulement du pus, le sterno-mastoïdien dans l'étendue de quelques millimètres (quelques lignes); pour la manœuvre, cette incision serait inutile. L'opérateur arriverait sur les muscles sterno-hyoïdien et sterno-thyroïdien; le premier de ces faisceaux musculaires ne couvrant le tube artériel à ras la partie supérieure de la clavicule, que dans l'étendue de cinq millimètres (deux lignes), et le second dans celle de neuf millimètres (quatre lignes), il nous paraît au moins inutile de couper ces muscles même à cette hauteur; car il serait facile de les soulever et de les écarter. Le principe important que nous venons d'établir et sur lequel les auteurs modernes n'insistent pas, parce qu'ils nous semblent ne pas avoir convenablement étudié l'anatomie chirurgicale, doit être encore plus spécialement suivi, lorsqu'on veut lier le vaisseau à un centimètre sept millimètres (un pouce), au-dessus du cylindre osseux claviculaire où le premier des faisceaux musculaires dont nous nous occupons, ne déborde pas même ce vaisseau en dehors, et où le second est situé presque à son côté interne, voy. l'*Anatomie chirurgicale;* mais n'oublions pas de recommander, pour relâcher au besoin les muscles qui couvrent l'artère, et pour pouvoir les écarter plus facilement, d'incliner la tête de leur côté, après qu'on aura incisé la peau, le tissu cellulaire sous-cutané, le fascia superficialis, le peaucier, l'aponévrose cervicale superficielle, et la moyenne : on divise ensuite un dernier feuilllet aponévrotique siégeant sur la gaîne des vaisseaux.

Lisez le texte suivant : « B. *Remarques.* En tombant d'abord en dedans du muscle sterno-mastoïdien, on courrait le risque de confondre ce faisceau charnu avec le sterno-hyoïdien, et de se fourvoyer; il est donc mieux d'inciser sur sa face externe, à quelques lignes en dehors de son bord, qu'il est toujours aisé de ramener ensuite au niveau de la plaie des téguments. » *Nouveaux Éléments de Médecine opératoire,* par M. *Velpeau,* t. II, p. 237. J'ai déjà dit souvent que pendant plus de quinze ans j'avais fait manœuvrer les opérations sur le cadavre, au moins durant huit heures par jour; j'ai manié alors un grand nombre d'intelligences, et j'affirme que je n'ai jamais vu commettre la trop grossière faute qu'on vient de signaler; comment concevoir en effet sa possibilité, quand on connaît la saillie si facile à apprécier et formée par le sterno-mastoïdien, quand on a étudié la différence qui existe entre l'épaisseur de ce muscle, la direction de ses fibres, et l'épaisseur et la direction de celles du sterno-thyroïdien, ou même du sterno-hyoïdien, quand on sait qu'il ne faut pas opérer sur le larynx, mais en dehors du larynx et en suivant la ligne que nous avons énoncée, lorsqu'enfin on n'ignore pas que dans la plupart des cas les battements du tube artériel sont les guides fidèles du chirurgien? Nous rejetons donc, comme une hérésie chirurgicale, comme agrandissant au moins inutilement la plaie et comme prolongeant à tort la manœuvre, l'incision faite à quelques millimètres (quelques lignes) en dehors du bord interne du sterno-mastoïdien.

Le tubercule saillant de la sixième vertèbre cervicale, indiqué par M. *Chassaignac*, serait un indice certain, la tête étant dans la rectitude, pour conduire sur le vaisseau si ses battements ne suffisaient pas toujours. Redisons que ce tubercule siége à cinq centimètres quatre millimètres (deux pouces) au-dessus de la clavicule ; mais pour faire du néologisme, on l'a nommé carotidien ; je demande ce qu'il y a de carotidien dans une vertèbre cervicale ; supposez maintenant, ce qui n'est et ce qui ne sera pas rare, que la donnée établie par notre honorable confrère ne soit pas connue des chirurgiens auxquels on la soumettra : où la chercheront-ils? sur la carotide dont elle porte le nom? mais ce n'est pas possible. Sur la clavicule, sur le sternum ? Ma foi où ils pourront. Quand j'ai indiqué le tubercule de la première côte pour la sous-clavière, je me suis bien gardé, dans la crainte très-fondée de ne pas être compris, de l'appeler tubercule sous-clavier ; on sait qu'au lieu de suivre des errements aussi nuisibles, je les combats.

Quant à l'idée d'éviter l'anse de l'hypoglosse, lorsqu'on opère en haut et contre la partie de la carotide qui n'est pas couverte par le sterno-mastoïdien, cette idée n'est pas fondée : car cette anse se forme à des hauteurs très-variées et plus souvent sur un point très-rapproché du bout supérieur du larynx que plus bas.

Procédé de M. Malgaigne, à la partie inférieure du cou. — D'après ce qui a été dit plus haut, le muscle satellite de l'artère à ce niveau n'est plus le sterno-mastoïdien, mais le muscle sterno-thyroïdien, lequel est un peu dépassé en dehors par le sterno-hyoïdien ; et la trachée est toujours le dernier point de ralliement. Il faut donc mettre d'abord largement à nu le sterno-hyoïdien vers son bord externe, le relever en dedans ou le couper en partie , s'il est nécessaire, et le sterno-thyroïdien mis à nu , chercher l'artère sous son bord externe.

» Le malade doit être couché sur le dos, la tête renversée en arrière, mais sans aucune rotation à droite ou à gauche. Je fais une incision de six à huit centimètres , commençant à un centimètre au-dessus de l'articulation sterno-claviculaire et dans la direction d'une ligne qui , de cette articulation , monterait à la symphyse du menton. Le premier coup de bistouri doit mettre à nu l'aponévrose cervicale ; le second diviser cette aponévrose et mettre à nu les fibres du faisceau sternal du sterno-mastoïdien. Le troisième temps consiste à diviser ce faisceau dans la direction de l'incision cutanée ; alors apparaissent les deux muscles trachéaux enveloppés dans une gaîne celluleuse commune, et séparés seulement par du tissu lamelleux sans consistance. On divise le feuillet antérieur de cette gaîne, ce qui met à nu le sterno-hyoïdien. S'il s'étend beaucoup en dehors , on divise en travers sa portion externe, sinon on le relève en dedans avec le sterno-thyroïdien ; le feuillet postérieur de leur gaîne se confond avec la gaîne des vaisseaux ; on l'ouvre le plus près possible de la trachée , et , au côté externe de la trachée, on trouve l'artère que l'on isole ainsi qu'il a été dit.

» Si, sur le vivant, l'engorgement des parties, l'infiltration du sang dans le tissu cellulaire, ou toute autre cause, laissait quelque doute sur la situation de l'artère , on aurait un dernier point de ralliement dans le *tubercule carotidien* signalé par **M.** *Chassaignac.* Ce tubercule est formé par la saillie de la branche antérieure de l'apophyse transverse de la sixième vertèbre cervicale, beaucoup plus distincte que toutes les autres, et qui se trouve à six centimètres au-dessus de la clavicule , sous le bord interne du sterno-mastoïdien. On le sent aisément après l'incision des premières couches ; il répond en avant et un peu en dedans à la carotide ; et cet indice est tellement précis que , sur le cadavre, en tenant un doigt sur ce tubercule , on peut plonger à coup sûr le bistouri dans l'artère sans incision préalable des téguments. Il est seulement essentiel de tenir le cou dans une rectitude absolue, la moindre rotation suffisant pour modifier ces rapports. » *Manuel de médecine opératoire*, par M. *Malgaigne*, p. 186.

Procédé de M. Sédillot : « Toutes les fois que l'artère carotide doit être liée vers son extrémité supérieure et près du larynx, le procédé ordinaire que nous venons de décrire est aussi simple que facile ; mais il n'en est plus de même pour la ligature de la *moitié inférieure de l'artère. Profondément cachée derrière* le bord interne du sterno-mastoïdien, on éprouve beaucoup de difficultés à la mettre à nu ; car il faut la chercher dans une plaie oblique et très-étroite, et vaincre les obstacles qu'oppose la contraction musculaire ; en outre, après l'opération, le sterno-mastoïdien abandonné à lui-même revient *s'appliquer au-dessus du muscle sterno-hyoïdien*, et s'il se forme du pus autour de la ligature, aucune issue ne lui est ouverte, et il s'épanche dans le tissu cellulaire cervical profond, et dans celui du médiastin, comme les observations que l'on possède l'ont fréquemment démontré.

» C'est dans le but d'éviter ces graves inconvénients et de rendre la ligature de la carotide dans sa moitié inférieure aussi aisée et aussi peu dangereuse qu'à sa partie supérieure, que j'ai proposé de la découvrir entre les deux insertions sternale et claviculaire du sterno-mastoïdien. Ce procédé, qui permet en même temps, comme je l'ai indiqué, d'arriver sur l'origine de la sous-clavière et de ses principales branches, et du tronc brachio-céphalique, a été présenté avec une grande exactitude par M. *Labarthe*, dans une thèse soutenue à la Faculté de médecine de Paris, en 1828.

» Il suffit pour l'exécuter de reconnaître les deux attaches inférieures du mastoïdien, soit en les rendant saillantes, en portant la tête en arrière et du côté opposé, soit en incisant dans la direction de l'articulation sterno-claviculaire. On trouve habituellement un intervalle de six à huit lignes entre les deux faisceaux musculaires, et quand il est moins marqué, on le rencontre encore fort aisément en le cherchant de bas en haut, à partir du sternum. Le muscle ainsi séparé en deux portions dans un point où il est très-mince, on porte le faisceau interne en avant, et l'externe en dehors, au moyen de spatules ou de sondes recourbées en crochets, et l'on aperçoit derrière eux une portion de la veine jugulaire, qui est en dehors, le nerf pneumogastrique, qui est entre elle et l'artère, le muscle omoplato-hyoïdien, qui croise la partie supérieure de la plaie, et le muscle sterno-hyoïdien, qui en occupe l'angle inférieur et interne. On isole l'artère en incisant sa gaîne en dédolant, et on passe autour d'elle une sonde cannelée suffisamment infléchie, en l'introduisant d'arrière en avant entre la veine et le tube artériel, pour éviter de blesser la jugulaire ou le pneumo-gastrique. La plaie se trouve ainsi dans la direction du vaisseau : elle est superficielle : l'opération est facile ;

l'écoulement du pus, s'il y en a de formé , n'éprouve aucun obstacle, et l'on peut parvenir à l'origine même de l'artère et à celle des troncs voisins, si le siége et l'étendue des lésions l'exigent. » *Traité de médecine opératoire* , par M. *Sédillot*, p. 160 et 161.

Appréciation : Rappelons avant tout qu'afin de donner au caillot une longueur salutaire , il faut que la ligature soit posée au moins à deux centimètres sept millimètres (un pouce) des collatérales un peu volumineuses situées entre elle et le cœur. Or , V. l'*Anatomie chirurgicale* , le tronc brachio-céphalique étant de deux centimètres sept millimètres (un pouce), et l'artère carotide droite naissant alors de ce tronc au niveau de la partie supérieure de la clavicule, on devra mettre le fil à deux centimètres sept millimètres (un pouce) au-dessus de ce dernier point; et encore faudra-t-il craindre les anomalies de l'artère innominée. L'origine de la carotide gauche se trouvant à un centimètre quatre millimètres (un demi-pouce) seulement au-dessous de la région supérieure du cylindre claviculaire , on applique le lien au moins encore à un centimètre quatre millimètres (un demi-pouce) au-dessus de ce cylindre. Les faits d'anatomie chirurgicale que nous venons d'énoncer, ayant été oubliés même par les auteurs modernes, on ne s'étonnera pas qu'ils n'aient pas établi les données thérapeutiques importantes que nous signalons.

A cause de la présence de volumineuses et nombreuses collatérales, dans lesquelles la circulation se rétablit presque toujours avec beaucoup de rapidité, il est moins avantageux d'opérer vers la partie supérieure de la carotide : suivant nous, il est préférable, lorsque les circonstances pathologiques le permettent, de lier sur le tiers moyen du cou.

Nous venons de prouver que la carotide droite ne peut être liée qu'à deux centimètres sept millimètres (un pouce) au moins au-dessus de la clavicule. A cette hauteur, V. l'*Anatomie chirurgicale*, elle n'est couverte que dans l'étendue de cinq millimètres (deux lignes) par le sterno-mastoïdien ; si ce fait anatomique n'avait pas aussi été oublié, on n'aurait pas, je crois, donné le conseil de diviser ce muscle.

Quant à la carotide gauche, il est vrai que le lien peut être posé à un centimètre quatre millimètres (un demi-pouce) au-dessus du cylindre osseux claviculaire; mais encore ici le sterno-mastoïdien ne couvrira le vaisseau que dans l'espace de six millimètres (deux lignes et demie) à sept millimètres environ (trois lignes). Il ne nous paraît ni rationnel, ni·pratique de couper ce muscle.

Plus haut, le sterno-mastoïdien, V. l'*Anatomie chirurgicale*, déborde la carotide encore dans une moindre étendue, et vers sa partie supérieure, elle est complétement dégagée de dessous ce muscle.

Nous concluons que le *procédé ordinaire* est préférable à celui qui consiste à diviser la partie inférieure du sterno-mastoïdien. Abstraction faite de ses autres désavantages, voy. les *Généralités*, cette section a celui de prolonger la manœuvre ; elle ne donne pas au pus un écoulement plus facile. L'incision qui, partant de l'extrémité sternale de la clavicule, va se rendre à la symphyse du menton, n'est point dans la direction du vaisseau ; il serait donc inutile d'en signaler les inconvénients. C'est parce qu'on n'a pas étudié les rapports du bord interne du sterno-mastoïdien avec la carotide, qu'on a tant insisté sur la mauvaise disposition de la plaie, sur sa trop grande profondeur, qu'on a rendue telle en cherchant l'artère trop en dehors, V. l'*Anatomie chirurgicale*.

Quant au procédé dans lequel on attaque le vaisseau en pénétrant entre les deux faisceaux qui constituent le sterno-mastoïdien, on lui aurait donné beaucoup moins d'éloges en étudiant mieux l'anatomie chirurgicale : rappelons, en effet, que si l'on manœuvre sur le côté droit, il faut, pour arriver au vaisseau, refouler la portion sternale de ce muscle en dedans, plus que si elle était écartée en sens opposé, V. l'*Anatomie chirurgicale;* mais veut-on découvrir la carotide gauche, et y mettre un lien à un centimètre quatre millimètres (un demi-pouce) au-dessus de la clavicule, il n'est pas possible d'opérer plus bas : cette artère est, à cette hauteur, aussi près du bord antérieur que du bord postérieur de la partie sternale du muscle sterno-mastoïdien.

On se rappelle, d'ailleurs, qu'à cinq centimètres quatre millimètres (deux pouces) au-dessus de la clavicule, les deux portions du muscle qui nous occupe, sont adossées l'une à l'autre ; que l'interstice musculaire se dirige en dehors, que le faisceau charnu postérieur est ensuite recouvert dans une grande étendue par l'antérieur ; ainsi au-dessus du point dont nous traitons, le *procédé de M. Sédillot* serait donc plus long et plus difficile à exécuter ; il faudrait aller chercher plus loin le vaisseau sous le faisceau musculaire ; le pus aurait un écoulement moins facile ; or, nous préférons, encore ici comme ailleurs, le *procédé ordinaire*.

Il serait inutile de dire que la ligature ne pouvant pas être appliquée trop près de la clavicule, nous l'avons avancé plus haut, on ne doit pas couper les muscles sterno-hyoïdiens et sterno-thyroïdiens, pour mettre l'artère à découvert; il suffit de les soulever et de les refouler en dedans (V. l'*Anatomie chirurgicale*). Si les battements du vaisseau et les autres données anatomiques que nous avons établies, ne suffisaient pas pour reconnaître facilement sa présence, on aurait encore la trachée-artère pour point de ralliement.

Ligature de l'artère carotide externe : Anatomie chirurgicale. — Cette artère naît à la hauteur que nous avons indiquée, pour la terminaison de la carotide primitive. Depuis sa naissance jusqu'à l'angle inférieur de la mandibule, la carotide externe est recouverte par la peau, par le tissu cellulaire sous-cutané, par le fascia superficialis, par le peaucier, par le feuillet superficiel de l'aponévrose cervicale. Entre ce feuillet et le muscle que nous venons d'énoncer, se rencontrent les branches antérieures du plexus cervical superficiel et des branches inférieures du nerf facial; on trouve plus profondément l'aponévrose cervicale moyenne sur laquelle est logée la veine faciale, située à un centimètre quatre millimètres (six lignes) au devant de la partie antérieure de l'angle de l'os maxillaire inférieur; elle forme avec l'axe de l'artère un angle à sinus inférieur de quinze degrés environ. On voit au devant de cette artère la glande sous-maxillaire. Le digastrique et le stylo-hyoïdien croisent la direction de la face antérieure du tube artériel à trois centimètres un millimètre (quatorze lignes) au-dessus de son origine, et font avec le vaisseau un angle à sinus inférieur de soixante-dix degrés environ; ce vaisseau est d'ailleurs adossé au stylo-pharyngien; à cinq millimètres (deux lignes) au-dessous du bouquet anatomique de *Riolan*, siège le grand hypoglosse, passant presque à angle droit sur la carotide externe; on trouve derrière elle, à la même hauteur environ, le glosso-pharyngien; immédiatement au-dessus du premier de ces nerfs est la veine linguale : sur la gaîne artérielle s'observe une troisième lame aponévrotique.

Jusqu'à deux centimètres sept millimètres (un pouce) au-dessus de son origine, la carotide externe est située au côté interne de la carotide interne; à cette hauteur, elle couvre ordinairement cette dernière pour lui devenir externe vers l'angle

de la mâchoire inférieure; il est des cas dans lesquels elle continue
d'être côtoyée par elle jusque sous le muscle digastrique.

Entre l'angle inférieur de l'os maxillaire inférieur et le digastrique, existe un espace d'un centimètre deux millimètres (cinq
lignes), la tête étant dans la rectitude ; lorsqu'elle est, au contraire, inclinée assez fortement du côté opposé, cet espace est de
un centimètre six millimètres (sept lignes). Au moment où le
vaisseau se dégage de dessous ce muscle et le stylo-hyoïdien, il
se porte en arrière : logé au milieu de graisses abondantes, recouvert par des ganglions lymphatiques, il se rapproche de la peau.
Le crâne est-il dans l'attitude moyenne entre la rotation à droite
et celle à gauche ? Jusqu'à deux centimètres sept millimètres (un
pouce) au-dessus de l'angle inférieur de l'os maxillaire inférieur,
l'artère est cachée par la branche et par le corps de cet os, et très-
près du bord postérieur de la mandibule. La face est-elle, au
contraire, tournée autant que possible du côté opposé? Cette artère forme avec l'os dont nous nous occupons, le triangle indiqué
à l'occasion de l'amputation de la branche de la mâchoire : voyez
dans le second volume la page 412. Elle a déjà alors perdu les
deux tiers environ de son volume, à cause du grand nombre de
vaisseaux qu'elle a fournis. Plus haut, la carotide externe longe
le bord postérieur de la branche maxillaire jusqu'au niveau du
condyle de cette branche, où l'on trouve un trépied artériel,
constitué par la faciale transverse, par la maxillaire interne et par
la temporale. Depuis l'angle inférieur de la mâchoire jusqu'à sa
terminaison, la carotide externe est logée dans l'épaisseur du
tissu parotidien. Elle est encore recouverte par la peau, par le
tissu cellulaire sous-cutané, par le fascia superficialis, par l'aponévrose de la glande, et par le nerf facial. Le laryngé inférieur
est situé derrière la carotide externe avec laquelle il fait un angle
à sinus inférieur de vingt-cinq degrés environ ; ce rapport commence au niveau du muscle digastrique et vient finir contre la
grande corne de l'os hyoïde. La veine satellite du vaisseau dont
nous traitons, est placée en avant et en dedans de ce vaisseau,
jusqu'à la hauteur de l'angle de la mâchoire inférieure ; plus
haut, elle lui devient antérieure. Bien que les données anatomiques
que nous venons d'indiquer soient très-importantes, M. *Velpeau*
ne s'en est pas occupé dans son livre de médecine opératoire.

La carotide externe est presque toujours rectiligne ; quand
elle offre des flexuosités, elles sont très-légères ; elle est plus

volumineuse chez l'adulte que chez l'enfant ; il est des cas dans lesquels l'artère dont nous nous occupons manque ; elle est remplacée alors par un faisceau artériel, naissant immédiatement de la carotide primitive et constituant les branches qu'aurait fournies la carotide externe.

Branches collatérales de la carotide externe : 1° *La thyroïdienne supérieure.* — Son origine, qui offre d'ailleurs des variétés, se trouve à neuf millimètres (quatre lignes) au-dessus de l'extrémité inférieure de la carotide externe. Elle se porte obliquement en bas et en dedans, en formant des angles variés suivant les sujets. Lorsqu'elle est parvenue au niveau du bord supérieur du cartilage thyroïde, tout près de sa corne supérieure et quelquefois plus bas, elle passe sous l'omo-hyoïdien, sous le sterno-thyroïdien et devient presque parallèle à l'axe du cou pour se perdre dans la glande thyroïde. Une veine satellite située au côté interne de l'artère ; 2° *La faciale ou maxillaire externe ;* elle commence sur la carotide externe, à trois centimètres un millimètre (quatorze lignes) au-dessus de la naissance de cette artère. Ordinairement, le grand hypoglosse chemine au devant d'elle, puis elle glisse sous le stylohyoïdien et le digastrique, à deux centimètres trois millimètres (dix lignes) au-dessous du bord inférieur de la mâchoire, et à deux centimètres sept millimètres (un pouce) en avant de la partie postérieure de ce bord ; ensuite, elle passe dans un sillon creusé sur la face postérieure de la glande sous-maxillaire, pour venir croiser le bord inférieur de la mandibule, immédiatement au devant du masséter, ou si vous aimez mieux, à deux centimètres sept millimètres (un pouce) en avant de la partie postérieure de l'angle de la mâchoire : une veine satellite, placée au côté interne du tube artériel qui, dans le dernier point que nous venons d'indiquer, forme avec l'axe de la face, un angle à sinus inférieur de quarante-cinq degrés environ. Il est recouvert en ce point par la peau, par le fascia superficialis et par le muscle peaucier ; 3° *La linguale :* elle naît à un centimètre huit millimètres (huit lignes) au-dessus de l'origine de la carotide externe ; elle se porte en dedans et en haut, jusqu'à un centimètre six millimètres (sept lignes) au delà de sa naissance ; elle est placée à cinq millimètres (deux lignes) au-dessus du bord supérieur de la grande corne de l'os hyoïde. A un centimètre six millimètres (sept lignes) de son point de départ, elle passe der-

rière le muscle hyoglosse. Elle est d'ailleurs située immédiatement au-dessous du grand hypoglosse. Avant de glisser sous ce
dernier muscle, elle est en rapport avec la partie inférieure du
stylo-hyoïdien qui la recouvre en dedans et médiatement dans
l'étendue de un centimètre deux millimètres (cinq lignes);
4° *Pharyngée inférieure* : elle part de la carotide externe, au
niveau de la maxillaire externe; on la trouve profondément située
entre le tronc d'où elle naît et la faciale ; elle est au côté interne
de la carotide interne ; 5° *l'auriculaire postérieure* : elle émerge
de la carotide externe, un peu au-dessus de l'occipitale ; 6° *l'occipitale* naissant à la hauteur de l'origine de la linguale ou de
la faciale. On a vu que nous avons fait l'anatomie chirurgicale de
celles de ces collatérales qu'on a conseillé de lier.

Opération : Carotide externe. — Doit-on lier cette artère ?
Quelques chirurgiens se sont prononcés pour l'affirmative lorsqu'il s'agit des anévrismes variqueux ou des tumeurs érectiles.
Ils ont avancé avec raison qu'en appliquant une ligature sur la
carotide primitive, le sang du côté opposé revient par la carotide
interne, dans l'externe qui en reçoit aussi par ses nombreuses
anastomoses. Ils ont ainsi expliqué, pour la varice anévrismale, les
insuccès de *Wardrop, Pelletan, De Noter, Kuhl, Dupuytren*, etc.
Mais on n'a pas pris garde que si ces chirurgiens avaient opéré sur
d'autres localités, ils n'auraient pas dû mieux réussir si, comme
ici, ils n'avaient pas lié les deux bouts de l'artère lésée. L'objection
dont nous venons de nous occuper n'est donc pas heureuse.

Pour remédier au rétablissement trop prompt de la circulation, M. *H. Bérard* a conseillé de mettre un lien sur la carotide
primitive, et d'en poser un second sur l'une des carotides secondaires. Évidemment alors, le sang ne passera pas aussi promptement de l'un de ces derniers vaisseaux dans l'autre.

Mais, liez-vous la carotide externe? vous ne pouvez pas mettre
le fil entre l'origine de cette artère et les collatérales qui en partent, car le caillot destiné à empêcher les hémorrhagies consécutives serait trop court; on sait, en effet, que la thyroïdienne
supérieure naît à neuf millimètres (quatre lignes) au-dessus de
la bifurcation du tronc carotidien, que la racine de la linguale
est à un centimètre huit millimètres (huit lignes) de ce dernier
point, que la maxillaire externe et la pharyngienne inférieure
en sont à trois centimètres un millimètre (quatorze lignes), et
que l'occipitale et l'auriculaire postérieure se trouvent tantôt à

cette distance, d'autres fois à celle de un centimètre huit millimètres (huit lignes). Il ne sera pas non plus permis de lier entre les branches de la carotide externe ; il faudra donc opérer au-dessus d'elles. Il existe, depuis le bord supérieur du larynx jusqu'à l'angle de l'os maxillaire inférieur, un intervalle de six centimètres huit millimètres (deux pouces et demi), et l'on aura certainement assez d'espace entre la collatérale la plus élevée, et la saillie osseuse que nous venons d'indiquer pour y attaquer le vaisseau ; mais alors, toutes ces collatérales auront été ménagées et fourniront des moyens de circulation trop nombreux et trop dangereux. Je rejette la ligature de la carotide externe, je donne la préférence à celle de la carotide primitive ; si cette dernière a échoué contre des tumeurs érectiles entre les mains de **MM.** *Wardrop, Delpech, Maunoir, Dupuytren, Jameson* et *Willaume,* etc., si les malades opérés par **MM.** *Kuhl, Mayo, Mussey, Davidge, Machlachlan, Zeis* et *Walther,* etc., sont morts, elle a réussi à **MM.** *Bernard, Rogers, Patisson, Hall, Dalrymple, Travers, Arendt, Roux,* etc.

Faisons d'ailleurs remarquer que les opérateurs qui préfèrent la ligature de la carotide externe, la pratiquent pour combattre les tumeurs situées à l'extérieur du crâne ; on sait qu'on a recours, au contraire, à celle de la carotide interne pour les mêmes maladies, siégeant dans l'orbite et dans les paupières. Nous reviendrons sur ce dernier point de thérapeutique, en traitant de la ligature de la branche interne du tronc carotidien. L'opinion que nous venons d'émettre, relativement au rejet de la ligature de la carotide externe, n'étant pas admise par tous les chirurgiens, occupons-nous du manuel de cette opération.

Manuel opératoire. — Veut-on lier l'artère à sa partie inférieure ? On incise comme si l'on devait appliquer un lien près de la terminaison de la carotide primitive ; les mêmes couches organiques couvrent ces deux vaisseaux. On trouve mieux la bifurcation du dernier, en le mettant d'abord à découvert et en le suivant de bas en haut dans une petite étendue ; il est facile ensuite de distinguer la carotide externe de l'interne, voyez l'*Anatomie chirurgicale.*

Lorsqu'on veut découvrir la carotide externe entre les collatérales qu'elle fournit, et l'angle inférieur de la mandibule, la tête du sujet est inclinée du côté opposé à la maladie ; on pratique dans la direction du vaisseau et depuis cet angle, voyez l'*Ana *tomie chirurgicale*, une incision longue de cinq centimètres quatre millimètres à six centimètres huit millimètres (deux pouces à deux pouces et demi), suivant l'état de l'embonpoint ; on divise lentement et successivement les couches organiques qui recouvrent le tube artériel ; on écarte les organes qu'on doit ménager, voyez l'*Anatomie chirurgicale*. Le reste, à l'ordinaire.

Ligature de la thyroïdienne supérieure. Anatomie chirurgicale.—Voyez dans ce volume, la page 137 ; voyez aussi, pour les indications, le chapitre ayant pour titre *ligature de la thyroïdienne inférieure* : Incision dont la longueur est de six centimètres huit millimètres environ (deux pouces et demi). Elle descend à deux centimètres sept millimètres (un pouce) au-dessous de la partie supérieure du larynx ; elle longe le bord interne du sterno-mastoïdien. Avec les précautions énoncées plus haut, on arrive sur la carotide primitive et sur la jugulaire interne ; on refoule ces vaisseaux en dehors ; on abaisse et l'on porte en dedans l'omo-hyoïdien : on voit la thyroïdienne supérieure contre la corné supérieure du cartilage thyroïde. On la saisit avant qu'elle ne s'engage sous le sterno-thyroïdien. Si l'on craignait de la lier trop près de son origine, on la chercherait sous ce dernier muscle, voyez l'*Anatomie chirurgicale*. Les auteurs modernes veulent qu'on la trouve entre le faisceau musculaire que nous avons indiqué et le lobe correspondant de la glande thyroïde ; mais MM. *Sédillot* et *Velpeau* ignorent-ils que l'artère dont nous nous occupons, parvenue à la partie supérieure de cette glande, se divise en trois branches, et qu'en procédant comme ils le recommandent, on n'appliquera le lien que sur l'externe de ces branches. Voici d'ailleurs le texte de M. *Velpeau*, qui semble avoir servi de base à celui de M. *Sédillot* : « § 1er *Thyroïdienne supérieure.* — On pratique l'incision comme pour la maxillaire externe ; aussitôt que le muscle sterno-mastoïdien est écarté du larynx, on voit dans l'espace *omo-hyoïdien* la veine jugulaire et la carotide primitive. *Après avoir déchiré les lamelles fibro-celluleuses qui couvrent et unissent ces vaisseaux* (voilà au moins du luxe opératoire), l'artère thyroïdienne, quoique profondément située, se présente à nu *entre eux et le lobe correspondant de la glande thyroïde*. Quelques veinules la cachent parfois, mais il est toujours facile de l'en isoler avec la sonde cannelée, et *d'autant plus qu'on se rapproche davantage du tronc qui lui donne naissance.* » *Nouveaux éléments de médecine opératoire,* par M. *Velpeau*, t. II, p. 218. Je conviens qu'il faut avoir un caractère aussi violent, aussi mauvais et aussi insociable que le mien, pour se permettre de ne pas admirer très-sérieusement des choses de ce genre.

Ligature de l'artère maxillaire externe ou faciale. — *Anatomie chirurgicale* : Voyez dans ce volume, la page 137.

Opération : au cou.—*Procédé de l'auteur.*—Incision partant du bord inférieur du corps de la mandibule, à deux centimètres sept millimètres (un pouce) au devant de la partie postérieure de l'angle de cet os et allant se rendre à un centimètre quatre millimètres environ (un demi-pouce) au-dessus de la bifurcation de la carotide primitive ; on pourrait encore commencer cette incision sur l'extrémité inférieure d'une ligne qui longeant le bord antérieur du masséter se terminerait à la partie inférieure de la face; on divise successivement la peau, le fascia superficialis, le peaucier, des branches du nerf facial, l'aponévrose cervicale superficielle, la moyenne ; on soulève au besoin, pour les abaisser ou pour les relever, suivant les indications, les muscles digastrique et stylo-hyoïdien ; on arrive sur le vaisseau :

A la face : — *Procédé de l'auteur.* — Incision dont la longueur est de trois centimètres quatre millimètres (quinze lignes); elle commence immédiatement au-dessous de la mandibule à ras le bord interne du masséter ; elle forme, avec l'axe de cet os, un angle à sinus inférieur de quarante-cinq degrés environ ; on divise la peau, le tissu cellulaire sous-cutané, le fascia superficialis et le peaucier pour parvenir au vaisseau.

« Pour découvrir l'artère maxillaire au cou, on ferait une in-
» cision longue de deux pouces, parallèle au bord interne du
» sterno-mastoïdien, et dont la partie moyenne devrait corres-
» pondre à la grande corne du cartilage thyroïde. Après avoir
» divisé la peau, le muscle peaucier, l'aponévrose cervicale,
» écarté les muscles, et mis la carotide elle-même à découvert,
» il faudrait déchirer la gaîne de ce vaisseau avec la sonde can-
» nelée sur son côté antérieur, en remontant vers l'os hyoïde.
» Là se trouve l'origine de l'artère du visage, qui se porte *obli-*
» *quement* en dedans et en haut, pour gagner la glande sous-
» maxillaire et le bord inférieur de la mâchoire.

» Un autre procédé que j'ai décrit aussi en 1825 consiste à
» inciser les tissus de la grande corne de l'os hyoïde vers le bord
» du muscle sterno-mastoïdien, pour aller chercher l'artère entre

» la glande sous-maxillaire et le muscle digastrique. » *Nouveaux éléments de médecine opératoire*, par M. *Velpeau*, t. II, p. 214. Dans le premier de ces deux procédés opératoires, le bord antérieur de la plaie qu'on ne pourrait pas suffisamment écarter, gênerait trop la manœuvre ; nous le rejetons. Nous n'adoptons pas davantage le second, à cause de la très-petite étendue de la plaie ; il est d'ailleurs excessivement mal décrit, car que signifient ces mots, *inciser les tissus de la grande corne de l'os hyoïde vers le bord du muscle sterno-mastoïdien* ? Cette incision est-elle horizontale ? Est-elle oblique ? Et, dans ce cas, quel est le degré de son obliquité ? je n'en sais rien, lecteur, cherchez, vous serez peut-être plus heureux que moi.

Ligature de l'artère linguale : Anatomie chirurgicale.—Voyez dans ce volume, la page 137.

Opération.—*Colomb* a observé un anévrisme de l'artère linguale ; il a guéri cette maladie par la méthode ancienne. On a encore proposé de pratiquer la ligature dont nous nous occupons, afin de retarder les progrès des tumeurs cancéreuses, érectiles ou fongueuses. On a pensé aussi qu'on pourrait faire cette opération dans les cas où l'on est obligé d'enlever une grande étendue de la langue. Je comprends aisément que pour les anévrismes et pour les plaies de l'artère linguale on doive mettre ce vaisseau à découvert et y appliquer un lien ; mais quand il s'agit des tumeurs que nous venons d'indiquer, lorsque je me rappelle les anastomoses nombreuses qui existent à la face, et celles surtout que montrent entre eux les tubes artériels linguaux, je me demande en vérité comment on a pu même songer à établir la singulière proposition que je combats et que je rejette. Devrait-on alors lier les deux artères linguales ? Cette double ligature pourrait-elle produire des avantages capables de balancer ces inconvénients ? C'est possible à la rigueur pour les tissus érectiles. J'ai souvent enlevé une grande étendue de la langue, et quelquefois même presque sa totalité ; je me suis rendu maître du sang, et je n'ai jamais lié préalablement l'artère linguale ; dans le cas qui nous occupe, je rejette cette ligature.

Colomb, je le répète, incisa la tumeur anévrismale, et cette incision lui permit de reconnaître les deux points du vaisseau sur lesquels il devait être lié. Dans les cas de ce genre, il faudrait imiter la conduite de ce chirurgien ; car il n'est guère permis alors d'indiquer à l'avance un procédé opératoire.

« Le procédé que j'ai indiqué ci-dessus pour l'artère maxil-
» laire est également applicable à l'artère linguale, qui, un peu
» plus profonde, se porte horizontalement d'abord, avant de
» prendre une direction verticale, entre l'os hyoïde et les mus-
» cles de la langue. » *Nouveaux Éléments de médecine opératoire*, par M. *Velpeau*, t. II, p. 216. Nous avons donné ce
procédé à l'occasion de la *ligature de l'artère maxillaire externe*.
Nous en avons montré les inconvénients, qui seraient ici beaucoup plus grands encore.

« *Procédé de l'auteur* : Voici celui que j'ai conseillé ailleurs.
On fait une incision qui doit *se rapprocher un peu plus de la
ligne horizontale que de la ligne verticale* dans la région sus-
hyoïdienne (sublime description !), afin que son extrémité antérieure tende à venir vers le menton (tende à venir vers le menton !).
Pénétrant ainsi à quelques lignes au-dessous de la glande sous-
maxillaire, on peut saisir l'artère de la langue derrière le muscle
hyoglosse, en écartant le nerf qui la croise, ou bien sous ce muscle
lui-même, en divisant celles de ses fibres qui forment une couche
mince sur le vaisseau. Il faut remarquer en outre que l'artère faciale passe *au-dessus et en dedans de la glande sous-maxillaire*,
tandis que le linguale reste plus bas. » *Nouveaux éléments de médecine opératoire*, par M. *Velpeau*. t. II, p. 216.

Procédé de M. Blandin. « Si l'artère linguale avait été ouverte,
on pourrait, pour la lier, la découvrir sous l'hyoglosse, en faisant
une petite incision parallèle à cet os (l'hyoïde) que l'on sent aisément. Dans cette opération, on couperait la peau, le peaucier, on
soulèverait les muscles digastrique et stylo-hyoïdien ; l'hyoglosse
serait intéressé et l'artère mise à nu pourrait être facilement saisie
à l'aide d'une sonde cannelée ; il ne faudrait pas trop s'éloigner
de la corne hyoïdienne, de peur d'atteindre le nerf hypoglosse. »
*Traité de l'Anatomie topographique, ou Anatomie des régions
du corps humain*, par *F. Blandin*, page 194. Le procédé du
professeur d'opérations chirurgicales de la Faculté de médecine
de Paris étant décrit, comme le précédent, avec une inexactitude
remarquable, nous avons cru devoir le reproduire aussi textuellement afin de nous dégager de toute espèce de responsabilité.
L'incision qui le constitue est trop courte, elle est presque perpendiculaire à l'axe du vaisseau ; ce procédé est mauvais.

Lisez le texte suivant, vous y trouverez une nouvelle preuve de
la fidélité avec laquelle M. *Velpeau* a décrit le procédé opératoire

de M. *Mirault* : « Au lieu d'inciser les parties obliquement de bas en haut et d'arrière en avant, comme pour croiser la glande sous-maxillaire, M. Mirault s'y prend de la manière suivante. Le malade a la tête renversée en arrière et le menton tourné du côté sain ; le chirurgien, embrassant la région supérieure du cou avec le pouce et l'indicateur de la main gauche, incise les tissus dans la direction d'une ligne qui s'étend du *bord supérieur et de la partie antérieure* de la grande corne de l'os hyoïde, jusqu'au bord antérieur du muscle sterno-mastoïdien, *au niveau ou un peu au-dessus de l'angle de la mâchoire....* » *Nouveaux éléments de médecine opératoire*, par M. *Velpeau*, t. II, p. 217. Voici le texte de M. *Mirault* : « Le malade a la tête renversée en arrière et le menton tourné du côté sain ; on cherche d'abord l'os hyoïde, en embrassant la région supérieure du cou avec le pouce et l'indicateur de la main gauche ; puis avec un bistouri de médiocre largeur, on fait une incision qui *commence vers la partie moyenne de la grande corne à vingt lignes environ de la ligne médiane*, et qu'on dirige obliquement en dehors et en haut, jusqu'au bord antérieur du mastoïdien *en passant sous et près l'angle de l'os maxillaire inférieur*. On intéresse successivement de l'extérieur à l'intérieur la peau, la couche cellulo-graisseuse, le peaucier, dont les fibres sont divisées perpendiculairement à leur direction. La veine jugulaire est située ordinairement plus ou moins près de l'angle postérieur de la plaie. On la lie deux fois, et on la coupe entre les ligatures. On coupe ensuite le feuillet du fascia cervicalis qui couvre la glande sous-maxillaire, et l'on ouvre ainsi la loge qui la contient. On détache la glande, et on la renverse en haut sur le corps de la mâchoire ; alors s'offre à la vue le feuillet profond de l'aponévrose ; son peu d'épaisseur permet de distinguer au travers les parties qui couvrent immédiatement la linguale. Ce feuillet étant incisé, on rencontre les veines pharyngiennes, linguale et labiale ; chacune d'elles est coupée en travers après avoir été liée deux fois. On écarte les bouts en haut et en bas ; et prenant l'hypoglosse pour point de départ, on cherche l'artère de bas en haut, depuis la hauteur de ce nerf jusqu'au bord inférieur du stylo-hyoïdien uni au digastrique. On aperçoit bientôt celle-ci qui, après s'être recourbée, descend vers la grande corne de l'hyoïde, où se porte transversalement, en formant en quelque façon la corde de l'arc que représente l'anse de l'hypoglosse. Cette dernière disposition de l'artère est la plus favorable, en ce que les rapports avec le nerf sont plus immédiats ; il ne s'agit plus, dès lors, que de porter une ligature sur le vaisseau à l'aide d'une aiguille courbe à manche, de petite dimension. » *Mémoires de l'Académie de médecine*, t. IV, page 35.

Flaubert a modifié ainsi qu'il suit le procédé opératoire de M. *Mirault* : 1° l'un des angles de l'incision siége à l'union de la grande et de la petite corne de l'os hyoïde ; 2° excision de la partie inférieure de la glande sous-maxillaire, qu'on prit d'abord pour un ganglion lymphatique engorgé ; 3° section de l'anse de l'hypoglosse. L'incision plus grande de *Flaubert* permet de découvrir plus facilement l'artère que la solution de continuité plus courte indiquée par M. *Mirault*, qui ménage d'ailleurs, avec raison, la glande sous-maxillaire et l'anse du grand hypoglosse. Le mode opératoire de M. *Mirault* mérite la préférence quand on donne à la plaie l'étendue conseillée par *Flaubert*.

Ligature de l'artère pharyngée inférieure : Anatomie chirurgicale ; V. dans ce volume la page 138.—Incision commençant à deux centimètres sept millimètres (un pouce) au-dessous de la partie supérieure du larynx, et se terminant à cinq centimètres quatre millimètres (deux pouces) au-dessus ; elle longe le bord interne du sterno-mastoïdien. On découvre d'abord la carotide primitive, puis on suit la carotide externe, et enfin on cherche la pharyngée inférieure à la profondeur que nous avons énoncée, V. l'*Anatomie chirurgicale*. Mais quels sont les signes faisant reconnaître la lésion de cette dernière artère ? Je ne les connais pas ; je m'occupe de sa ligature, seulement, parce qu'elle a été proposée. Devrait-on, quand ce vaisseau n'aurait pas été lésé, saisir après lui successivement toutes les branches voisines ? C'est là de la chirurgie que je n'adopte pas : je crois même inutile d'indiquer mes motifs. Il est certain d'ailleurs que dans les hémorrhagies du cou, comme dans celles de la bouche, du pharynx, etc., il serait préférable de lier l'artère blessée plutôt que la carotide primitive ; mais avant tout, il faudrait connaître le vaisseau qui fournit le sang ; trop souvent tout cela n'est pas possible. *Saucerotte* rapporte un cas où l'ouverture de l'artère laryngée détermina l'asphyxie. Comment savoir ici d'où venait le sang ? C'était aussi difficile que chez le malade cité par M. *Syme*, et qui perdait ce liquide par la bouche et par l'oreille, que chez celui de M. *Mayo*, et dont l'hémorrhagie venait du gosier.

Les considérations que nous venons d'établir s'appliquent à l'artère *occipitale*. La ligature à la méthode d'*A. Paré*, dite à tort d'*Anel*, ne saurait lui convenir. Dans les cas d'anévrismes on opère par la méthode ancienne, et quand il s'agit d'une lésion traumatique, on agrandit la plaie au besoin et l'on pose deux ligatures.

M. *Brodie* a opéré avec succès par la méthode ancienne une poche anévrismale située sur l'artère *frontale*. Deux anévrismes siégeant, l'un à la tête et l'autre contre la mâchoire, n'offraient pas de pulsations pendant la vie; au rapport de *Barbette*, l'autopsie seule les constata. *Klaving* a vu une tumeur anévrismale fournie par l'*auriculaire postérieure gauche*. *Dehaen* a observé une maladie de ce genre sur l'*artère dorsale du nez*. M. *Gama* a guéri un anévrisme placé vers l'une des commissures des lèvres. *Pelletan* a rencontré deux sujets chez lesquels les branches de l'*occipitale*, de la *temporale*, de la *carotide externe* étaient dilatées, et comme variqueuses. M. *Lachlan* rapporte un fait de ce genre. J'en ai montré un semblable à l'hôpital de la Pitié. M. *de Noter* dit qu'un malade offrait anévrismatiques toutes les *artères extérieures* du crâne. M. *Kuhl* cite une observation analogue. M. *Delabarre* a observé l'anévrisme de l'*artère palatine*. *Percy* nous a raconté souvent que *Lombard* ayant pris pour un abcès un anévrisme de l'*occipitale*, lia heureusement ce vaisseau. M. *Syme* a opéré avec succès une tumeur anévrismale siégeant sur l'oreille et sur l'apophyse mastoïde. *Larrey* appliqua le feu à un malade affecté d'hémorrhagies fournies par l'*artère méningée moyenne;* il réussit. M. *Cisset* a guéri, à l'aide de la méthode ancienne, une poche anévrismale située contre la face externe de l'*occipital.* Il est évident que dans tous les cas que nous venons de citer, la méthode d'*A. Paré* ne convient pas. S'agit-il d'un anévrisme? on opère par la méthode ancienne. A-t-on affaire à une blessure artérielle? on lie les deux bouts du vaisseau, après avoir au besoin agrandi la plaie. Mais il est certain que les localités dont nous venons de nous occuper, offrant des points d'appui solides et presque toujours fort avantageux, la compression doit mériter la préférence dans un très-grand nombre de circonstances. N'oublions pas d'ailleurs de faire remarquer qu'à la suite des opérations sanglantes, il faudrait se défier des anastomoses nombreuses et se mettre en garde contre les hémorrhagies, à l'aide des moyens compressifs. *Wardrop* a rapporté des observations de varices anévrismales situées, tantôt sur les *paupières*, d'autres fois dans l'*orbite*. *A. Cooper*, *Travers* et *Wardrop* ont cité le cas d'un petit anévrisme fourni par l'*artère centrale de la rétine*. *Nebel* a observé un sac anévrismal provenant de l'artère *calleuse* et siégeant sur le corps du sphénoïde. MM. *Serres*, *Bright*, *Leber*, etc., ont rencontré l'anévrisme du *tronc basilaire*; j'ai vu le fait rapporté par le premier de ces auteurs; la tumeur avait le volume environ d'une noix ordinaire. M. *Bégin* dit que l'artère méningée anévrismale perfora la fosse temporale; le sujet succomba. Est-il besoin de faire remarquer qu'aucun signe n'indiquant l'existence des anévrismes siégeant dans la boîte osseuse du crâne, il n'est pas possible de leur appliquer les moyens chirurgicaux? Mais lisez les deux textes suivants : « Rien ne fait soupçonner l'existence de l'anévrisme, par exemple, quand il est renfermé dans le crâne, et alors les secours de la chirurgie ne peuvent pas être invoqués. » *Nouveaux éléments de médecine opératoire*, par M. *Velpeau*, t. II, page 212. « Les anévrismes spontanés de l'artère basilaire dont j'ai parlé précédemment, sont des motifs de plus pour que le chirurgien s'occupe des opérations qu'il serait possible de pratiquer sur l'artère vertébrale. » *Nouveaux éléments de médecine opératoire*, par M. *Velpeau*, t. II, p. 220. En voilà-t-il de la saine logique !

Ligature de l'artère temporale : anatomie chirurgicale.—Cette artère naît au niveau du col du condyle de l'os maxillaire inférieur; elle se dirige en haut parallèlement à l'axe de la face; elle est située entre le conduit auditif externe, ce col et ce condyle; elle passe à l'union des deux tiers antérieurs avec le tiers postérieur du diamètre antéro-postérieur de l'éminence osseuse que nous venons d'indiquer; puis elle couvre la racine postérieure de l'arcade zygomatique. Parvenue dans la fosse temporale, elle y devient flexueuse; à la partie moyenne du diamètre longitudinal de cette fosse, et quelquefois même à sa partie supérieure, elle se divise en deux branches. Immédiatement au-dessus de l'articulation temporo-maxillaire, la temporale est recouverte par la peau, par le tissu cellulaire et par le fascia superficialis; elle repose sur l'aponévrose du temporal. Plus bas elle a les rapports de la carotide externe le long de la branche de la mâchoire.

Branches collatérales : 1° *faciale transverse*; elle part de la temporale immédiatement après la naissance de celle-ci; il n'est pas rare de la voir émerger de la carotide externe; 2° *branche orbitaire* dont l'origine est située au dessus de l'arcade zygomatique ; 3° les *auriculaires antérieures* naissant contre le condyle et l'arcade zygomatique ; 4° la *temporale moyenne* : on la voit surgir au-dessous et quelquefois au niveau de cette arcade.

Opération. — *Carswell* a observé un anévrisme variqueux à la tempe ; des scarifications le déterminèrent ; ligature de l'artère au-dessous de la maladie ; mais pour obtenir la guérison on fut obligé de pratiquer la section des branches artérielles siégeant au-dessus de l'affection morbide. *Scarpa* a vu deux fois la même maladie sur la temporale. *Green* en cite une observation. *Stone, Percy, Dupuytren*, ont rencontré des poches anévrismales dans la fosse temporale. J'ai soigné deux sujets qui en étaient affectés.

Lorsque la temporale est liée dans l'espace situé entre son origine et la partie supérieure de l'arcade zygomatique, la ligature siége entre les branches de cette artère et trop près de ces branches ; V. l'*Anatomie chirurgicale*. La collatérale la plus élevée naissant au moins au niveau du bord supérieur de l'arc osseux que nous venons d'indiquer, il est évident que pour donner au caillot une longueur convenable, il faudrait poser le lien à deux centimètres sept millimètres (un pouce) environ au-dessus de cet arc osseux. Si les opérations sanglantes pratiquées sur la temporale ont été très-souvent suivies d'hémorrhagies , c'est, je crois, parce qu'on n'a pas pris assez en considération les dispositions anatomiques que nous avons énoncées, et qui font en général donner la préférence à la compression largement appliquée à l'aide du nœud dit de l'emballeur. Ce dernier moyen possède l'avantage, non-seulement d'oblitérer le tronc artériel, mais encore ses branches. Quand il s'agit des lésions traumatiques, il a fréquemment l'inconvénient d'être suivi d'hémorrhagies lorsqu'on l'enlève trop tôt. J'ai vu à l'Hôtel-Dieu , une première fois dans la division de *Pelletan*, une seconde dans celle de *Dupuytren*, un sujet sur lequel on fut obligé de comprimer pendant quarante jours. Un malade était affecté d'une plaie siégeant au devant du conduit auditif externe, et immédiatement au-dessous de l'arcade zygomatique ; j'exerçai la compression durant un mois. Six jours après la levée de l'appareil , hémorrhagie très-abondante ; nouvel emploi des moyens compressifs pendant quarante jours : guérison. Quand la solution de continuité offre le siége que nous venons d'indiquer, et qu'on peut y saisir les deux bouts du vaisseau , faut-il seulement les lier ? J'étais interne à l'Hôtel-Dieu, sous les ordres de *Pelletan* ; il mit un lien sur chacun des deux bouts de l'artère après avoir légèrement agrandi la partie supérieure de la blessure : chute de la ligature inférieure le douzième jour ; écoulement très-abondant de sang le quinzième : compression pendant un mois ; succès complet. J'ai suivi la même conduite dans une circonstance analogue : insuccès de la ligature ; réussite de la compression.

Manuel opératoire. — Incision de la longueur de quatre centimètres un millimètre ou cinq centimètres quatre millimètres (un pouce et demi ou deux pouces) : elle est pratiquée dans la direction d'une ligne qui , partant de l'union des deux tiers antérieurs avec le tiers postérieur du diamètre antéro-postérieur du condyle maxillaire , remonterait sur la tempe parallèlement à l'axe de la face.

Mais s'agit-il d'un anévrisme ? a-t-on recours à la méthode ancienne ? n'oublions pas de recommander, contre le principe général que nous avons souvent répété , de poser les ligatures très-près de la tumeur, afin de se mettre à l'abri des dangers fournis par les nombreuses anastomoses. On a encore conseillé de lier autant que possible toutes les branches artérielles qui communiquent avec le sac anévrismal. En suivant la conduite que nous venons d'énoncer, on ne risque guère de placer les liens sur des points malades du vaisseau , car il est d'observation que dans les cas où il s'agit d'une artère anévrismatique d'un petit calibre, l'affection morbide se borne presque toujours à la tumeur. D'ailleurs entre deux inconvénients il faut choisir le moindre ; les nombreuses communications artérielles constituant le plus grand. Il serait inutile de redire que s'il n'existe pas une contre-indication , V. *les Généralités* , la compression peut être très-avantageuse pour combattre les anévrismes de l'artère temporale. Il était important de nous occuper très-sérieusement du chapitre dont nous venons de traiter ; il a été singulièrement négligé par les auteurs modernes.

Ligature de la carotide interne : Anatomie chirurgicale. — Branche de bifurcation de la carotide primitive, la carotide interne est d'abord située en dehors de l'externe ; elle présente ensuite avec cette dernière les rapports que nous avons indiqués dans le chapitre où nous nous en sommes occupé, V. plus haut.

Le calibre de la carotide interne est relatif au volume du cerveau ; il est plus développé chez l'enfant que chez l'adulte ; ordinairement rectiligne, ce vaisseau offre quelquefois une ou plusieurs courbures avant de parvenir au canal carotidien. Les rapports de la carotide interne sont les mêmes que ceux de l'externe, avec cette différence que le grand hypoglosse croise en dehors le premier de ces tubes artériels au niveau de l'angle de la mâchoire, que le glosso-pharyngien passe sous lui à cette hauteur, que la branche descendante partant de l'anse de l'hypoglosse lui est antérieure, que la veine jugulaire interne, le pneumogastrique longent son côté externe, et que le grand sympathique est situé presque complétement en dehors d'elle : nous ne poursuivrons pas la carotide interne au delà de la mandibule où elle paraît être inaccessible aux moyens chirurgicaux. Cette artère ne fournit ordinairement aucune branche avant d'entrer dans le canal carotidien ; aussi conserve-t-elle son calibre jusque-là ; il est extraordinairement rare d'en voir partir l'occipitale, la pharyngienne inférieure ou bien une branche supplémentaire de ce dernier nom.

Opération. — Voyez pour les considérations pathologiques et thérapeutiques le chapitre ayant pour titre : *Ligature de l'artère carotide externe* ; redisons seulement ici qu'on lie plus spécialement la carotide interne quand on veut combattre les anévrismes et les tumeurs érectiles siégeant dans l'orbite ou sur les paupières.

Le *manuel opératoire* est le même que pour la carotide externe, avec les différences que doivent nécessairement y apporter les dispositions anatomiques, V. l'*Anatomie chirurgicale*.

J'ai montré constamment avec des textes la très-faible valeur de certaines éruditions ; j'ai dévoilé des attaques inqualifiables contre les anciens et les modernes ; j'ai rendu à *César* ce qui appartient à *César* ; car il est temps enfin que la France chirurgicale jouisse de la plénitude entière de sa probité scientifique ; le moyen de mettre fin à des actes déplorables dont les annales de l'art n'offrirent pas autrefois le malheureux et funeste exemple, était de consigner ces actes, non pas dans des publications éphémères trop promptement oubliées, mais bien dans un ouvrage dogmatique où ils porteront leurs fruits : ainsi le châtiment empêchera l'imitation.

Bien que la ligature des artères en particulier ait été beaucoup étudiée, nous croyons y avoir ajouté des faits nouveaux ; nous pensons qu'après en avoir groupé beaucoup d'autres, nous en avons rendu l'étude plus facile. Qu'il nous soit permis de payer ici un juste tribut d'éloges à l'esprit généralisateur de *Geoffroy*

Saint-Hilaire, dans lequel tant d'hommes distingués ont déjà puisé, et qui nous a appris à généraliser nos idées.

SYSTÈME VEINEUX.

Plaies des veines. — Nous nous en sommes occupé dans le premier volume de cet ouvrage (V. les pages 93 et 260); il serait donc inutile d'y revenir. Rappelons seulement que si la veine est ouverte en un point de sa circonférence, que si la solution de continuité n'offre pas un diamètre longitudinal trop étendu, que si elle n'existe pas avec une trop grande déperdition de substance, que si les moyens hémostatiques ordinaires n'ont pas réussi, et que si enfin ils ne sont pas applicables, on a conseillé de saisir les lèvres de la plaie veineuse avec une pince à mors plats et mousses, et d'entourer le pourtour de cette plaie d'un fil; la largeur de ces mors doit être en rapport avec la dimension de la solution de continuité du vaisseau. J'ai vu très-souvent les liens appliqués immédiatement sur les veines produire des phlébites, quand elles restent à découvert ou en contact avec les pièces d'appareil; je redoute singulièrement ce procédé; il ne faut le mettre en usage que s'il devient indispensable. On sait qu'à l'époque vers laquelle les Anglais renouvelèrent des anciens la ligature des veines, nous l'employâmes beaucoup aussi, *Béclard* et moi; à la suite de nombreux succès, nous essuyâmes des revers. Ne confondez pas les parois du vaisseau avec la pince; le malade ne sera pas ainsi autant exposé à la phlébite; on a proposé de remplacer l'instrument dont nous venons de nous servir par le tenaculum qui traverse les deux lèvres de la solution de continuité. Occupant une surface moins étendue que les pinces, il est moins avantageux lorsque la plaie a une certaine longueur; il faudrait alors en appliquer un second à quelque distance du premier et pratiquer deux nouvelles piqûres; je crois, quel que soit leur nombre, que ces piqûres exposent davantage à l'inflammation du tube veineux. *Chaussier*, répétons-le, a démontré, contre l'opinion de beaucoup de physiologistes, que la face interne des veines est douée d'une sensibilité assez exquise quand on y promène un stylet, phénomène qu'on n'observe pas lorsqu'on exécute la même manœuvre sur la face externe du vaisseau.

Varices. — Lisez le texte suivant : « Les anciens, qui em- » ployaient les topiques, les astringents, les dessiccatifs, les réso-

» lutifs contre les varices, usaient aussi du bandage compressif,
» appliqué sur toute l'étendue du membre, et prétendaient en
» favoriser l'action à l'aide des médications internes. Alors, comme
» aujourd'hui, ces divers traitements n'étaient que de simples
» palliatifs. Pour obtenir une guérison radicale, on avait recours
» aux opérations proprement dites. » *Nouveaux éléments de
médecine opératoire*, par M. *Velpeau*, t. II, p. 255. Mais
M. *Velpeau* ignore-t-il qu'il est des cas dans lesquels les varices
guérissent sans avoir besoin de recourir à la compression, ni
même à une opération sanglante? N'a-t-on pas vu en effet quelquefois, par exemple, cette maladie disparaître complétemeñt
après la grossesse? Il est étonnant que l'auteur d'un traité d'ac-
couchements ne connaisse pas ces faits. On sait d'ailleurs que si
les varices sont récentes, peu développées, on parvient parfois
aussi à en obtenir la guérison. M. le professeur de la Faculté de
médecine de Paris n'a donc pas fourni ici une nouvelle preuve de
son immense savoir et de sa profonde logique.

Lisez encore le texte suivant : « Quoique les varices ne con-
» stituent pas une maladie *essentiellement dangereuse*, elles
» peuvent embarrasser assez cependant ceux qui en sont affectés,
» pour que la chirurgie doive s'occuper de leur traitement. La
» gêne, la difformité, les ulcères qu'elles causent ou entretien-
» nent, les hémorrhagies qui en tirent parfois leur origine, ex-
» pliquent assez la sollicitude dont elles ont été l'objet à toutes
» les époques de la science. » *Nouveaux éléments de médecine
opératoire*, par M. *Velpeau*, t. II, p. 254. *Les varices ne constituent pas une maladie essentiellement dangereuse* : et vous
convenez, monsieur *Velpeau*, qu'elles occasionnent des *ulcères*
et des *hémorrhagies;* mais en vérité vous n'avez pas consulté vos
souvenirs, car vous vous seriez rappelé que les solutions de continuité, produites par la dilatation des veines, exigent trop souvent
l'amputation des membres. Comment se fait-il d'ailleurs que vous
ayez oublié que les pertes abondantes et dangereuses de sang,
fournies par l'état veineux dont nous nous occupons, ne manquent
malheureusement pas dans les annales de l'art? Pourquoi n'avez-
vous point mentionné la phlébite qu'on n'observe pas assez rarement? Pourquoi n'avez-vous pas parlé des caillots volumineux
qui déterminent quelquefois des phlegmasies si graves sur la
jambe et qui peuvent en commander ensuite le sacrifice? Pourquoi avez-vous passé sous silence les inflammations, les vastes

abcès, les indurations trop souvent fort étendues, dont on connaît tous les dangers, et auxquels des varices volumineuses donnent naissance? Mais arrêtons-nous, il serait inutile d'en dire davantage; car M. *Velpeau*, nous venons de nous en assurer, a émis l'opinion que nous défendons, V. dans ce volume la page 158, où nous citons trois textes de cet auteur.

Établissons ici en passant quelques considérations thérapeutiques relatives aux varices : sont-elles récentes, sont-elles peu développées? on soumet le malade au repos ; on donne au membre la position la plus convenable pour faciliter la circulation veineuse; on établit la compression, s'il elle est possible, et s'il n'existe pas quelques contre-indications ; V. plus bas l'article dans lequel nous traitons de ce moyen, dont on aide l'action par les astringents, etc. Si le sujet est fort, on pratique au bras une saignée d'abord spoliative, puis suivant les indications, et un peu plus tard, une ou deux phlébotomies dérivatives. Ces émissions sanguines dégorgent beaucoup les jambes ; *Dupuytren* en a fourni très-souvent la preuve ; nous l'avons souvent aussi reproduite. Le régime doit être plus spécialement végétal ; on diminue d'ailleurs un peu l'alimentation ordinaire. Le malade est-il faible? on unit à la compression, aux astringents, à la position du membre que nous venons d'indiquer, l'usage d'aliments toniques, et l'on administre à l'intérieur les médicaments destinés à fortifier la constitution. J'ai observé des sujets chez lesquels les moyens dont nous nous occupons ont été suivis d'un succès complet, même après un temps assez court; ils ont d'autres fois rendu les varices stationnaires, bien qu'on ait cessé leur emploi. Le développement de cette maladie, lorsqu'elle n'est pas encore trop avancée, est ordinairement arrêté par l'embonpoint : l'augmentation d'épaisseur et de consistance du tissu cellulaire fournit alors aux parois des tubes veineux un point d'appui qui en empêche la dilatation ; il serait inutile de dire que l'amaigrissement produit un effet contraire, et qu'il n'est pas rare de voir les veines des jambes augmenter de volume quand il survient, bien que ces veines fussent antérieurement saines.

Beaucoup plus souvent qu'on ne le pense, la veine variqueuse est affectée d'une subinflammation, que j'ai fréquemment constatée sur le très-grand nombre de cadavres qui m'ont servi pour mes cours de médecine opératoire. Cette phlegmasie précède-t-elle la dilatation veineuse? en est-elle alors la cause? ou bien

suit-elle cette dilatation dont elle serait l'effet? Les bornes et la
nature de cet ouvrage ne me permettent pas de discuter cette
importante question. Quoi qu'il en soit, nous le répétons, la
phlegmasie dont nous nous occupons est assez souvent constatée
par l'anatomie pathologique. Il est rare que l'augmentation de
capacité du tube veineux n'existe pas avec l'épaississement de
ses parois alors ordinairement indurées et quelquefois ramollies.
Dans le premier cas, si la veine est ouverte, l'écoulement du
sang peut être très-considérable, et même devenir funeste. « On
a vu des hémorrhagies violentes compliquer les ulcères variqueux; quelquefois même les malades ont succombé. La nécrop-
sie m'a montré alors la veine saphène interne ouverte : je l'ai dis-
séquée; elle était épaissie, et sa face interne phlogosée. Quand
les parois de cette veine étaient coupées dans toute leur épaisseur et dans toute leur circonférence, elles ne s'affaissaient point,
et le canal veineux, beaucoup élargi d'ailleurs, restait béant : on
eût dit de la section d'une artère. Il paraît difficile alors que le
vaisseau puisse agir sur la colonne sanguine qui le parcourt;
bien qu'elle soit fournie par des collatérales même très-éloignées,
il constitue, pour ainsi dire, une espèce de tuyau inerte duquel
le sang, abandonné à son propre poids, s'échappe sans obstacle
lorsque la veine est ouverte par l'ulcération : il en serait autrement si l'état normal existait. » *Clinique chirurgicale de l'hôpital de la Pitié*, par *J. Lisfranc*, tome I, p. 515. Lorsque surtout elles sont un peu développées, les varices deviennent assez
souvent douloureuses; l'exercice et la pression augmentent ces
douleurs ; il est des cas où elles demeurent faibles sous les
mêmes influences. Le repos, les cataplasmes émollients laudanisés, et, suivant les indications, la saignée spoliative ou dérivative pratiquée au bras, doivent être mis en usage. Il n'est pas
rare de voir, quand on n'emploie pas ces moyens, la maladie
augmenter beaucoup, la phlegmasie passer dans le tissu cellulaire adjacent, et y produire des engorgements qui déterminent
tantôt des abcès, d'autres fois des indurations plus ou moins étendues. Lorsque les phénomènes phlegmasiques dont nous traitons
sont encore légers, qu'on les méconnaît, ou bien qu'on ne les
prend pas en considération, et qu'on a alors recours soit au bas
lacé, soit à des circulaires de bande, les accidents s'accroissent
très-souvent, les moyens compressifs deviennent très-gênants ou
intolérables, et aggravent même beaucoup l'affection morbide;

il ne faut donc pas recourir empiriquement à ces moyens dans l'occurrence qui nous occupe; on doit au contraire, avant leur emploi, dissiper l'élément inflammatoire par le repos, par la position, par la phlébotomie pratiquée au bras, par les cataplasmes émollients laudanisés et par le régime. J'insiste sur ces préceptes trop négligés, surtout aujourd'hui.

« Mais on conseille d'appliquer le bas lacé de manière qu'il embrasse très-exactement tous les points de la circonférence du membre et qu'il exerce sur eux une pression égale assez forte; ces principes sont dangereux; je vais le prouver : on ne s'est en effet pas souvenu que, pendant la marche, les muscles gagnent en épaisseur ce qu'ils perdent en longueur (V. les expériences de *Glisson*); or, quand le malade se livrera à l'exercice, qu'arrivera-t-il? Lors des contractions musculaires, la jambe augmentera davantage de volume sur le point qui constitue le mollet que partout ailleurs, d'où naîtra infailliblement beaucoup de gêne dans la circulation veineuse superficielle : de là la stase du sang, contre laquelle le moyen dont nous nous occupons était dirigé. Il est donc alors plutôt nuisible qu'utile, confectionné comme nous venons de le dire : il vaudrait mieux ne pas l'employer. Je propose de le serrer un peu moins sur le mollet que sur le bas de la jambe; pour l'empêcher de descendre, on l'attache au caleçon. Ainsi, au lieu de ralentir le cours du sang, il le facilitera. La partie du bandage qui correspond au mollet pourrait même être faite avec du caoutchouc. Depuis quelque temps, on emploie des bas fabriqués avec cette substance : la trame en est en fil, et la chaîne en gomme élastique; ils sont très-avantageux : il est fâcheux que leur prix trop élevé ne les mette pas à la portée de tout le monde. » *Clinique chirurgicale de l'hôpital de la Pitié*, par *J. Lisfranc*, tome 1, p. 533.

Pendant que les malades gardent le repos, les indurations produites dans le tissu cellulaire par les varices sont très-souvent indolentes; il n'est pas rare de n'y point déterminer de douleurs par la pression ordinaire : toutefois, durant l'exercice, et lorsque surtout il est un peu prolongé, de la gêne et des souffrances, d'ailleurs assez légères, existent : un chirurgien inexpérimenté est-il alors consulté? il conseille ordinairement la compression qui offre presque toujours les inconvénients signalés plus haut. Si l'affection morbide est abandonnée à elle-même, elle fait très-fréquemment des progrès qui peuvent devenir dangereux. Mais voilà que les empiriques aveugles ou immobiles arrivent : *ils ne veulent pas* de subinflammation ; *il faut qu'il n'y en ait pas ;* ce mot blesse leurs oreilles ; il constitue une absurdité, une des plus grandes hérésies du siècle émanées de cet infernal système de *Broussais*, dont l'ombre tourmente encore surtout deux médiocrités médicales de Paris. Ces médecins fameux se hâtent de mettre en usage les fondants locaux, moyens excitants qui trop souvent avivent la maladie ou ne la guérissent pas. Évitez de pareils errements ; demeurez convaincus que la subinflammation est extraordinairement commune dans les indurations qui nous occupent ; elle est quelquefois à l'état latent : or, lorsque la douleur sera même légère et seulement pendant l'exercice, ayez recours au repos absolu, à la position au moins horizontale du membre, aux cataplasmes émollients laudanisés, à la phlébotomie pratiquée au bras ; administrez à doses croissantes l'iodure de potassium à l'intérieur ; ces moyens pourront seuls obtenir la guérison ; j'en ai montré ce matin un exemple très-remarquable à ma clinique de l'hôpital de la Pitié. Mais si l'affection morbide ne disparaît pas complétement, si la phlegmasie chronique est éteinte, vous emploierez presque toujours avec succès la pommade d'iodure de plomb, et la compression établie avec de l'agaric et des circulaires de bande. En dissipant entièrement les indurations dont nous traitons, en mettant ensuite en usage la thérapeutique ordinaire pour soutenir les varices, en général les malades pourront se livrer aux habitudes de la vie, et ils n'éprouveront pas des rechutes fréquentes occasionnées par des engorgements qui, n'ayant jamais complétement disparu, sont susceptibles, sous l'influence de causes même légères, de s'aviver, de s'enflammer, et de condamner le sujet au repos absolu et à l'emploi de médications qui peuvent plus ou moins échouer et ne pas toujours empêcher le développement d'accidents graves. Je m'arrête, car d'autres considérations pathologiques et thérapeutiques m'entraîneraient trop loin.

Il serait inutile de rappeler que les varices siégent plus spécialement dans les régions sous-diaphragmatiques. Les lois physiologiques expliquent parfaitement cette proposition. *Alibert*, *Baillie* et M. *Huguier* ont observé des dilatations veineuses au crâne et à la face ; elles ne sont pas très-rares sur le nez, sur les paupières et sur la région postérieure de la lèvre inférieure ; je les ai vues plusieurs fois en ce dernier point ; la jugulaire externe n'en est point exempte; *Rima* en cite une observation; l'état variqueux de ce dernier vaisseau est assez commun chez les personnes colères; on l'a rencontré sur la poitrine; *J.-L. Petit* l'a trouvé au pli du bras. Les autres parties du membre thoracique n'en sont pas toujours préservées. « J'ai soigné pendant plusieurs années une dame qui avait une varice, au milieu du pli du bras, grosse à peu près comme une noisette, et intimement adhérente à la peau. Cette dame était devenue si grasse que l'on ne pouvait trouver, dans l'un ni l'autre bras, aucune veine pour la saigner, si ce n'était au lieu de cette varice, que personne n'avait osé piquer dans la crainte des accidents qui pouvaient survenir. J'eus assez de peine à détruire cette idée; cependant je persuadai la malade; et depuis je lui ai fait plus de cent cinquante saignées dans cet endroit sans qu'il soit survenu la moindre chose. » *OEuvres complètes de J.-L. Petit*, page 528, édition 1837. On trouve dans M. *A. Séverin* l'observation d'une tumeur variqueuse siégeant à l'hypogastre; elle était compliquée de varices volumineuses s'étendant à la cuisse; l'entrelacement des tubes veineux dilatés qui existait sur le ventre offrait l'aspect de *la tête de Méduse. Celse* a observé cette affection morbide sur la région dont nous nous occupons. *Boyer* cite un cas où la même localité présentait beacoup de veines variqueuses se prolongeant aux aines et à l'ombilic; la tumeur était très-grosse, noirâtre, inégale et n'occasionnait aucune incommodité. J'ai vu aujourd'hui dans mon cabinet de consultation une varice du volume du doigt indicateur : elle prend naissance à la partie supérieure du flanc gauche; elle vient se rendre à l'union des deux tiers antérieurs avec le tiers postérieur de la crête iliaque; puis elle suit cette crête jusqu'à l'épine antéro-supérieure pour se terminer au-dessous du ligament de Fallope. Les pressions exercées le long de cette veine sont douloureuses; les douleurs se font encore sentir pendant les mouvements latéraux du tronc, et quand la malade se couche sur le côté morbide. Mais c'est aux cuisses et plus spécialement aux jambes qu'on rencontre les varices, dont le nombre et le volume offrent beaucoup de variétés. Citons quelques faits prouvant que l'oblitération de tubes veineux très-gros n'a pas déterminé d'accidents sérieux : veines iliaques externes oblitérées; aucun symptôme d'hydropisie (*Manec*). Deux autres cas semblables, le premier observé par *Baillie*, et le second par *Béclard*. M. *H. Bérard* a vu la veine cave inférieure complétement bouchée. Chez un sujet disséqué par *Dance*, et portant une tumeur au cou, la veine cave supérieure, la sous-clavière et l'azygos avaient entièrement perdu leur capacité : aucune trace d'œdème. *Wilson* a rapporté un fait analogue dans lequel la face devint légèrement œdémateuse. Lisez les trois textes suivants : 1° « Quoique » *les varices ne constituent pas une maladie essentiellement dan-* » *gereuse*, elles peuvent embarrasser assez cependant ceux qui » en sont affectés, pour que la chirurgie doive s'occuper de leur » traitement. » *Nouveaux éléments de médecine opératoire*, par M. *Velpeau*, t. II, p. 254. 2° « Il est inexact de dire que *les va-* » *rices n'entraînent aucun danger*. M. Girod l'a suffisamment » prouvé en 1814. Petit avait déjà montré la gravité de la rupture » des varices. Deux malades dont parle Lombard en moururent. » Chaussier a cité l'exemple d'une rupture de veine variqueuse » qui amena promptement la mort, chez une femme enceinte. » Murat a fait connaître l'observation d'une blanchisseuse morte » à la suite du même accident. En 1827, il fut aussi question, à » l'Académie de médecine, d'une terminaison pareille chez un » homme adulte. J'ai vu, en 1819, un homme de la campagne » succomber à la perte de son sang, vingt-quatre heures après la dé- » chirure d'une varice. On attribue la mort de Copernic à cette cause. » MM. Reis, Lacroix, Lebrun, ont fait connaître chacun un fait » semblable. La femme enceinte près de laquelle M. Forestier fut » appelé courut aussi les plus grands dangers. » *Nouveaux élé- ments de médecine opératoire*, par M. *Velpeau*, t. II, p. 262. 3° « Madame Boivin cite une jeune fille qui se faisait avorter à » volonté en appliquant un bandage sur ses jambes variqueuses. » Enfin, ces eczéma, ces dartres, ces ulcères si difficiles à guérir, » qui reviennent à peu près constamment dès que les malades se » livrent à quelque exercice, qui font le désespoir de la chirurgie » et des malheureux qui les portent, dira-t-on qu'ils n'ont jamais » fait mourir personne, qu'ils ne sont la cause d'aucune maladie » grave et qu'ils n'ont jamais nécessité l'ablation du membre? » *Nouveaux éléments de médecine opératoire*, par M. *Velpeau*, t. II, pages 262 et 263. Les ennemis de M. *Velpeau* ne lui contesteront pas, j'espère, que voilà certainement une très grande preuve d'intelligence, et ses amis, j'en suis sûr, s'en applaudiront beaucoup.

Les faits de ce genre ne sont pas très-rares dans l'ouvrage de cet écrivain; nous en avons déjà plusieurs fois donné la preuve : fournissons-en une nouvelle, toujours dans l'intérêt de la science et de l'humanité. Encore deux textes , 1° « Si le kyste » (anévrismal) était assez élevé pour permettre de placer le fil » entre son extrémité inférieure et l'origine des artères circon- » flexe et scapulaire commune (naissant de l'axillaire), *on au-* » *rait toutes les chances possibles de succès,* en se conformant aux » idées de Brasdor. » *Nouveaux éléments de médecine opératoire,* par M. *Velpeau,* t. II, p. 196. (V. dans ce volume , page 47 , les arguments que nous avons opposés à ces idées du chirurgien de la Charité). 2° « Il faut convenir, cependant, que *l'axillaire* » *est une des artères qui se prêtent le moins à la méthode en* » *question* (celle de Brasdor). Les nombreuses branches qui s'en » échappent sont autant de voies que le sang continuera de par- » courir et qui empêcheraient l'anévrisme de se résoudre à » moins qu'elles n'eussent été oblitérées d'avance par des dé- » pôts de fibrine ou les progrès du mal. » *Nouveaux éléments de médecine opératoire,* par M. *Velpeau,* t. II, p. 203.

Morgagni a vu quelquefois les veines jugulaires très-dilatées ; il y a observé alors des pulsations ; il cite un cas où l'azygos offrait dans l'étendue de quelques pouces une dilatation égalant son volume à celui de la veine cave ; cette varice se rompit et remplit le côte droit du thorax : mort. *Portal* rapporte (V. son *Anatomie médicale*) que l'une des veines sous-clavières, très-dilatée, inonda de sang la capacité de la poitrine et le malade succomba. Une femme portait au cou une tumeur volumineuse ; cette tumeur présentait des pulsations : hémorrhagie ; la malade meurt : autopsie : veine jugulaire interne formant une poche considérable et montrant à sa partie postérieure un sillon logeant la carotide primitive.

Hippocrate piquait les varices, les incisait parallèlement à leur axe pour en extraire les caillots et le sang. *Dionis, Paré,* etc., ont imité cette conduite. Du temps d'*Avicenne,* on cautérisait les veines variqueuses avec le fer rouge ou bien avec les caustiques après les avoir incisées. *Celse* pratiquait la cautérisation et l'extir- pation de ces vaisseaux. M. *A. Severin. Dionis, Bidloo,* met- taient le fer rouge en usage. Quand il avait fait l'excision, *Galien* liait le tube veineux : *Paul d'Égine* suivait la même conduite. La resection des veines a été tentée du temps de *Celse* et employée par *Albucasis, Paul d'Égine* et *Avicenne. Dionis* appliquait des plaques de plomb sur le vaisseau dénudé.

Abstraction faite de la compression employée seule ou avec la thérapeutique ordinaire pour guérir quelques cas de varices, tous les autres moyens sont dangereux, peuvent déterminer la phlébite dont on connaît les dangers et les résultats quelquefois funestes. Je conclus d'après ces idées qu'il ne faut pas recourir à ces moyens, à moins que l'affection morbide ne condamne les malades au repos presque absolu, à moins qu'elle n'occasionne des accidents assez graves pour compromettre leur vie.

Compression.—Nous avons déjà exposé plus haut les indications qui permettent l'emploi de ce moyen et celles qui le font retarder. Nous ajouterons qu'il est des cas où la présence de caillots volumineux entretenant une sub-inflammation, rend la compression intolérable et dangereuse. On rencontre des sujets chez lesquels, sans cause connue et d'autres fois à la suite d'un exercice prolongé, cette compression devient douloureuse ; si l'usage en est alors continué, ordinairement les douleurs augmentent et des phénomènes morbides graves peuvent se développer ; il faut nécessairement se hâter de la remplacer par des cataplasmes émollients laudanisés, par une position convenable du membre; on a aussi recours, suivant les indications, à la phlébotomie spoliative ou dérivative pratiquée au bras. Est-il besoin de dire qu'on revient aux moyens compressifs quelques jours après la disparition des accidents ? On a conseillé le bandage roulé depuis les orteils jusqu'au-dessous de l'articulation tibio-fémorale ; il a les inconvénients de se déplacer assez facilement, bien qu'il ait été exactement appliqué; il comprime inégalement la jambe pendant l'exercice: on lui préfère, avec raison, le bas lacé dont nous avons signalé plus haut les avantages, lorsqu'il est convenablement confectionné.

L'instrument de *Breschet* n'est applicable qu'au varicocèle ; nous nous en occuperons à l'occasion de cette maladie. La pince de *J.-L. Sanson* est une imitation de cet instrument ; les deux mors de cette pince s'appliquent sur un pli fait à la peau et dans lequel la veine est contenue ; je laisse à l'expérience le soin de juger la valeur de ce moyen ; M. *Boinet* a cité trois observations de guérison obtenue par ce procédé opératoire. Il n'est pas besoin de dire qu'il est des cas où les téguments ne peuvent être plissés ; qu'il en est d'autres où la plicature plus ou moins difficile à établir ne renfermera pas le tube veineux.

Rappelons que la compression des jarretières appliquées surtout au-dessous du genou pouvant produire la dilatation des saphènes et concourant à son développement, il est indispensable , même chez les personnes n'offrant qu'une disposition à cette maladie, qu'on fasse abstraction de ce moyen compressif ; on le remplacera par un caleçon duquel partiront des liens qui seront noués avec d'autres liens fixés à la partie supérieure d'un bas. Nous avons observé un assez grand nombre de sujets qui, usant de la précaution sur laquelle nous insistons , ont vu leurs varices légères devenir stationnaires, quelquefois diminuer, et plus rarement disparaître. La jarretière au-dessus du genou serait beaucoup moins désavantageuse qu'au-dessous de l'articulation tibio-fémorale.

L'acupuncture des veines variqueuses, *leur incision dans une petite étendue* sont en général rejetées : le premier de ces moyens échoue; le second expose à la phlébite et aux autres phlegmasies. Pratiquée comme le conseillent *Celse* et *Avicenne*, voyez plus haut, la *cautérisation* n'est pas aujourd'hui mise en usage; il serait inutile d'en indiquer les motifs. M. *Bonnet*, de Lyon, emploie la potasse caustique sur plusieurs points de la veine malade ; *A. Bérard* remplaçait ce caustique par la pâte de Vienne ; on a beaucoup vanté ces escarrotiques ; mais le dernier de ces chirurgiens a vu un sujet chez lequel la phlébite se développa et devint mortelle. Faisons ensuite remarquer que la thérapeutique de ces deux auteurs a l'inconvénient de produire des cicatrices assez étendues, et que si ces cicatrices siégent surtout au-dessous du mollet, elles peuvent être difficiles et longues à obtenir ; leur rupture ne sera d'ailleurs pas rare ; on l'observera plus spécialement lorsque la récidive des varices aura lieu, et il s'établira alors des ulcères dont on connaît toute la gravité. M. *Bonnet* explique , répétons-le, la supériorité de la cautérisation par la dessiccation des tissus et par le mode particulier d'inflammation qu'elle détermine; mais la phlegmasie qui entoure l'escarre fournit bientôt des humidités ; nous ne saurions donc admettre le premier genre d'explication fourni par notre très-honorable confrère : quant au second , nous le rejetons aussi, car s'il ne s'agit pas d'un virus, nous ne croyons pas aux inflammations spéciales; nous ne voyons dans celles produites par le feu ou par les caustiques, rien qui puisse leur faire donner ce nom, à moins qu'on ne veuille créer ou plutôt reproduire de vaines hypothèses que la saine philosophie médico-chirurgicale réprouve ; il faut enfin que dans nos sciences on n'admette que les raisonnements basés sur des preuves et non pas sur des idées dont le vague est si nuisible aux progrès de l'art de guérir. La plaque de plomb, employée par *Dionis*, expose trop à la phlébite; elle est rejetée ainsi que l'opération barbare consistant à *découvrir la veine* et ensuite à *l'arracher*. L'*excision* ou la *resection* du tube veineux malade, et que *Celse*, *Albucasis*, *Paul d'Égine* et *Avicenne* ont décrite, peut être mise en usage, suivant *Boyer*, contre des tumeurs ou des lacis variqueux très-développés. Mais *J.-L. Petit* conseille alors de comprimer, de malaxer doucement les caillots, de les déplacer, de les affaisser, de les diminuer; il dit qu'ainsi il a soulagé, en *réduisant* ces caillots et en rétablissant la circulation. Ce conseil est avantageux lorsque les varices ne sont pas douloureuses. Le même auteur veut que si elles sont très-volumineuses, que si elles contiennent trop de sang, que s'il n'est pas possible d'en réduire convenablement le volume par des pressions, on y pratique la phlébotomie. « Si la quantité de sang qui sortit des varices ne diminua point les forces de cette femme, c'est parce que le sang qu'elle perdit n'était, pour ainsi dire, pas tiré de la masse; il était renfermé dans les veines variqueuses hors des voies de la circulation et absolument inutile aux fonctions actuelles. Il est étonnant combien on peut tirer de sang des jambes variqueuses sans que les malades s'affaiblissent. J'en ai tiré jusqu'à deux et trois livres sans causer la moindre faiblesse. » *OEuvres complètes de J.-L. Petit*, p. 526, édition 1837. *J.-L. Petit* vante beaucoup le moyen dont nous venons de nous occuper; il lui a réussi, et nous le préférons à l'excision ou à la resection lorsque le sang est à l'état liquide, au moins en très-grande partie. S'il en sortait en même temps qui fût à demi coagulé, que son issue fût trop difficile, on agrandirait la plaie pratiquée sur la veine.

L'excision ou la resection ne doivent être tentées que dans les cas où les autres moyens ont échoué ou bien ne peuvent pas être mis en usage; il faut, du reste, comme nous l'avons dit plus haut, que l'affection morbide exige impérieusement une opération sanglante. En réséquant ou en excisant la varice, il n'est souvent pas permis de disséquer la peau pour la conserver; elle est devenue trop mince; elle a contracté de trop fortes adhérences avec la maladie dont l'extraction est d'ailleurs longue et douloureuse. Lorsque surtout on est forcé, de sacrifier une certaine étendue des téguments, elle produit une grande plaie qui, plus spécialement à la jambe, est difficile à guérir et fournit une cicatrice offrant de graves inconvénients. On extirpe le paquet variqueux comme une autre tumeur et avec le soin de ne pas l'ouvrir s'il est possible ; on coupe le tube veineux au-dessous et au-dessus de lui ; au besoin, on arrête l'écoulement du sang par la compression établie en dehors de la solution de continuité ; nous croyons que la section de la veine doit être pratiquée sous l'enveloppe tégumenteuse comme dans notre procédé opératoire, voyez plus bas.

Richerand a incisé les veines variqueuses parallèlement à l'axe du membre et dans l'étendue de treize centimètres cinq millimètres à seize centimètres deux millimètres environ (cinq à six pouces); il a ouvert d'emblée ces vaisseaux avec un bistouri tranchant sur sa convexité. Les caillots ont été enlevés et la plaie abstergée ; on l'a couverte à l'aide d'un linge troué et cératé, par-dessus lequel on a mis de la charpie ; lorsque cette charpie a été employée seule, on l'a enduite de cérat ; puis des compresses et des circulaires de bande ont complété l'appareil d'ailleurs légèrement compressif. Cette méthode compte des succès : mais elle a occasionné la phlébite sur quelques sujets, et parfois cette complication est devenue funeste. L'incision des veines variqueuses dans une grande étendue produit une longue et assez large solution de continuité qui, située à la jambe, offre des résultats primitifs et consécutifs fort désavantageux. Je laisse à l'expérience le soin de décider si, lorsqu'il s'agit de varices très-volumineuses, ce procédé est préférable à l'excision, à la resection dont nous nous sommes occupé au paragraphe précédent.

Nous avons déjà dit que les anciens pratiquaient la *ligature* et la *section* de la veine. *Home* ayant remis cette pratique en usage à Londres, *Béclard* y eut recours quelque temps après à Paris. Nous l'employâmes nous-même alors, les succès de ce dernier chirurgien nous ayant paru très-concluants. On fait, s'il est possible, un pli *longitudinal* sur la peau recouvrant la veine ; on choisit le point où ce vaisseau est *unique* et *le plus superficiel* (*Briquet*); on incise ce pli de son bord libre à son bord adhérent, ou bien en sens opposé, après l'avoir traversé à sa base. Le tube veineux étant mis à découvert, on glisse sous lui une sonde cannelée, et ensuite, dans la cannelure de cette sonde, un stylet aiguillé entraînant avec lui un fil qu'on noue sur le vaisseau, comme s'il s'agissait d'une artère ; on coupe la veine au-dessus. Si le bout supérieur fournissait du sang, on établirait la compression en dehors de la solution de continuité. En employant seul pour passer la ligature, comme quelques chirurgiens le conseillent, le dernier instrument dont nous venons de parler, on s'expose à des lésions dangereuses, cet instrument étant trop mince. On a encore proposé la section de la veine en même temps que celle du pli que nous avons indiqué ; mais alors on est obligé d'en saisir ensuite le bout avec une pince, de l'irriter et de l'exposer davantage à la phlébite. Nous ne sommes pas étonné que certain écrivain moderne, dont la force pratique n'offre certainement rien de remarquable, n'ait pas mentionné cette dernière idée. On réunit par première intention. Cet écrivain a aussi omis de dire que les téguments ne pouvant pas être plissés, il faut faire sur le vaisseau, avec la précaution de ne pas l'ouvrir et perpendiculairement à son axe, une incision longue de quatre centimètres un millimètre à cinq centimètres quatre millimètres environ (un pouce et demi à deux pouces), suivant l'état de l'embonpoint. Exposons des principes généraux relatifs à l'opération à quelque méthode qu'elle appartienne : lorsque les varices sont compliquées d'une subinflammation, qu'elles sont douloureuses, qu'elles augmentent la caloricité du membre, les moyens destinés à obtenir l'oblitération de la veine exposent beaucoup plus au développement d'une phlébite aiguë, qui peut pénétrer dans l'une des grandes cavités de l'économie. On met alors en usage les moyens thérapeutiques ordinaires. « Il est dangereux d'opérer sur le point dilaté du vaisseau, ou très-près des varices ; car, très-souvent alors, la veine variqueuse est phlogosée (on peut d'ailleurs y faire développer une inflammation sur des tissus anormaux), et l'on court le risque d'enter une phlegmasie aiguë sur une phlegmasie chronique. On opère ordinairement à la partie supérieure de la jambe, au-dessous des condyles du tibia ; si la veine est malade plus haut, on préfère le côté interne et inférieur de la cuisse ; en attaquant le tube veineux trop près de l'abdomen, on s'expose à voir survenir une phlébite qui pourrait pénétrer d'emblée dans la cavité abdominale, et que rien alors ne saurait arrêter. Il est important d'agir au-dessous des veines collatérales ; sans cette condition, le vaisseau ne serait pas oblitéré dans une étendue suffisante pour obtenir la guérison des varices ou de l'ulcère. » *Clinique chirurgicale de l'hôpital de la Pitié*, par *J. Lisfranc*, t. 1, p. 538. Si ces collatérales étaient situées trop bas, on devrait également opérer sur elles ; on suivrait la même conduite lorsque la saphène semblerait être double ; on n'oubliera pas qu'une grande branche veineuse descendant de la cuisse vient souvent s'anastomoser dans l'espace poplité avec le tube veineux principal siégeant au côté externe de la jambe.

Home vante beaucoup le dernier procédé opératoire dont nous venons de nous occuper ; *Physick* adopte l'opinion de ce dernier chirurgien ; *Dorsey* a fréquemment pratiqué la ligature et la section des veines variqueuses ; il ne s'est développé aucun accident grave : sur plus de soixante malades opérés par *Béclard*, M. *Briquet* assure qu'on n'a vu survenir que deux fois des phénomènes morbides inquiétants ; *Smith*, *Travers* et d'autres praticiens ont été infiniment moins heureux ; nous obtînmes d'abord de très-nombreux succès publiquement observés à notre Clinique de l'hôpital de la Pitié ; mais, voy. la thèse de M. *Amblard*, bientôt nous essuyâmes un assez grand nombre de revers pour renoncer à la méthode dont nous traitons ; il est vrai qu'alors nous n'avions pas encore imaginé d'employer contre la phlébite les sangsues au-dessus du point enflammé, entre ce point et le cœur ; voyez les généralités, premier volume de cet ouvrage. Nous croyons que la section et la ligature de la veine sont dangereuses et trop souvent funestes ; suivant nous, ce procédé ne doit être cité que comme fait historique.

En 1708, *Chaumette passait sous la veine un fil avec une aiguille acérée et crochue ; il le liait ensuite sur la peau* et il abandonnait sa chute aux soins de la nature. M. *Gagnelès* a suivi un procédé de ce genre. *Lombard* a mis cette méthode en pratique : il s'est servi de la plus courte des aiguilles courbes *corrigées* ; il a noué le fil sur une compresse en quatre doubles placée parallèlement à l'axe du vaisseau ; la ligature fut posée à quelques millimètres (quelques lignes) au-dessous de *la tumeur qu'on ouvrit ensuite* ; on appliqua dans la plaie un plumasseau imbibé d'alcool.

M. *Ricord* passe sous la veine une aiguille droite portant un fil double ; avec une autre aiguille qui entre et qui sort en sens inverse par les mêmes ouvertures, il glisse au-devant du vaisseau un second fil également double ; il résulte de cette manœuvre qu'il reste à droite et à gauche une anse de fil dans laquelle, de chaque côté, on engage l'aiguille correspondante; à mesure qu'après l'avoir dépassée, l'instrument s'en éloigne par les tractions qu'on exerce sur lui, on serre le nœud coulant qui est ainsi formé et qui vient embrasser le tube veineux; on emploie ensuite, pour maintenir et graduer la constriction, le serre-nœud fabriqué par M. *Charrière*. Ce procédé paraît avantageux; il a besoin, pour être jugé définitivement, d'être sanctionné par un très-grand nombre de faits; il a l'avantage de préserver la veine du contact de l'air; il doit nécessairement moins exposer à la phlébite; mais les anatomistes et les pathologistes savent qu'assez souvent le mode opératoire de M. *Ricord* sera d'une exécution très-difficile et même impossible soit à cause de la profondeur du vaisseau, soit parce qu'il sera d'autres fois trop superficiellement placé. Les autres modes opératoires de ce genre ont les inconvénients de couper plus difficilement la veine, et de déchirer la peau, au moins assez souvent. M. *Reynaud* a imité *Chaumette*; mais il a fait un nœud et une rosette qui lui permettent de dénouer la ligature toutes les vingt-quatre ou quarante-huit heures, et de la serrer davantage. Cette dernière ligature divise mieux le tube veineux; le mode de compression qu'elle exerce nous semble devoir exposer beaucoup plus à l'inflammation de la veine.

M. *Wise* a conseillé la *ligature temporaire*; il dit avoir observé que le caillot se forme au bout de quarante-deux heures; il emploie un nœud coulant; il enlève cette ligature soixante-six heures après son application; il me semble qu'elle reste appliquée tout le temps nécessaire pour produire la phlébite; je crois que pour l'extraire il faut déchirer la cicatrice de la plaie, si tant est qu'elle existe; je pense qu'on froisse la veine déjà au moins irritée; voilà des causes capables de déterminer l'accident qu'on veut éviter; ce moyen me paraît mauvais.

La *section* du tronc veineux et quelquefois en même temps d'une ou de plusieurs de ses branches volumineuses, et à la suite de laquelle *on n'applique pas la ligature*, a souvent été mise en usage; elle se pratique comme si l'on voulait poser un lien sur le vaisseau après l'avoir coupé, V. plus haut; certain écrivain moderne conseille de loger dans la plaie des boulettes de charpie *avant de la couvrir d'un plumasseau enduit de cérat et de compresses souples;* ces pièces d'appareil sont assujetties par un bandage roulé médiocrement serré. Cet écrivain devrait savoir que son pansement adoptif expose singulièrement à la phlébite, qu'il est infiniment préférable de réunir par première intention et de comprimer en dehors de la solution de continuité. Est-il permis à un professeur de la Faculté de médecine de Paris de ne pas même indiquer les derniers préceptes importants que nous venons d'énoncer. Bien que nous ayons suivi ces préceptes chez un grand nombre de malades que nous avons opérés à l'hôpital de la Pitié par le procédé qui nous occupe, nous regrettons les revers que nous avons essuyés à une époque à laquelle on ne connaissait pas encore des méthodes opératoires et thérapeutiques très-avantageuses.

Désireux d'empêcher le contact de l'air sur la veine et d'éviter ainsi presque toujours la phlébite, *Brodie* se sert d'un bistouri étroit et dont le tranchant est légèrement concave ; il introduit ce bistouri contre l'un des côtés de la veine ; il le glisse ensuite à plat et perpendiculairement à l'axe du tube veineux sous la peau qui couvre ce tube ; lorsqu'il a dépassé le vaisseau, il lui fait exécuter sur son axe une rotation à l'aide de laquelle le tranchant répond à la veine ; puis il le retire lentement de la plaie en lui imprimant un mouvement de bascule qui relève son manche formant alors avec l'axe du membre un angle de trente-cinq degrés environ; nous croyons qu'afin de mieux couper le cordon veineux il faudrait alternativement et légèrement refouler l'instrument devant soi et l'attirer à soi. *Béclard* a expérimenté ce mode opératoire ; il a été moins heureux que *Carmichael ;* il a vu survenir la phlébite et il a avancé que la méthode de *Brodie* expose autant les malades à cette fâcheuse complication que les autres procédés. L'exécution de cette méthode n'est pas facile ; on peut blesser le vaisseau en glissant le bistouri entre lui et les téguments; cette blessure ou la perforation de la peau serait même inévitable lorsque celle-ci serait adhérente au tube veineux ou bien située très-près de lui. Il est difficile, en retirant le couteau pour le diviser, de ne pas convertir l'incision longitudinale qu'on a pratiquée d'abord sur les téguments en une sorte d'incision en T ; c'est alors surtout que l'air s'introduit facilement dans la plaie; aucune précaution n'étant d'ailleurs employée pour l'empêcher d'y pénétrer, il est évident qu'il y entrera, l'orifice de la solution de continuité siégeant trop près de la section veineuse qui peut du reste être incomplète et faire échouer l'oblitération de la veine. Il serait possible de remédier jusqu'à un certain point au premier des accidents que nous venons d'indiquer, si, à mesure que le bistouri s'échappe de la plaie, l'indicateur de la main gauche le suivait, exerçait une compression capable d'en effacer la capacité ; il en chasserait d'ailleurs le gaz atmosphérique qui y serait entré au commencement de la manœuvre. Le procédé de *Brodie* ne me semble pas avantageux.

M. *Jules Guérin* a appliqué sa méthode opératoire sous-cutanée à la section des veines. Un pli est pratiqué avec les téguments, à cinq centimètres quatre millimètres (deux pouces) environ du vaisseau ; on fait à la base de ce pli une incision de cinq millimètres (deux lignes) de longueur environ ; elle pénètre dans le tissu cellulaire sous-cutané ; on y introduit un bistouri mousse, étroit et tranchant sur la légère concavité qu'il présente ; il chemine à plat, d'abord sous la portion plissée de l'enveloppe tégumenteuse ; il glisse ensuite sous la peau placée entre elle et le tube veineux, derrière lequel il s'engage : alors l'opérateur dirige son tranchant en avant ; puis il soulève légèrement sa pointe en abaissant son talon ; il lui imprime de légers mouvements de va-et-vient ; la veine est bientôt coupée dans toute son épaisseur et dans toute sa circonférence ; pour l'empêcher de fuir sous l'action de l'instrument, on a soin de l'assujettir ; à mesure que le couteau est retiré, on le suit avec le pouce ou le doigt indicateur qui exerce sur les téguments, jusqu'à l'orifice externe de la plaie, une compression destinée à s'opposer à l'introduction de l'air ; on se hâte ensuite de couvrir cet orifice avec un morceau de diachylum gommé.

On a craint trop longtemps à tort les effets du sang épanché dans le tissu cellulaire sous-cutané ; les nombreuses opérations pratiquées par M. *Jules Guérin* en ont prouvé l'innocuité; il n'est pas à ma connaissance qu'il soit survenu encore le moindre effet fâcheux.

On objectera sans doute la difficulté de la section complète de la veine ; j'ai fait des essais sur le cadavre, et je ne comprends guère cette difficulté : je conçois cependant qu'il est possible, à la rigueur, de ne pas diviser complétement le vaisseau ; mais cet accident doit être extraordinairement rare. La continuation de la circulation dans la veine, la persistance des varices exigeraient qu'on recommençât l'opération.

Si l'on craignait que les deux bouts du vaisseau, résultant de la section, ne se fussent pas assez rétractés pour les empêcher de se cicatriser entre eux, on mettrait un point de compression sur l'endroit même où la veine a été divisée. Je ne sache pas qu'on ait encore proposé et mis en usage la section sous-cutanée de M. *Jules Guérin*, pour obtenir la guérison des ulcères ; je l'ai appliquée une seule fois chez le vivant ; elle m'a parfaitement réussi ; aucun accident n'est survenu ; je crois que ce procédé continuera à jouir des plus brillants succès ; mais comme en définitive tout , dans nos sciences , doit être soumis au creuset d'une longue expérience , il faut attendre , pour juger en dernier ressort la valeur de ce moyen. Quand il n'est pas permis de plisser la peau , on la traverse avec le bistouri à la distance que nous avons indiquée ; cet instrument glisse sous elle et passe sous le vaisseau : le reste à l'ordinaire.

Répétons que la *resection* pratiquée au temps de *Celse*, mise en usage par *Albucasis*, *Paul d'Égine* et *Avicenne*, a l'inconvénient d'être trop souvent compliquée de phlébite ; mais nous l'avons modifiée , et nous croyons qu'alors elle offre des avantages. Avant nous on reséquait le vaisseau pour enlever les varices, personne ne l'ignore ; tout le monde sait aussi que les anciens ne faisaient pas cette opération avec l'intention d'éviter le contact de l'air sur les bouts restants du tube veineux. Nous défions M. *Velpeau*, qui nous attaque dans un de ses textes qu'on va lire, de nous prouver le contraire. Nous espérons que cette fois il ne continuera pas de rester sous sa tente, comme nous l'y avons condamné depuis longtemps ; qu'il y prenne garde, nous l'avons bien souvent appelé au combat qu'il refuse toujours ; le public en a sans doute deviné les motifs. Nous reséquons le tube veineux, on le verra bientôt, pour éviter l'inflammation. Nous avons imaginé un procédé particulier, afin de préserver du contact de l'air les bouts restants de la veine ; voilà ce que nous nous approprions, car nous n'avons jamais prétendu, ainsi que l'avance gratuitement et avec sa loyauté ordinaire, le chirurgien de la Charité, avoir inventé l'excision d'une portion de la veine , et l'idée d'empêcher l'effet atmosphérique dangereux dont nous venons de parler. Nous allons exposer notre procédé opératoire, mais avant tout, nous devons nous justifier du reproche d'*étourderie* qui nous a été adressé par l'homme que nous venons de nommer.

« Ce n'était pas assez pour M. *Velpeau* de torturer *Marius* deux fois de suite dans la même page ; il fallait encore qu'il torturât, un peu plus loin, le compte rendu de l'une de nos leçons cliniques ; nous laisserons M. *Velpeau* exciser, extirper et cautériser à son gré les varices de l'illustre général romain ; tout cela est fort innocent. Nous ne lui adresserons aucun reproche à cet égard, car nous n'ignorons pas combien il faut être indulgent envers lui, lorsqu'il s'agit des langues anciennes ; mais la *Revue médicale* de 1826 n'étant rédigée ni en grec ni en latin, nous ne saurions accorder à M. *Velpeau* le droit d'exposer avec infidélité nos opinions sur l'excision des veines. Citons textuellement, afin de montrer que l'auteur en question se fait remarquer par son imperturbable suffisance, plutôt que par sa bonne foi et son exactitude. » *Clinique chirurgicale de l'hôpital de la Pitié, par J. Lisfranc*, tome 1er, p. 544.

« En se rétractant sous les lèvres de la plaie, les deux bouts » de la veine cessent aussitôt d'être soumis à l'influence de l'air » extérieur, action qui d'après M. Brodie, est une cause puissante » de phlébite. *Cette dernière raison est complément hypothétique,* » et ne méritait pas qu'un chirurgien de Paris vînt lui accorder » tant de valeur, en la donnant comme de lui. » (Vous venez de le lire, lecteur, le contact de l'air est innocent sur les veines ! ! ! ! Sommes-nous au dix-neuvième siècle ? Nous répétons que nous défions M. *Velpeau* de nous prouver que nous avons voulu nous approprier l'idée de préserver la veine du contact fâcheux de l'air. Nous avons seulement, V. la *Revue médicale*, V. plus bas notre procédé . avancé que nous avons imaginé un mode opératoire nouveau à l'aide duquel on préserve cette veine de ce contact ; poursuivons) : « Dire que si l'on n'enlève pas un pouce » de chaque bout de la veine sous la peau, l'air peut amener » une phlébite capable de tuer *en vingt-quatre heures*, est une » *étourderie* que je n'ai pas besoin de faire ressortir ; Revue mé- » dicale, 1826, tome 1er, p. 29. » *Nouveaux Éléments de médecine opératoire*, par M. *Velpeau*, tome II, p. 260.

« Le chirurgien de Paris, c'est nous ; l'auteur de l'article incriminé est M. Ph. *Ricord*, alors attaché à notre service en qualité d'élève interne. Nous avons relu avec attention la *Revue médicale*, en nous conformant à l'indication bibliographique de M. *Velpeau* ; tout ce que nous y avons trouvé, relativement à la section des veines, se réduit à la note suivante que nous allons rapporter en entier, sans rien changer à la rédaction de M. Ricord. » *Clinique chirurgicale de l'hôpital de la Pitié*, par *J. Lisfranc*, tome 1er, p. 545.

» *Sur la resection des veines.* — Nous avons obtenu à l'hôpital de la Pitié, sur un assez grand nombre de malades, de très-bons effets de la resection des veines pour la cure des ulcères variqueux. Dans tous les cas, on a emporté environ deux pouces et demi du principal tronc, auquel aboutissaient toutes les branches dilatées des veines venant de l'ulcère.

» Le procédé opératoire mis en pratique par M. Lisfranc, d'après une observation que j'ai faite, et dont on lira les détails dans le prochain numéro, qui renfermera un grand nombre d'observations, consiste à mettre le tronc veineux à découvert dans une étendue de deux pouces et demi, et cela immédiatement au-dessus des principales branches, afin de l'attaquer le plus bas possible, de le dénuder du tissu cellulaire qui l'enveloppe, ensuite de le couper avec des ciseaux au-dessous de chaque angle de la plaie faite à la peau. pour qu'après l'opération les deux bouts, cachés par ce moyen sous les téguments, soient à l'abri du contact de l'air très-irritant, et se trouvent de plus éloignés de telle manière, que l'inflammation développée sur un bout ne puisse communiquer à l'autre.

» Les pansements, les suites des opérations, heureuses dans tous les cas, seront indiqués avec beaucoup de soin dans chaque observation en particulier. » *Revue médicale* 1826, t. Ier, p. 29.

Voilà les passages mis en regard ; le lecteur peut actuellement les comparer et apprécier la loyauté des attaques de M. *Velpeau.* Il aurait été vraiment d'ailleurs par trop extraordinaire qu'on me rendît passible des erreurs que mes élèves auraient pu commettre dans leurs écrits. M. *Velpeau* a dit (V. la page 185 du premier volume de cet ouvrage) que je faisais de la *chirurgie de garde-malades;* qu'il me soit permis de dire à mon tour, qu'on ferait de la logique à la *Velpeau* si l'on admettait le principe erroné que je viens de renverser.

Procédé de l'auteur. Pour pratiquer la resection de la veine, je la mets à découvert dans l'étendue de cinq centimètres quatre millimètres (deux pouces) environ ; je divise lentement et couche par couche les tissus qui la recouvrent, en promenant le bistouri horizontalement sur eux, comme si je voulais découvrir une artère ; au besoin, par cela même que j'opère en un point sain, au moins en apparence, du vaisseau, je fais établir préalablement dans un lieu convenable la compression pour augmenter son volume et pour le reconnaître plus facilement : après l'avoir dénudé, je glisse des ciseaux courbes sur le plat à un centimètre quatre millimètres (un demi-pouce) de profondeur sous chacun des angles de la plaie, et je pratique d'un seul coup la section du tube veineux ; pendant ce temps de l'opération, un aide comprime avec l'indicateur et le médius à travers la peau, immédiatement au-dessus du point que je resèque, et à l'instant même où la resection est faite, il glisse ces doigts médiatement sur elle, afin de préserver la veine du contact de l'air; j'enlève ensuite la portion veineuse comprise entre mes deux sections; je réunis par première intention ; je panse à l'ordinaire, et je remplace le moyen compressif dont je viens de parler par des compresses graduées peu épaisses, sur lesquelles j'exerce une compression légère avec quelques circulaires de bande. M. *Ricord*, qui était attaché à ma division à l'hôpital de la Pitié, avait observé que les bouts de veine en contact avec l'air s'enflammaient, même avant l'application du premier appareil, qu'on faisait aussitôt que la manœuvre opératoire était terminée; cette observation me donna surtout l'idée de mettre en pratique le procédé que je viens de décrire; depuis que je l'ai employé, je n'ai presque jamais vu survenir la phlébite; MM. *Ricord* et *Ricard* ont publié les succès que j'ai obtenus à ma clinique de l'hôpital de la Pitié. « Je vais rapporter à l'appui des préceptes que je viens de donner quelques-unes des nombreuses observations recueillies à la clinique chirurgicale de l'hôpital de la Pitié. » *Dissertation sur les ulcères simples*, par *J.-B. Ricard de Molème*, *Thèse*, Paris, 1826. Après la resection du tube veineux, le malade sera soumis au régime exigé par les grandes opérations; cette précaution me paraît indispensable, quel que soit le procédé auquel on a eu recours, car il est évident qu'on doit toujours redouter la phlébite. On lève l'appareil le lendemain du jour où il a été appliqué; on surveille dans tous les cas, avec beaucoup d'attention, ce qui se passe sur le vaisseau; son inflammation est d'autant plus facile à guérir qu'on l'attaque dès son début ; on sait que jusqu'aujourd'hui je suis toujours parvenu à l'enlever en posant des sangsues au-dessus du point enflammé, c'est-à-dire entre ce point et le cœur; voyez, premier volume de cet ouvrage, le chapitre ayant pour titre *Phlébite*. On peut encore ainsi faire avorter ou combattre avantageusement les phlegmons qui se développent quelquefois.

Procédé de M. Franc. Cet auteur conseille de pratiquer sur la peau un pli renfermant la veine ; il glisse sous elle une épingle, et, à l'aide d'une suture entortillée, il arrête la circulation veineuse en comprimant le vaisseau entre la tige métallique, les téguments et le fil ; si l'on ne peut pas les plisser, on pique à côté de la veine ; on passe l'épingle sous elle, et l'on fait sortir sa pointe du côté opposé. M. *Velpeau*, qui revendique le procédé de M. *Franc*, avance (t. II, p. 271, *Nouveaux éléments de médecine opératoire*, deuxième édition) qu'il l'a *imaginé* en 1830, qu'il l'a *essayé* sur des animaux, et qu'il l'a *mentionné en passant* dans la première édition de son ouvrage publié en 1832 ; M. *Velpeau* n'indique pas l'endroit de son livre où serait consignée la preuve de sa réclamation ; nous avons lu avec la plus scrupuleuse attention les articles *Sutures, Ligatures, Varices*, etc., de cette première édition ; nous n'y avons rien trouvé qui ressemblât au procédé de M. *Franc*, qui doit rester possesseur de son invention, car la priorité appartient à celui qui a écrit le premier ; sans cette condition, il n'existerait plus de propriété scientifique, et lorsqu'une découverte serait publiée, chacun pourrait dire, je l'avais imaginée. J'ai déjà imprimé toutes ces idées en 1841 dans le premier volume de ma *Clinique chirurgicale* ; voyez la page 548 ; M. *Velpeau* n'a rien osé répondre ; c'était en effet impossible : M. *Franc* est donc, je le répète, inventeur du procédé opératoire consistant à passer une épingle sous la veine, et à pratiquer la suture entortillée. Il est des hommes dans les sciences qui deviennent d'autant plus avides de posséder qu'ils sont plus pauvres. M. *Velpeau* place ordinairement deux ou trois épingles ; il fait observer que l'on peut en mettre sous toutes les veines variqueuses et en appliquer successivement huit, dix et même quinze sur un seul membre ; il pense que la suture entortillée n'exerce pas une constriction suffisante ; il donne le précepte de passer circulairement une anse de fil sous les extrémités de chaque tige métallique et d'étrangler ainsi fortement les parties qu'elle embrasse : mais on arrive au même résultat en serrant avec la même force la suture entortillée. J'ai déjà dit qu'il était dangereux d'opérer sur les veines dilatées, dans la crainte d'y enter une phlegmasie aiguë sur une phlegmasie chronique ; or, suivant nous, le procédé de M. *Franc*, très-avantageux quand on l'emploie sur des parties saines du vaisseau, peut avoir de graves inconvénients lorsqu'on l'applique sur des varices : ce moyen de constriction reste en place six, douze ou quinze jours ; si, après ce laps de temps, les tissus mortifiés par l'étranglement ne se détachent pas, on doit enlever l'épingle ; à cette époque, la veine est oblitérée. On peut reprocher à ce procédé, comme à celui de M. *Breschet*, d'entraîner à sa suite une plaie résultant de la chute de l'escarre ; mais citons encore un texte d'un professeur de la faculté de médecine de Paris : « Le » but de tous les chirurgiens à ce sujet est d'oblitérer la veine » qu'on attaque. Or, le procédé de l'épingle conduit à ce but » *avec autant de certitude que l'excision*, plus sûrement que » l'acupuncture, que la compression locale. Sous le point de vue » des dangers, je n'ai encore essayé aucune méthode qui en causât » moins. Des cent et quelques malades que j'y ai soumis, il n'en » est aucun qui ait succombé ; je puis même ajouter qu'aucun » d'eux n'a couru de véritables risques. Le pire qui soit survenu » est une *phlébite externe* et quelques noyaux phlegmoneux.

» Les seuls inconvénients que je lui reprocherais sont d'*exposer* » *à passer l'épingle* entre les téguments et la veine, et de *man-* » *quer alors complétement son effet ;* » (et l'on vient d'avancer plus haut que le procédé dans lequel on emporte une portion de la veine n'est pas plus sûr ! ! !) ; « puis, si on ne porte pas l'étran- » glement assez loin, de permettre aussi dans quelques cas, à *la* » *veine de retrouver plus tard sa perméabilité.* » (Cet accident ar- rivera surtout chez les sujets doués d'un assez grand embon- point, et alors M. *Velpeau* vient d'assurer, vous venez de le voir, que ce procédé est aussi sûr que la resection !) « Mais ces » inconvénients appartiennent encore à un plus haut degré à » l'acupuncture par le procédé de M. Fricke, et au procédé de » M. Davat. Les différentes sortes d'incision n'en sont pas même » à l'abri. » *Nouveaux éléments de médecine opératoire*, par M. *Velpeau*, t. II. p. 275. Imitez-moi, lecteur ; je vous en prie, inclinez-vous et admirez une sublime intelligence ! Vous venez d'apprendre que le procédé *de l'épingle* peut produire *la* *phlébite externe et des noyaux phlegmoneux.* Lisez le texte qui suit : « Les épingles une fois placées, l'opération n'exige aucun » pansement, *et tant qu'il n'y a pas d'inflammation vive, on peut* » *accorder au malade la permission de se lever, de prendre quel-* *que exercice.* » *Nouveaux éléments de médecine opératoire*, par M. *Velpeau*. t. II, p. 273. Ainsi il est évident d'après ce texte que l'opération étant susceptible d'être compliquée d'une *vive* *inflammation*, les malades *peuvent se lever et marcher* avant ce développement morbide; c'est peut-être le moyen de le retarder et même de l'éviter ; voilà une nouvelle thérapeutique certainement très-brillante, et il faut avoir un aussi mauvais esprit que le nôtre pour ne pas conseiller de l'imiter.

Procédé de M. Davat. — Cet auteur se sert de deux épingles dont l'une passe transversalement sous le vaisseau, et dont l'autre placée parallèlement à l'axe de la veine, la traverse de part en part au-dessus et au-dessous de la première; ces deux tiges métalliques sont *assujetties par un fil tortillé autour d'elles et légèrement serré (Davat).* « Cette aiguille (la première) est alors transversale au conduit veineux ; son application constitue le premier temps de l'opération ; elle est destinée à isoler la veine des tissus profonds et à faciliter l'implantation de la seconde. Elle n'est point de nécessité absolue, elle aide seulement l'opération en permettant de passer autour de chacune de ses extrémités libres une anse de fil, au moyen de laquelle on soulève et la veine et la peau. Alors nous portâmes la pointe d'une seconde aiguille que nous tenions dans nos doigts de la main droite de la même manière que la précédente, directement sur la partie médiane du point soulevé et une ligne au-dessous ; puis nous l'implantâmes et lui fîmes traverser d'abord la peau, ensuite la paroi antérieure et postérieure de la veine, ce dont nous fûmes averti par la présence de l'aiguille transversale ; alors nous l'inclinâmes de manière à la faire passer au-dessous de cette dernière, puis à venir percer de nouveau, quelques lignes plus loin, les parois postérieure et antérieure de la veine et sortir à travers la peau. De cette façon, cette seconde aiguille, qui est l'aiguille essentielle, dont l'application constitue le second temps de l'opération, fut en croix avec la transversale et fit un point de couture sur le conduit veineux, dont elle perça les parois en quatre points différents. » *Davat, du Traité des varices,* Paris, 1835, p. 35. Dans ce procédé opératoire, comme dans le précédent et dans tous ceux du même genre, la profondeur de la veine peut ne pas permettre de passer l'épingle sous elle, de la transpercer ensuite ; cette épingle peut aussi embrasser une trop grande épaisseur de tissu cellulaire sous-veineux et rendre difficile et quelquefois impossible l'oblitération du vaisseau. La méthode de M. *Davat* a toutefois l'avantage de couder ce vaisseau et de faciliter ainsi cette oblitération ; mais cette méthode blessant le tube veineux en quatre endroits, et l'aiguille restant logée en deux points de ce tube expose davantage que le procédé de M. *Franc* à une phlébite mortelle, dont M. *Landouzy*, jeune chirurgien distingué, a rapporté une observation; V. le *Journal des connaissances médico-chirurgicales*, p. 97, 1838.

Procédé de M. Fricke.—On embrasse la veine dans un pli fait avec la peau, ou bien, renonçant à ce pli, le chirurgien assujettit le vaisseau à l'aide du pouce et de l'indicateur ; le premier de ces doigts est placé en dedans du vaisseau et le second en dehors ; ce tube est ensuite traversé par une aiguille conduisant un fil qu'elle ramène à l'extérieur ; les chefs de cette espèce de séton sont noués l'un sur l'autre ; on peut en mettre trois et même quatre, deux au-dessus et deux au-dessous du genou; ils laissent entre eux l'intervalle de quelques pouces; on leur imprime matin et soir des mouvements de va-et-vient afin qu'ils irritent davantage la veine. Une lymphe plastique leur adhère bientôt ; le vaisseau enflammé se resserre, et il se forme un caillot qui l'oblitère. Si les accidents inflammatoires se développent trop, on les combat, suivant M. *Fricke*, à l'aide des moyens ordinaires ; au lieu de retirer les sétons au bout de quarante-huit ou de quatre-vingt-seize heures, on les extrait sur-le-champ; mais il ne faut pas éteindre complétement la phlegmasie. L'expérience a démontré que ce procédé est mauvais, qu'il expose beaucoup à la phlébite et aux phlegmons; nous le rejetons malgré tous les éloges que lui donne son auteur.

D'après les faits et les raisonnements qui précèdent, nous croyons que les modes opératoires les plus avantageux pour obtenir l'oblitération des veines sont ceux de MM. *Franc*, *Ricord*, *J. Guérin*, et enfin la resection du tube veineux, suivant les principes que nous avons indiqués.

Ce n'est pas seulement contre les varices qu'on a mis en usage les procédés dont nous venons de nous occuper ; on les a encore employés pour guérir certains ulcères variqueux en oblitérant les veines superficielles qui les entretiennent; mais, personne ne l'ignore, ces moyens peuvent devenir très-dangereux et même funestes; l'expérience l'a démontré trop souvent quand les procédés opératoires n'étaient pas perfectionnés, et lorsque la thérapeutique ne possédait que de faibles ressources pour combattre la phlébite; elle est maintenant infiniment moins commune, et toujours jusqu'aujourd'hui, je ne saurais trop le répéter, je l'ai traitée avec succès en appliquant des sangsues immédiatement au-dessus du point enflammé du tube veineux, c'est-à-dire entre ce point et le cœur : rappelons néanmoins qu'il n'est pas de méthode de traitement, quelque bonne qu'elle soit, qui n'échoue quelquefois. On prétendit à tort, il y a quinze ou dix-huit ans, qu'on opérait toutes les fois qu'il s'agissait d'un ulcère variqueux. Il est en effet des indications à saisir, les voici : nous les avions déjà signalées dans nos cours, et nos élèves les avaient reproduites dans leurs écrits : Si l'ulcère a résisté à tous les moyens thérapeutiques, si, en d'autres termes, il est impossible de le guérir, s'il condamne le sujet au repos absolu, s'il met sa vie en danger, s'il nécessite l'amputation, il faut attaquer la veine. On objectera peut-être que cette opération est plus dangereuse que la soustraction du membre ; mais les succès obtenus par *Ev. Home*, *Béclard*, *Physick*, *Dorsay*, *Brodie*, *Velpeau*, etc., etc, et par nous-même, répondent victorieusement à cette objection. Il est vrai que, dans quelques cas assez rares, l'ulcère récidive ; une seconde opération peut en débarrasser complétement le malade, et sans l'exposer aux chances infiniment plus défavorables d'une amputation, sous tous les rapports. Il n'est pas besoin de dire que chez un vieillard débile et sur un sujet dont les viscères ne seraient pas sains, nous n'opérerions pas.

Mais aux principes généraux que nous avons établis plus haut relativement aux opérations pratiquées sur les veines, ajoutons les préceptes suivants : Si l'ulcère siége au côté interne de la jambe, on sacrifie la saphène interne ; on attaque, au contraire, l'externe, si cet ulcère occupe cette région du membre; n'oublions pas que ce dernier vaisseau est quelquefois double. Lorsque la saphène interne et la saphène externe baignent la solution de continuité située sur la ligne médiane, et plus ou moins sur les faces latérales de la jambe, on doit tenter l'oblitération de chacun de ces vaisseaux. Il peut arriver qu'à l'aide d'une branche volumineuse et courte, le système veineux sous-cutané communique avec le système veineux profond, au-dessous du point où vous avez opéré; alors la circulation continue dans la veine superficielle, et la récidive de l'ulcère a lieu. M. *Michel Klimatis* cite, dans la *Revue médicale*, l'observation d'une femme chez laquelle j'ai pratiqué une première opération suivie de récidive ; je tentai une seconde opération; je fus assez heureux pour mettre à découvert l'endroit de la saphène interne où s'observait l'anomalie dont je viens de parler; je la sacrifiai, et j'obtins cette fois une guérison radicale.

Lorsqu'il existe deux ulcères, l'un au côté interne, et l'autre au côté externe de la jambe, on attaque les deux veines saphènes.

« Quant à l'ulcère, on le recouvre d'une compresse enduite de cérat, de charpie sèche, et l'on maintient le tout à l'aide d'un bandage roulé. Le malade est soumis à une diète absolue, si son état le permet, et à l'usage des boissons émolliéntes en grande abondance. Il ne s'est pas écoulé trente heures, depuis le moment de l'opération, que l'ulcère a changé d'aspect : il est pâle, de rouge violacé qu'il était auparavant ; la sécrétion purulente diminue d'activité, le pus est jaune et de bonne nature ; la cicatrice ne tarde pas à se former. La cicatrisation est obtenue en cinq, huit, et quinze jours ; mais le terme moyen est de vingt-cinq à trente. (Il y a là, je crois des fautes d'impression, car je n'ai jamais vu survenir la guérison avant qu'une quinzaine de jours se fût écoulée.) Presque toujours l'ulcère est guéri avant la solution de continuité pratiquée pour mettre la saphène à nu. On peut, sur la fin, panser avec du chlorure de chaux, pour hâter la formation de la cicatrice..... La cicatrice obtenue est de très-bonne nature ; les veines se sont effacées, la peau a perdu sa couleur violacée : cette membrane devient ordinairement mobile ; les indurations et les callosités peuvent diminuer à mesure que la cicatrisation avance ; bientôt le membre reprend son état primitif, si ce n'est qu'il reste un peu atrophié.... Dans les ulcères variqueux qui siégent sur des tissus lardacés, la resection amène la cicatrisation bien plus lentement que dans les solutions de continuité exemptes de transformation du solide vivant. De plus, la pseudo-membrane formée sur des tissus anormaux ne tarde pas à se rompre ; c'est donc à ramener à l'état physiologique les parties altérées, que doivent, après l'opération, tendre tous les efforts du praticien ; c'est surtout à la suite de la formation du tissu accidentel que l'on combat avantageusement les indurations, les callosités. » *Mémoire sur l'emploi du chlorure de chaux dans le traitement des ulcères simples, d'après les observations recueillies à l'hôpital de la Pitié, dans les salles de M. Lisfranc, chirurgien en chef, par M. Michel Klimatis,* 1826. « N'omettons pas de faire observer que si des callosités assez étendues compliquent l'ulcère, la resection de la veine en obtient difficilement la guérison ; il faut avant d'opérer tâcher de détruire ces indurations. » *Clinique chirurgicale de l'hôpital de la Pitié,* par *J. Lisfranc,* t. 1er, novembre 1841.

« Pour donner une preuve des succès que M. Lisfranc obtient par l'emploi du chlorure de chaux et par la resection des veines dans le traitement des ulcères, nous dirons qu'avant le mois d'octobre dernier, l'hôpital de la Pitié renfermait habituellement de cinquante à soixante individus atteints de cette affection, et depuis cette époque on en compte à peine quelques-uns dont le séjour est toujours de peu de durée (il y a là certainement une erreur de chiffres, car la partie de ma division, contenant des hommes à l'hôpital de la Pitié, ne s'est jamais élevée au-dessus de cinquante individus dont quelques-uns au moins n'étaient pas affectés d'ulcères)..... Depuis que ce praticien (M. Lisfranc) borne l'application des sangsues entre le cœur et le foyer de l'inflammation, il n'a perdu aucun malade par suite de la phlébite. » *Michel Klimatis, mémoire cité.* « Nous avons sous les yeux un grand nombre d'observations constatant les succès qu'obtient M. Lisfranc contre les ulcères, soit avec le chlorure de chaux ou de soude, soit par la resection de la veine. Les bornes de ce journal ne nous permettent pas de les rapporter. » *Note du rédacteur, Mémoire de M. Michel Klimatis cité plus haut.* Nous avons fait suivre en ville, par nos élèves, *Béclard* et moi, un grand nombre de malades que nous avions opérés : chez la plupart les varices n'ont pas en général récidivé ; presque tous ont joui du bénéfice de l'opération, surtout lorsqu'ils ont porté un bas lacé qui n'avait pas empêché antérieurement la rupture du tissu inodulaire ; nous avons rarement été obligés de reséquer la veine une seconde fois ; j'ai assez souvent montré, à ma clinique de l'hôpital de la Pitié, des sujets qui étaient entrés dans ma division pour d'autres maladies et dont les cicatrices s'étaient bien soutenues depuis longtemps : j'avais établi une longue statistique très-circonstanciée sur le point important de thérapeutique qui nous occupe ; elle m'a été enlevée chez moi par de *braves gens.*

Nous avons fait, à l'hôpital de la Pitié, l'autopsie de sujets sur lesquels nous avions autrefois obtenu la guérison d'ulcères variqueux par l'oblitération de la veine : ces sujets, dont les cicatrices s'étaient soutenues, étaient venus nous demander des soins pour d'autres affections morbides ; nous avons trouvé la saphène interne oblitérée et ressemblant à la veine ombilicale chez l'adulte, depuis le point où nous avions pratiqué la resection jusque sur le gros orteil ; les branches veineuses collatérales et un grand nombre de rameaux qui en partaient, partageaient cet état; il n'existait pas de traces de varices à la jambe, et la circulation devait s'être faite presque exclusivement par le système veineux profond. J'ai vu cependant des opérés chez lesquels on observait près de la saphène oblitérée et contre elle quelques dilatations veineuses assez légères que le bas lacé empêchait d'augmenter, et qui d'ailleurs ne produisaient pas la rupture des cicatrices. J'ai cru devoir insister sur les données thérapeutiques qu'on vient de lire, car elles ont été singulièrement négligées par les auteurs modernes; l'homme célèbre que vous connaissez les a même presque toutes passées sous silence.

Mes idées sur la formation des ulcères simples, dits atoniques, et sur les causes qui les entretiennent, me portèrent à penser qu'on pourrait guérir ces solutions de continuité par l'oblitération des veines, bien que ces dernières ne fussent pas variqueuses; je vais extraire ces idées de mon ouvrage de Clinique chirurgicale, afin de bien faire comprendre la théorie sur laquelle est basée l'opération que j'ai tentée et qui a réussi. « Les ulcères atoniques tiennent leur dénomination de la *débilité* dans laquelle on croit voir les tissus; pour justifier cette opinion, on fait remarquer que la solution de continuité siége plus spécialement sur les membres inférieurs; plus éloignés du centre de la circulation, on dit qu'ils présentent des conditions plus favorables au développement de la maladie. On a encore avancé qu'elle siége, sept fois sur dix, sur le membre abdominal gauche, et l'on a expliqué ce fait par la faiblesse relative du côté gauche du corps.

» Je rejette ces arguments : 1° Si vous admettez que l'atonie des membres inférieurs préside à la formation des ulcères, ils devraient nécessairement siéger plus souvent sur le pied et sur les orteils, qui sont plus éloignés du cœur que la jambe.

» 2° Lorsque je fus nommé chirurgien en chef de l'hôpital de la Pitié, on n'y faisait pas comme aujourd'hui beaucoup de grande chirurgie; on n'y voyait alors, pour ainsi dire, que des ulcères; je les étudiai avec soin; j'étais persuadé que leur histoire et leur traitement offraient de nombreuses lacunes à remplir; il me fut facile de vérifier la plus grande fréquence de ces solutions de continuité sur la jambe gauche; mais beaucoup de sujets qui en portaient de ce côté étaient gauchers : j'acquis la conviction que chez eux, les ulcères étaient encore plus fréquents à gauche qu'à droite, et dans la même proportion que sur les droitiers.

» Chez les gauchers, les membres gauches, agissant davantage que les droits, deviennent plus forts que ces derniers ; ce n'est donc pas la faiblesse du côté gauche qui occasionne plus souvent l'ulcère de ce côté, puisqu'il est plus fort que le droit.

» 3° Lisez les pathologistes qui ont écrit avant la publication de mes idées, vous serez convaincu, qu'abstraction faite de certains cas de gangrène, d'abcès froids et de plaie, ils décrivent une phlegmasie locale, lors du développement spontané de la maladie ; elle est en effet assez ordinairement précédée par un érysipèle léger ou par un érysipèle phlegmoneux, au centre duquel existent une ou plusieurs vésicules qui se rompent et laissent échapper un liquide roussâtre ; d'autres fois, la phlyctène n'est entourée que par un cercle inflammatoire peu étendu ; quand il est développé, l'ulcère s'agrandit plus ou moins promptement : il offre ordinairement une inflammation assez aiguë, qui siége plus spécialement sur ses bords tendus, durs, rouges et douloureux.

» Le traitement prescrit, surtout dans le principe de la maladie, par les pathologistes qui admettent l'atonie des tissus, suffit pour convaincre qu'ils sont encore ici en opposition avec eux-mêmes, car ils emploient les cataplasmes émollients.

» L'ulcère simple, dit atonique, est pour moi le résultat d'une inflammation gangréneuse *sui generis*, déterminée par la lenteur et la difficulté de la circulation veineuse. Mon opinion est basée sur les preuves qui suivent :

» 1° Tout le monde admet que l'ulcère variqueux est produit et entretenu par la stase du sang veineux ; sa stagnation dans les vaisseaux dilatés occasionne une inflammation ordinairement légère, suivie d'ulcération gangréneuse. En agissant plus faiblement sur le système veineux non dilaté, la même cause peut déterminer la formation de l'ulcère simple. Lorsque les cicatrices récentes se rompent, elles deviennent ordinairement bleues et même noires : il est évident que cette rupture est due à la stase du sang.

» 2° La veine crurale est-elle, par exemple, ouverte à sa partie supérieure, établissez-vous la compression pour combattre l'hémorrhagie, arrêtez-vous la circulation dans le vaisseau ? La stase du sang veineux augmente le volume du membre ; il devient douloureux, sa chaleur est plus développée, et la gangrène survient quoique l'artère crurale, libre, exécute ses fonctions.

» M. *Gensoul* a lié l'artère crurale ; il a diminué ainsi la quantité de sang qui devait pénétrer dans le membre, il en a empêché la stase dans le système veineux ; cette méthode a réussi : imaginée postérieurement à la publication de nos idées sur les ulcères, elle fournit une nouvelle preuve en leur faveur; mais elle ne peut être employée que dans les cas où l'amputation serait indispensable, c'est l'opinion de son auteur.

» 3° Dans le traitement des ulcères, on emploie tous les moyens propres à faciliter la circulation veineuse : on maintient le membre dans une attitude telle que sa partie inférieure en devient le point le moins déclive : on met en usage le bandage roulé et les bandelettes agglutinatives, moyens qui tous favorisent la cicatrisation de la solution de continuité.

» 4° Pourquoi les ulcères siégent-ils plus souvent sur les membres inférieurs? pourquoi sont-ils plus communs sur la jambe gauche? pourquoi les rencontre-t-on plus fréquemment sur la partie inférieure de ce membre, entre le mollet et la malléole interne? La circulation veineuse est plus difficile dans les membres abdominaux que dans les membres thorachiques. Si les viscères ne sont pas transposés, l'S romaine du colon, souvent remplie de matières stercorales, et passant sur la veine iliaque externe, gêne singulièrement le cours du sang du côté gauche : à droite le vaisseau est libre.

» Depuis longtemps nous avions signalé cette cause de production des ulcères. M. *Blandin* n'a pas hésité à dire (article *Ulcère* du Dictionnaire en quinze volumes) que *Pouteau* en avait fait mention : cette assertion est inexacte, et son auteur serait fort embarrassé s'il était obligé de la justifier. (Déjà, depuis plus de cinq ans, nous avons repoussé, on vient de s'en convaincre, cette nouvelle attaque de M. *Blandin*; le professeur d'opérations chirurgicales de la Faculté de médecine de Paris a gardé le silence; il a suivi la même conduite, lorsqu'il nous a attaqué, à sa manière, sur les amputations partielles du pied (V. les pages 297, 302, etc., second volume de cet ouvrage), lorsqu'il a voulu s'approprier nos idées sur la levée du premier appareil (V. les pages 186 et 187, premier volume de cet ouvrage), lorsqu'il a avancé très-ingénument que le système linéaire est inutile pour l'amputation à la méthode de *Chopart* (V. la page 309 du second volume de cet ouvrage), lorsqu'il a indignement travesti notre mémoire sur l'excision de la partie inférieure du rectum; on lira plus tard notre correspondance avec l'honorable M. *Pétel* que M. *Blandin* avait induit en erreur. Cette correspondance est consignée dans la *Gazette des Hôpitaux*. Nous devons peut-être à la douceur de caractère de M. *Blandin*, le grand soin qu'il a mis de rester sous sa tente ; mais à quoi bon rappeler tous ces faits ? ne démontrent-ils pas que j'attaque injustement tous les jours mes confrères dans mes leçons et dans mes écrits , tandis que je devrais au contraire les remercier de la bonté avec laquelle ils me traitent.)

» La veine iliaque gauche est couverte par les deux artères iliaques primitives ; la droite n'a aucun rapport immédiat avec elles. (V. le beau travail de M. Serres sur le croisement des vaisseaux.)

» Le sang qui parcourt les deux artères iliaques, dont le volume est considérable, gène la circulation veineuse , non-seulement par sa pesanteur spécifique, mais encore par sa grande force d'impulsion, bien supérieure à celle de la colonne sanguine qui coule dans le système veineux , contre les lois de la pesanteur.

» M. Serres a le premier fait connaître que la veine saphène interne est dépourvue de valvules entre la malléole tibiale et la partie inférieure du mollet.

» Ajoutons que depuis le pied jusqu'au genou , la veine saphène interne n'offre point de valvules sur un grand nombre de sujets , et que , si elle en présente, on en trouve souvent deux ; l'une siége à la partie inférieure du mollet, et l'autre vers le condyle interne du tibia. (Serres.)

» Mais donnons encore en faveur de notre opinion une preuve fournie par la thérapeutique : j'avais souvent vu de larges et profonds ulcères non variqueux impossibles à cicatriser ; j'avais rencontré beaucoup de malades chez lesquels toutes les précautions échouaient , pour éviter la rupture et la destruction du tissu inodulaire : il fallait amputer ces malheureux : je pensai qu'on pourrait peut-être les guérir radicalement par la resection de la veine saphène ; cette idée me flatta d'autant plus que l'opération pratiquée sur le système veineux est moins dangereuse que l'amputation du membre, et qu'elle n'en prive pas le malade. La phlébite survient rarement ; à quelques causes qu'elle ait été due , et quand on l'a reconnue avant son entrée dans les grandes cavités , nous n'avons pas perdu jusqu'aujourd'hui, un seul malade en appliquant des sangsues entre le cœur et le point enflammé du vaisseau.

» Bientôt des occasions de mettre mon projet en pratique se présentèrent ; j'opérai et je réussis. On verra dans la *Gazette des Hôpitaux*. 6 octobre 1836 , que j'ai montré dans le cours de cette année , un homme, âgé de cinquante ans , sur lequel je fis , en 1827 , la resection de la veine saphène interne , pour un vaste ulcère atonique siégeant sur la face interne de la jambe gauche : il portait les cicatrices intactes résultant de mon incision et de son ulcère : commissionnaire en vins , cet homme est obligé de faire un très-grand exercice ; cependant le tissu inodulaire s'est soutenu , a résisté pendant neuf ans après mon opération , tandis qu'antérieurement , et durant plusieurs années , l'ulcère récidivait très-fréquemment. (Nous possédons un assez grand nombre d'observations de ce genre que les bornes de cet ouvrage ne nous permettent pas de rapporter.)

» Je dirai plus tard que la guérison des ulcères , obtenue par les opérations pratiquées sur les veines, est due à l'oblitération d'une grande partie du système veineux superficiel, et qu'ainsi le sang reflue profondément dans le membre et ne stagne pas dans l'épaisseur du tissu cellulaire sous-cutané et de la peau.

» J'ai avancé que l'ulcère simple, dit atonique, dans son développement ou dans sa marche progressive, était causé par une inflammation gangréneuse *sui generis* : je vais le prouver. 1° Sous la phlyctène dont nous avons parlé, lorsque l'ulcère commence , existe ordinairement une tache brune ; c'est déjà de la gangrène. 2° Un ulcère fait des progrès assez rapides ; il exhale l'odeur gangréneuse qui manque entièrement si la solution de continuité est stationnaire. 3° Lorsque les malades entrent dans les hôpitaux et que leurs ulcères marchent rapidement, on y observe des escarres de largeur variée ; d'autres fois , c'est quand la maladie fait des progrès lents , on n'aperçoit pas d'abord les tissus frappés de mort ; mais la suppuration est ichoreuse, et quand on en prend une certaine quantité avec le pouce et l'indicateur et qu'on imprime à ces doigts des mouvements de va-et-vient, on sent entre eux un détritus solide formé par de très-petits morceaux de tissus affectés de gangrène ; ils en exhalent l'odeur. 4° On se rappellera que la suspension de la circulation dans la veine crurale produit la gangrène : ainsi s'écroule la fameuse théorie de l'absorption intersticielle imaginée par A. Paré, reproduite par Jean Hunter. Véritables loups cerviers, les vaisseaux lymphatiques rongent et dévorent les tissus dans l'épaisseur desquels ils sont logés ; ils se mangent entre eux et ils se mangent aussi eux-mêmes : sublime et belle découverte ! on n'a rien vu de tout cela ; qu'importe ! c'est un motif de plus pour y croire très-fermement. Malheureuse médecine ! marcherez-vous toujours dans le vaste et stérile champ des futiles hypothèses, tandis que les autres sciences exactes, toujours guidées par des faits dont les théories sont l'expression, s'établissent en général sur des bases qui résisteront aux injures du temps. L'hypothèse que nous combattons est encore fondée sur la disparition du thymus, des engorgements des tissus, sur la diminution du foie, etc.; mais ici l'analogie même serait trop forcée, car il n'y existe jamais d'ulcération. » *Clinique chirurgicale de l'hôpital de la Pitié*, par *J. Lisfranc*, t. I, page 505.

« Lorsqu'un ulcère simple est très-étendu, qu'il est impossible de le cicatriser, ou que la cicatrice se rompt à chaque instant, que la vie du malade est en danger, qu'il est obligé de garder le repos pendant une grande partie de l'année, il faut, au lieu de pratiquer l'amputation du membre, oblitérer la veine sur le trajet de laquelle siége la solution de continuité : l'expérience a démontré qu'elle guérissait alors tout aussi bien que si elle était variqueuse : j'en ai donné la preuve un grand nombre de fois à l'hôpital de la Pitié. Voici quelques-uns des faits que j'ai montrés à ma clinique. » *Clinique chirurgicale de l'hôpital de la Pitié*, par *J. Lisfranc*, t. I, page 551. Nous le répétons, les bornes de cet ouvrage ne nous permettent pas de consigner ici ces faits ; ils ont été publiquement observés. M. *Velpeau*, qui se targue d'être l'historien médico-chirurgical le plus complet du siècle, nous en avons très-souvent donné la preuve plus haut, a entièrement passé sous silence ces faits et la théorie anatomique, physiologique et pathologique sur laquelle ils sont fondés ; quand on écrit un livre où l'on affiche la haute prétention d'établir l'état de la science, quand, dans ce livre, on semble vouloir faire un historique rigoureux, l'honneur commande impérieusement de citer tous les travaux, comme aussi la liberté de la discussion scientifique permet de les juger. Relever de pareils errements et les signaler au public, est sans contredit, suivant la coterie, fournir la flagrante preuve d'un mauvais, mais que dis-je, d'un affreux caractère ; n'importe, poursuivons la mission que nous nous sommes imposée ; déjà la partie saine de nos contemporains a applaudi à nos efforts, et si la postérité daigne s'occuper de nous, elle nous rendra encore une ample justice : il est temps qu'un homme courageux et indépendant mette fin à des choses que je n'ose pas qualifier ; sa position ne s'est guère rencontrée dans les sciences médico-chirurgicales ; elle ne se reproduira probablement pas de

longtemps ; on ne doit point d'ailleurs s'étonner du silence gardé
sur toutes ces choses, car s'ils le rompaient, les hommes qui n'ont
pas encore fait leur carrière croiraient s'en fermer les avenues : ils
se taisent toujours, ou quelques-uns élèvent très-faiblement leur
voix; ils manquent du courage nécessaire pour établir une opposition franche, énergique et compacte, qui aurait bientôt renversé
le népotisme et la féodalité scientifique; quant à ceux dont cette
carrière est achevée, s'ils sont animés de quelques élans généreux, l'esprit de famille, l'esprit de corps, retiennent ces élans.

TRANSFUSION DU SANG.

Elle fut singulièrement vantée et en même temps beaucoup
blâmée au dix-septième siècle : elle subit bientôt le sort d'un
grand nombre de méthodes thérapeutiques nouvelles : on la rejeta ; on a tenté depuis quelque temps de la réhabiliter en
l'employant pour combattre des hémorrhagies ayant trop affaibli
les malades. Autrefois on faisait passer le sang des animaux dans
les veines de l'homme ; on préfère aujourd'hui mettre en usage
la transfusion d'un individu à un autre. Qu'il me soit permis de
révoquer au moins en doute les succès qu'on dit avoir obtenus :
je n'admets pas le moyen qui nous occupe ; je ne le cite même
que comme fait historique. Ne voulant d'ailleurs, je le répète,
imposer mes idées à personne, je vais décrire les procédés dont
on s'est servi.

Procédé de Lower. — On découvre la carotide primitive d'un
animal, d'un chien ou d'un mouton, par exemple; on la dénude
des tissus environnants dans l'étendue de trois centimètres
(quatorze lignes environ); on met à la partie supérieure de cette
dénudation, une ligature fortement serrée: on en place une seconde à trois centimètres (quatorze lignes environ) au-dessous ;
on fait avec celle-ci un nœud coulant destiné à être desserré à volonté; on glisse deux fils sous le tube artériel ; ils occupent l'intervalle circonscrit par ces deux ligatures. Ouverture de l'artère
entre les deux liens qui l'étreignent : on engage un tuyau de
plume dans cette ouverture ; les deux fils qu'on n'a pas noués
servent à maintenir ce tube uni à la carotide.

La jugulaire d'un autre chien ou d'un autre mouton est dénudée
dans la longueur de quatre centimètres (dix-huit lignes environ);
Une ligature à nœud coulant est appliquée sur chacun des angles

de la solution de continuité ; on passe sous le tube veineux les deux fils indiqués plus haut pour le tube artériel ; puis la veine est ouverte ; on fixe dans sa capacité deux tuyaux ; le premier est destiné à donner passage au sang transfusé qui doit se rendre au cœur, le second à permettre au bout supérieur du vaisseau de laisser s'échapper le sang qui vient de la tête et qu'un vase reçoit.

Alors les deux animaux sont couchés l'un à côté de l'autre et assez près pour que les tuyaux puissent s'aboucher ; on met celui venant de l'artère dans celui qui part de la veine ; s'il est nécessaire, on établit une communication entre eux par des conduits intermédiaires. Immédiatement après cette manœuvre, on desserre les nœuds coulants, et le sang artériel de l'un des moutons passe dans le système veineux de l'autre. Au fur et à mesure que l'un de ces moutons reçoit une trop grande quantité de ce sang, on lui en fait perdre, afin d'éviter le trop plein, une quantité équivalente par le bout supérieur du tube veineux. Les tuyaux s'engorgent quelquefois ; cet engorgement peut gêner plus ou moins, et même empêcher le liquide d'y circuler ; on les enlève pour les déboucher à l'aide d'un mandrin ; on se sert ordinairement d'une sonde. Lorsqu'on emploie la transfusion pour remédier à une hémorrhagie qui a trop affaibli le sujet, il est évident qu'il ne faut pas donner le choix à la jugulaire, mais bien à l'une des veines de l'avant-bras, et qu'on doit lier à l'ordinaire cette veine du côté des capillaires, car le malade est loin d'avoir besoin d'une émission sanguine. Il est certain qu'on remplacerait avec avantage les tuyaux de plumes par des tuyaux métalliques.

Procédé de King.—On emploie un tube d'argent dans lequel est engagé un mandrin mousse à l'une de ses extrémités et aplati sur l'autre pour faciliter la manœuvre ; on applique au bras une ligature comme si l'on voulait pratiquer la phlébotomie ; la veine se gonfle ; est-elle volumineuse et superficielle ? on l'ouvre avec la lancette ; s'il en était autrement, on ferait un pli à la peau et l'on inciserait ce pli ; on découvrirait le tube veineux ; il serait incisé dans une étendue convenable : un aide établit la compression au-dessous de la plaie, afin d'empêcher le sang de couler à l'extérieur. On met dans l'angle supérieur de la solution de continuité veineuse le bout du conduit muni de son mandrin, destiné à faciliter son introduction ; on soutient ce conduit en place avec le pouce et l'indicateur appliqués sur la peau, qu'ils ramènent sur lui ; le mandrin est retiré ; dans l'extrémité libre de ce premier tuyau est engagé un second tuyau introduit dans l'artère d'un animal à l'aide des précautions que nous avons indiquées. On enlève la ligature siégeant sur le bras, et alors le sang artériel de l'animal entre dans le système veineux de l'homme. On pourrait avoir recours à ce procédé si l'on voulait faire passer du sang humain veineux dans la veine d'un homme où l'on doit craindre l'introduction de l'air occupant les tuyaux. *King* ne mentionne pas cet accident.

Procédé de Denis. — « Denis choisit le sang des animaux pour en faire la transfusion dans les veines des malades qui voudraient s'y soumettre. Voici le procédé opératoire : les instruments nécessaires sont deux petits tuyaux d'argent, d'ivoire ou de toute autre subtance, recourbés par l'extrémité dans les veines ou artères des animaux qui servent à la transfusion, et sur qui on la fait ; par l'autre bout, ces tuyaux sont faits de façon à pouvoir s'adapter avec justesse et facilité. Peu en peine de faire souffrir les animaux qui doivent fournir le sang qu'on veut transfuser aux hommes, le chirurgien prépare commodément leur artère, il la découvre par une incision longitudinale de deux ou trois pouces, la sépare des téguments, et la lie dans deux endroits distants d'un pouce, ayant attention que la ligature qui est du côté du cœur puisse facilement se défaire ; ensuite il ouvre l'artère entre les deux ligatures, y introduit un des tuyaux et l'y tient fermement attaché ; l'animal ainsi préparé, le chirurgien ouvre la veine du malade (il choisit ordinairement une de celles du bras), laisse couler le sang autant que le médecin le juge à propos, ensuite ôte la ligature que l'on met, selon l'usage, pour saigner au-dessus de l'ouverture et la met au-dessous ; il fait entrer son second tuyau dans cette veine, l'adapte ensuite à celui qui est placé dans l'artère de l'animal, et enlève la ligature qui arrêtait le mouvement du sang ; aussitôt il coule, trouvant dans l'artère un obstacle par la seconde ligature, il enfile le tuyau et pénètre ainsi dans les veines du malade. On jugeait par son état, par celui de l'animal qui fournissait le sang et par la quantité que l'on croyait transfusée, du temps ou il fallait cesser l'opération ; on fermait la plaie du malade avec la compresse et le bandage employés dans la saignée du bras. » *Dictionnaire des sciences médicales,* tome LV. *Palissier.*

Procédé moderne. — Il consiste à recevoir le sang sortant de la veine dans une seringue plongée dans de l'eau chaude, afin de conserver autant que possible à ce sang la température dont il est doué. On applique au bras sur les deux sujets la ligature dont on se sert pour pratiquer la phlébotomie; chez celui qui est malade on découvre, avec les précautions ordinaires, le tube veineux le plus volumineux situé au-dessous de cette ligature; on incise ce tube longitudinalement; on comprime au-dessous de la plaie pour empêcher le sang de couler; on introduit dans la solution de continuité de la veine une canule métallique, ou bien encore une sonde en gomme élastique : il est indispensable que le bout de la seringue s'y adapte parfaitement; le pouce et l'indicateur d'un aide qui ramène la peau sur lui le soutiennent; on enlève la ligature; on saigne le sujet sain; on reçoit cent à cent vingt grammes de sang dans la seringue; on injecte aussitôt ce liquide afin d'éviter sa coagulation; mais cette injection doit être pratiquée lentement pour soustraire le sujet aux secousses qu'elle déterminerait dans les vaisseaux et dans le cœur; on aide la circulation en faisant de bas en haut des frictions sur la veine qui sert à l'introduction du liquide. On a avancé que cent à cent vingt grammes de sang injecté dans les cas d'hémorrhagies graves, suffisaient pour empêcher le malade de succomber. Lorsqu'on croit la quantité dont nous venons de nous occuper insuffisante, on l'augmente, et alors tantôt on se sert de la même seringue, d'autres fois on en met une autre en usage.

Pendant l'opération, le sujet est exposé à l'introduction de l'air dans les veines et à la coagulation du sang pouvant être produite par le refroidissement ou bien par une trop grande chaleur. Ce liquide étant aux membres à la température de vingt à vingt-six degrés, serait-il avantageux de donner à la seringue cette température?

Voulez-vous la preuve de l'animosité avec laquelle la transfusion fut combattue et défendue, lisez le texte suivant : « Le verbeux Lamartinière, l'athlète des antitransfuseurs, écrivait aux ministres, aux magistrats, à des prêtres, à des dames, à tout l'univers, que la transfusion était une opération barbare *sortie de la boutique de Satan*, que ceux qui l'exerçaient étaient des bourreaux qui méritaient d'être renvoyés parmi les cannibales, les Topinamboux, etc., que Denis, entre autres, surpassait en extravagance tous ceux qu'il avait connus, et il lui reprochait d'avoir fait jouer les marionnettes à la foire ; d'un autre côté, Denis, à la tête des transfuseurs., appelait *jaloux*, *envieux*, *faquins*, ceux qui pensaient autrement que lui , et traitait Lamartinière de misérable arracheur de dents et d'opérateur du pont Neuf. » *Dictionnaire des sciences médicales* , t. LV. *Patissier.*

Lower , *King*, *Riva* et *Manfredi*, ont pratiqué la transfusion sur l'homme ; un médecin nommé *Sirribaldus* se soumit lui-même à cette opération. *Wren*, célèbre médecin anglais, *Major*, professeur à Kiel, *Emmerets*, la préconisèrent beaucoup. La mort d'un malade opéré par *Denis* contribua à la faire abandonner. Une sentence fut rendue au Châtelet le 17 avril 1668 ; elle défendit, sous peine de prison, de mettre en usage la transfusion *sur aucun corps humain , sans que la proposition en eût été reçue et approuvée par les médecins de la faculté de Paris ; cette illustre compagnie ayant gardé le silence sur cette question, elle tomba dans l'oubli qu'elle méritait.*

Si l'on voulait *injecter des substances médicamenteuses dans les veines*, un tube veineux superficiel de l'avant-bras ou de la jambe serait dénudé et ouvert comme pour la transfusion ; on donnerait au liquide la température de vingt-six à trente deux degrés ; on l'introduirait avec les précautions indiquées plus haut.

SYSTÈME NERVEUX

Névralgie. — Abstraction faite de la sciatique , la faciale est la plus commune ; les anciens ne possédaient pas des notions précises sur cette dernière : *Thouret* et *Heurteloup* pensent qu'ils l'ont toujours considérée comme un symptôme d'autres maladies nerveuses et qu'ils l'ont ainsi confondue avec ces maladies. Était-elle moins fréquente dans l'antiquité ? L'est-elle devenue à cause du refroidissement de notre globe (*Buffon. Delamétherie*) ; de l'augmentation continuelle des glaces sur les pôles et sur les hautes montagnes (*Fourcroy*), de la progression inverse de l'élévation , de l'augmentation des terres et de la diminution des eaux (*Franklin, Dubuysson*), du desséchement des marais, du défrichement des terres, de la disparition des épaisses forêts qui couvraient notre sol, du progrès de la civilisation, de l'accroissement du luxe, de la mollesse, etc. ? L'immortel ouvrage du vieillard de Cos confirmerait-il les premières idées que nous venons d'émettre ? Elles ont échappé à *Hoffmann*, *Vhytt*, *Pomme* ,

Lorry, *Cheyne*, *Raulin* et *Tissot*, qui ont d'ailleurs recherché avec tant de soin et de succès les causes des névroses. Durant un grand nombre de siècles après *Hippocrate*, on ne trouve rien d'exact sur le sujet dont nous traitons : *Arétée* semble en parlant de la migraine avoir entrevu la névralgie faciale ; on ne voit rien de plus concluant dans *Galien*, *Cœlius Aurélianus*, *Celse*, *Aétius*, *Paul d'Égine*, *Mercurialis* et *Rhazès*. Au rapport de *Pujol*, *Avicenne* signala le premier par ces mots : « *homo invenit dolorem in ossibus faciei suæ*, » la douleur symptôme caractéristique de la névralgie faciale ; il substitua au *spasme cynique* des Grecs, à la *distension* ou *distorsion de la bouche* des Latins, les mots *tortures de la face*, expressions aussi justes qu'énergiques. Il s'exprime ensuite en ces termes : « *Non est dubium quin materia torturam faciens sit confirmata in principiis nervorum et lacertorum faciei.* » (*Gérard de Crémone*, traducteur du texte arabe.) Plusieurs siècles s'étant écoulés, *Schenckius* jeta beaucoup de lumière sur l'affection morbide qui nous occupe ; *Van-der-Linden* l'imita en 1660 ; la maladie de J.-L. *Bausch*, président et fondateur de la Société des curieux de la nature, *Thomas Bartholin*, en 1669, *Ludwic*, en 1672, indiquent assez bien la névralgie faciale ; mais la description complète de cette maladie ne fut donnée qu'en 1692 dans une observation publiée par *Wepfer* ; *Jean Hartmann* en fournit une autre en 1724 ; ces observations furent longtemps perdues. *André*, en 1756, énonça de nouveaux faits, proposa des moyens thérapeutiques, et désigna l'affection morbide sous le nom de *tic douloureux* ; cependant *Sauvages* et *Cullen* placèrent encore la névralgie faciale au nombre des maladies spasmodiques ; bientôt les observations se multiplièrent et cette névralgie fut mieux connue ; son mode de traitement fixa plus spécialement l'attention : la section des nerfs, pratiquée par *Maréchal*, *Louis* et de *Vallon*, réussit ; fondé sur cinq cas, dont deux appartiennent à *Dehaen*, *Vieillard* rejeta cette opération. Des faits rapportés par *Van-Wy* et par *Guérin* militent en sa faveur. *Fothergill* fait mieux connaître les symptômes de la maladie ; mais il ne voit partout qu'un vice cancéreux. En 1776 et en 1779, *Thouret* et *Andry* expérimentèrent l'aimant ; c'est alors que le premier de ces auteurs publia un mémoire qui, avec le traité de *Pujol*, devint la source où puisèrent largement *Selle*, *Lentin*, *Volger*, *Thilenius*, *Weisse*, *Siebold*, *Van-Loenen*, *Waton* et *Heurteloup*. Enfin, dans ces derniers temps, la table synoptique de *Chaussier* a jeté un grand jour sur la névralgie faciale. Des moyens de thérapeutique importants ont ensuite été indiqués par MM. *Hamel*, *Soulagne*, *Coussays*. MM. *Haigthon*, professeur à l'hôpital de Guy, à Londres, *Masius*, professeur à Rostock, *Pearson*, *Breiling*, *Westring*, médecin suédois, *Bonnet*, médecin de Montpellier, *Méglin*, etc , ont beaucoup ajouté à ces travaux.

Faisons l'*anatomie pathologique* des névralgies ; on verra bientôt qu'il en jaillit un faisceau de lumière venant éclairer la thérapeutique de ces maladies : *Desault* a disséqué deux sujets sur lesquels les nerfs semblaient être à l'état normal ; mais on a observé d'ailleurs les faits suivants : lésion du cerveau à l'endroit correspondant du cordon nerveux malade (*A. Dubois*) ; tumeur dans la boîte osseuse du crâne (*Esquirol*, *J. Lisfranc*) ; augmentation de volume du nerf (*Dupuytren*) ; cordon nerveux maigri , rougeâtre , *morbifié* (*Siébold*) ; grand nerf sciatique dur, tenace, comme un tendon (*Cirillo*) ; veines variqueuses pénétrant dans les mailles du même nerf (*Bichat*) ; *Broussais* l'a vu noir et gangrené ; gonflement et infiltration de la gaîne du nerf à la face (*Sprengel*). *Cottunni* a rencontré un fait de ce genre sur un grand nerf sciatique. MM. *Récamier* et *Marjolin* ont cité un cas où ce cordon nerveux était rouge , enflammé dans l'étendue d'un centimètre quatre millimètres (un demi-pouce). M. *Reverdit* a rapporté une observation de ce genre ; il l'a trouvée sur le nerf sous-orbitaire. *Chaussier* nous a montré , à ses cours de physiologie , des nerfs sciatiques presque partout enflammés ; ils avaient été extraits de cadavres de femmes mortes en couche à la Maternité. J'ai trouvé assez souvent rouges et augmentées de volume les portions de nerfs que j'ai réséquées sur le vivant ; d'autres fois elles étaient tantôt seulement ramollies, tantôt indurées, mais toujours alors plus grosses qu'à l'état normal ; on a rencontré des nerfs présentant des renflements plus ou moins nombreux et isolés les uns des autres. Un homme était mort du typhus ; il avait éprouvé des douleurs très-fortes dans les nerfs ; on les trouva rougis ; on détruisit le névrilème avec l'acide nitrique et l'on vit la pulpe nerveuse jaune ; on attribua cet état au sang qui avait pénétré la substance médullaire (*Reil*). Lorsqu'un nerf a été blessé, il devient rouge, très-vasculaire, couleur de fleur de pêcher ; il augmente de grosseur ; dans certaines circonstances il adhère aux parties environnantes. Le cordon nerveux peut être transformé et passer à l'état cartilagineux, osseux, *calculeux*, etc. (*Descot*). On a rencontré le nerf partiellement coupé ou déchiré ou bien encore seulement contus; si, alors, l'examen en est fait de bonne heure, presque toujours on y trouve des caractères tranchés de phlegmasie. Des tumeurs de différente nature comprimant, irritant, soit une branche, soit un cordon nerveux, et donnant naissance à une névralgie, peuvent aplatir le cordon nerveux, l'hypertrophier ou l'atrophier, l'enflammer ou le laisser normal. Le nerf radial logeait une très-petite portion d'une balle; elle occasionnait d'atroces douleurs (*Alexandre Denmarck*). On pratique une amputation de cuisse; on lie avec le nerf sciatique l'artère *qui parcourt l'intervalle des faisceaux de ce nerf*; la plaie résultant de l'opération marchait franchement vers la guérison lorsque le malade fut affecté de tétanos : autopsie : le cordon nerveux dont nous venons de parler *était considérablement renflé*; il contenait le nœud d'une ligature, dans son épaisseur (*Descot*). Les névralgies sont souvent déterminées par la carie des dents ; l'ulcère de la pulpe du nerf peut les produire; elles peuvent aussi être occasionnées par un renflement, un ramollissement appartenant aux branches nerveuses, à une petite distance de ces dents, et jusqu'au point où elles s'introduisent dans leurs racines. J'ai vu quelquefois la dernière dent molaire dite de sagesse qui, ne trouvant point assez de place pour se développer, exerçait sur les parties environnantes une compression déterminant la névralgie; en arrachant cette dent, la maladie disparaît. D'après *J.-L. Petit*, des dents surnuméraires peuvent produire cette maladie; la seconde dentition l'occasionne parfois. *Tulpius, F. de Hildan, Heysamias, Langius*, citent des cas où l'affection morbide qui nous occupe a reconnu pour cause des corps étrangers, des insectes situés dans les fosses nasales, dans les sinus maxillaires, et même dans les sinus frontaux.

Nous prouverons bientôt que l'incision, l'excision ou la cautérisation du nerf affecté de névralgie ne guérissent pas toujours cette maladie; c'est surtout sous ce point de vue qu'on doit s'attacher plus spécialement à combattre les névralgies par la thérapeutique ordinaire ou par d'autres opérations dont les succès sont beaucoup moins incertains. Quoi qu'en disent quelques médiocrités médicales de Paris, il faut admettre l'inflammation du nerf dans un grand nombre de cas ; elle est prouvée par l'autopsie; on peut alors guérir fréquemment l'affection morbide avec des cataplasmes émollients laudanisés et des évacuations sanguines locales ; mais on échoue souvent parce qu'on ne met pas les sangsues en assez grand nombre. J'ai montré à l'hôpital de la Pitié des sujets affectés de sciatique, et chez lesquels, à quatre ou cinq reprises et quelquefois davantage, on avait posé vingt-cinq ou trente annélides sans obtenir aucun succès ; ces malades souffraient depuis plusieurs mois et même plusieurs années, Voyez les observations publiées par mes élèves dans les journaux de la science ; étaient-ils d'une constitution ordinaire? je faisais appliquer soixante et dix sangsues sur la face posté-rieure de la cuisse douloureuse ; j'en prescrivais jusqu'à cent aux individus très-forts ; on en laissait saigner les morsures deux heures, à moins que le pouls ne s'affaiblît trop ; on pra-tiquait ensuite sur toute l'étendue du membre, soir et matin, des onctions avec un mélange composé de soixante grammes de baume tranquille, de quarante-cinq grammes d'huile de jus-quiame, et de quatre grammes de laudanum de Sydenham. Quelquefois la douleur cessait presque complétement, et, au bout de deux ou trois jours, elle disparaissait entièrement ; d'au-tres fois elle était très-notablement amendée ; elle restait néan-moins encore assez forte pour tourmenter les sujets ; alors, après vingt-quatre ou quarante-huit heures et davantage, suivant que le pouls avait conservé ou recouvré une énergie convenable, sui-vant que la face n'était pas trop décolorée et que les forces n'é-taient pas trop déprimées, on posait quinze, vingt-cinq ou trente sangsues de moins, et presque toujours elles faisaient jus-tice du reste de la douleur. J'ai été rarement obligé de recourir à une troisième émission sanguine à moitié moindre que la pre-mière : jusqu'aujourd'hui les échecs de cette méthode de traite-ment ont été très-peu nombreux ; je la recommande aux médita-tions des praticiens. Quand on se rappelle la quantité considé-rable de sang qu'on peut extraire de l'économie sans inconvé-nient par la phlébotomie. V. cette opération dans le premier volume de cet ouvrage, on ne se laisse pas effrayer par le nombre de sangsues que nous avons indiqué, car elles donnent évidem-ment lieu à une émission sanguine moindre que celle qui s'é-chappe quelquefois de la veine ouverte au bras par la lancette du chirurgien.

Le gonflement, l'induration, le ramollissement du nerf, lors-qu'ils existent sans dégénérescence trop prononcée, peuvent encore céder aux évacuations sanguines locales ordinaires, si une subinflammation existe ; mais quand l'élément inflammatoire a disparu, la compression que les empiriques aveugles préconisent dans tous les cas réussit quelquefois ; on aide son action avec la pommade d'iodure de plomb et avec l'iodure de potassium administré à l'intérieur. Personne n'ignore la propriété essentiellement fondante que possède ce précieux médicament, bien qu'on ait avancé naguère que, comme toutes les préparations d'iode, elle serait bientôt proscrite ; vous avez déjà deviné, lecteur, le chirurgien qui a émis une pareille proposition ; c'est le même qui a dit à l'Académie royale de médecine, à l'occasion de la discussion sur la statistique médicale, que *dans l'apoplexie, tout lui paraissait accessoire auprès de l'épanchement du sang* (*Gazette médicale de Paris*, 27 mai 1837, discours de M. *Velpeau*) : comme s'il était indifférent que la lésion eût son siége dans le centre oval de *Vieussens*, dans le corps calleux, dans l'épaisseur de la protubérance annulaire, ou bien à la superficie du cerveau ! comme si cette maladie ne pouvait pas tenir à des affections morales vives, à des anévrismes du cœur, etc., etc., causes qui exigent pour le médecin clinique des modifications dans le traitement, dans le pronostic, etc. ! Oserons-nous encore ajouter que le même académicien prétendait dans la même séance que l'on exagérait beaucoup, *à coup sûr*, en disant que *la même maladie peut varier d'un jour à l'autre ?* Invoquant les exemples à l'appui des généralités, il s'écriait : « La pneumonie d'aujourd'hui ne diffère pas de celle d'hier. » (*Gazette médicale de Paris*, discours de M. *Velpeau, loco citato*). Comme si, dans l'espace de vingt-quatre heures, l'inflammation du poumon ne pouvait pas passer, par exemple, du deuxième degré au troisième, et comme si cette dernière circonstance était une chose accessoire ! Enfin, car il faut s'arrêter, lisez le texte suivant : « L'orchite blennorhagique guérit en dix ou quinze jours, quoi qu'on fasse et quand même on voudrait l'empêcher. » *Gazette médicale de Paris*, année 1834, p. 415, leçon de M. *Velpeau* faite au *concours pour une chaire de clinique externe*. Nous convenons que c'est là de la très-brillante thérapeutique ; elle promet infiniment, et personne ne contestera, j'espère, qu'elle a dû beaucoup concourir au succès de son très-judicieux auteur.

Dans tous les cas de névralgie, le chirurgien doit examiner avec une scrupuleuse attention s'il n'existe pas quelque tumeur sur le trajet du nerf malade, car l'ablation de cette tumeur suffit ordinairement pour faire cesser l'affection morbide; mais il est possible que la cause des douleurs étant enlevée, ces douleurs ne disparaissent néanmoins pas, parce que cette cause a produit une irritation qui persiste après elle; il faut donc s'occuper alors à combattre par les moyens appropriés, V. plus haut, cette irritation, cette inflammation, et même un épaississement ou une induration qui pourraient exister. J'ai deux fois suivi ces préceptes, et deux fois j'ai réussi à éviter l'incision ou mieux encore l'excision du nerf. Parmi les tumeurs dont nous venons de nous occuper, il en est qui doivent fixer plus spécialement notre attention : ce sont les tubercules sous-cutanés douloureux; nous traiterons plus tard des névromes et des tumeurs volumineuses ou multiples des nerfs.

Tubercules sous-cutanés douloureux.—Leur forme est ordinairement obronde, un peu aplatie. J'ai vu *Dupuytren* en extraire d'anguleux. Tantôt du volume d'un grain de millet, ils ont d'autres fois la grosseur d'un haricot et même d'une fève. Leur siége est le tissu cellulaire sous-cutané; on les trouve le plus souvent sur les membres. D'après *Cheselden* et *Wood*, on les observe sous la peau qui recouvre le tibia ; c'est dans cette localité que je les ai vus le plus fréquemment à l'Hôtel-Dieu et à l'hôpital de la Pitié. Suivant *Bisset*, on les rencontre sur la face interne de la jambe. *Pearson* cite un cas où le tubercule était dans le trajet de la veine saphène interne. *Cheselden* et *Wood* ont combattu ce tubercule à la fesse; ce dernier auteur en a extrait un siégeant au genou. *Camper* rapporte l'observation d'un sujet chez lequel la tumeur dont nous traitons reposait sur le nerf musculo-cutané; *Newbigging* et *Neumann* ont vu cette tumeur à l'avant-bras. *Hall* l'a trouvée au doigt, *J. Fabricio* à la face dorsale de la main, *Gillespie* à la joue, *Chaussier* au dos, *Nicod* sur la poitrine, M. *Marjolin* au scrotum. On a avancé que les tubercules qui nous occupent sont rarement multiples: *Wood* rapporte en avoir constaté trois à la fesse, et *Siébold* dit qu'un malade en portait deux entre les malléoles; plusieurs sujets opérés par *Dupuytren* en présentaient les uns quatre, et les autres cinq, ceux-ci huit, et ceux-là dix. Presque toujours, la tumeur ne semble adhérente au tissu cellulaire que par des filaments nerveux; quelquefois elle siége dans l'épaisseur du nerf dont les filets l'embrassent; elle peut adhérer à une veine sous-cutanée. Dans la plupart des cas, elle est constituée par une concrétion libre que contient un petit kyste fibreux ; assez ordinairement, la peau et le tissu cellulaire qui recouvrent ce kyste n'offrent aucune altération ; il n'est pas très-rare néanmoins de les voir amincis.

Les tubercules dont nous traitons sont dans la plupart des cas blanchâtres et quelquefois bleuâtres, tantôt à leur surface et tantôt à leur intérieur. Leur consistance est en général ferme ; elle peut être dure et même cartilagineuse et quelquefois tophacée.

Il est des sujets chez lesquels ces tubercules ne forment aucune saillie sur les téguments : on ne les sent qu'en pressant le point où ils existent et que le malade indique ; cette pression doit être exercée modérément afin d'éviter les douleurs violentes qu'elle déterminerait. La tumeur, dont la cause est ordinairement inconnue, peut demeurer très-longtemps stationnaire.

La tumeur occasionne de très-vives douleurs ; j'ai vu des sujets chez lesquels elles ne se développaient que sous l'influence d'une pression même légère ou d'une contusion ; dans la plupart des cas elles surviennent sans cause connue ; elles sont très-fortes, rénittentes et presque toujours intermittentes ; leurs paroxysmes offrent un très-grand nombre de variétés. Je laisse aux pathologistes le soin de les signaler. Je ne connais qu'un malade sur lequel la tumeur a spontanément disparu et les souffrances ne se sont pas reproduites ; il faut donc détruire ces tubercules ; en général, à mesure qu'ils vieillissent, ils produisent plus de douleurs, s'irradiant comme on le sait à la manière des étincelles électriques le long du nerf où ils siègent.

La cautérisation est très-douloureuse ; elle détermine constamment une perte de substance plus ou moins grande suivie d'une cicatrice moins avantageuse que celle occasionnée par l'extirpation ; d'ailleurs, à l'aide du caustique ou du feu, on n'a pas la certitude de détruire toujours complétement la maladie, et alors le sujet peut être soumis à la récidive. Pour extirper le tubercule, on pratique une incision longitudinale afin de le mettre à découvert, Voyez, premier volume de cet ouvrage, *les règles générales pour l'extirpation et pour l'amputation des tumeurs ;* on dissèque avec le soin de ménager les veines voisines dans la crainte de voir la phlébite se développer. Si le kyste renfermant la concrétion libre dont nous avons parlé, n'était pas enlevé avec elle, je craindrais la reproduction de la maladie : on réunit par première intention, et lorsque l'opération est bien faite, les malades sont radicalement guéris, disent les opérateurs; mais il est possible, comme nous l'avons avancé ailleurs, que la douleur persiste après l'extirpation du tubercule sous-cutané; nous croyons qu'on la dissiperait alors facilement à l'aide des évacuations sanguines locales, des narcotiques, et des autres antiphlogistiques. Si néanmoins, ce qui ne nous paraît pas impossible, la présence de la tumeur continuée trop longtemps sur le nerf, y avait déterminé une atteinte organique trop profonde, l'excision de ce nerf pourrait devenir nécessaire; je la pratiquerais *a priori*, comme lorsque je trouverais la maladie dans l'épaisseur de ce nerf, qui serait profondément malade; car autrement, et s'il était important, je tâcherais de le conserver, sauf à l'attaquer plus tard au besoin. Nous avons omis de dire que les tubercules dont nous nous occupons peuvent traverser les aponévroses, et produire sur des nerfs assez profonds les effets qu'ils occasionnent sur les nerfs superficiels. L'extirpation est moins douloureuse que la cautérisation; elle fournit une cicatrice infiniment plus avantageuse. La peau recouvrant le tubercule sous-cutané, ne sera sacrifiée avec le bistouri que lors de son amincissement trop prononcé.

L'extirpation a réussi à *Thompson*, à *Newbigging*, à *Marjolin*, à *Windsor*, à *Nicod*, etc. *Higginboton*, *Bisset*, *Pearson*, *Dupuytren*, etc., ont eu recours avec succès à la cautérisation. Si l'on rencontrait des sujets qui ne voulussent pas consentir à l'opération, on devrait mettre en usage les narcotiques parmi lesquels l'hydrochlorate de morphine employé par la voie de l'absorption cutanée tiendrait le premier rang. D'après M. *Descot*, M. *Marjolin* est parvenu à calmer les douleurs par ces moyens chez une femme âgée de soixante ans.

Mais nous l'avons déjà dit, des tumeurs d'une autre nature que celles dont nous venons de nous occuper peuvent déterminer des douleurs névralgiques; si le malade ne veut pas se décider à l'opération, si ces tumeurs n'ont pas trop dégénéré, si l'on pense qu'elles sont de nature à pouvoir être résorbées, il faut, en même temps qu'on met en usage les narcotiques, tenter d'obtenir la résolution de masse morbide : tant que l'élément subinflammatoire y siége, on emploie les sédatifs, les évacuations sanguines locales, et les autres antiphlogistiques. Voyez dans le second volume de la clinique chirurgicale de l'hôpital de la Pitié, le chapitre ayant pour titre : *Considérations sur les tumeurs du sein, abstraction faite des abcès*, par *J. Lisfranc;* plus tard on continue l'iodure de potassium administré à l'intérieur; on fait des frictions avec la pommade d'iodure de plomb, et l'on établit au besoin la compression à l'aide de l'agaric et des circulaires de bande : une dame portait à la partie supérieure et interne de la jambe gauche une tumeur du volume d'une fève, et occasionnant des douleurs névralgiques intermittentes : la malade ne voulut pas se soumettre à une opération ; les narcotiques réussissaient incomplétement : quoique j'ignorasse la nature de la tumeur qui était assez dure, j'employai les antiphlogistiques, les calmants et puis les résolutifs ; cette tumeur disparut et avec elle les souffrances qu'elle déterminait.

Si un corps étranger siégeait dans l'épaisseur du nerf, en comprimant un point de ce nerf on déterminerait d'atroces douleurs ; elles auraient résisté aux moyens thérapeutiques ordinaires ; l'état du sujet exigerait-il qu'on pratiquât l'excision du cordon nerveux ? avant d'exciser ce cordon , il faudrait , quand d'ailleurs le commémoratif y autoriserait, examiner attentivement la portion qui en devrait être réséquée, afin d'éviter cette resection lorsqu'on aurait trouvé le corps étranger dans son épaisseur et que l'extraction de ce corps pourrait être faite.

La pratique fournit souvent la preuve qu'un grand nombre de névralgies sont produites par la carie des dents ou par l'altération profonde que cette carie a occasionnée dans les branches nerveuses situées contre l'extrémité des racines dentaires : consultez les dentistes sur ce point très-important de thérapeutique , et nous n'hésitons pas à croire que vous adopterez la proposition qui vient d'être avancée : une ou plusieurs dents sont cariées, il faut nécessairement les extraire, et bien même qu'elles n'aient jamais été douloureuses ; il n'est pas rare alors que la névralgie disparaisse comme par enchantement pour ainsi dire : j'ai été très-fréquemment témoin de faits remarquables de ce genre et que les limites de cet ouvrage ne me permettent pas d'analyser.

Quand on soupçonne que la névralgie est déterminée par la seconde dentition, lorsque surtout en pressant sur le tissu de la gencive recouvrant encore une ou plusieurs dents, on exaspère notablement la douleur ou bien qu'on la fait renaître . il faut inciser ce tissu : souvent alors immédiatement se dissipent les angoisses auxquelles le malade est soumis. La dernière dent molaire , dite de sagesse , peut être la cause d'une névralgie ; car celle qui l'avoisine , la branche de la mâchoire elle-même, gênent son développement, d'où naissent des pressions, des irritations, des inflammations, des déchirures capables de produire la maladie dont nous nous occupons : si cette maladie ayant résisté aux moyens ordinaires, on voit l'étroitesse qui empêche le développement libre et complet de l'arcade dentaire, on doit extraire la dernière dent ; on pratique surtout cette extraction quand sous l'influence des pressions exercées sur elle ou à son pourtour on exaspère ou bien l'on réveille les douleurs ; lorsque cette dent qui pourrait d'ailleurs offrir trop peu de prise aux instruments, est trop difficile et même presque impossible à arracher, et qu'il n'est pas permis de recourir à un dentiste très-habile , il faut enlever la voisine : j'ai vu l'application de ce dernier précepte réussir parfaitement, surtout au bout de quelques jours. Répétons encore que *J. L. Petit* rapporte une observation dans laquelle des dents surnuméraires ayant été enlevées, la névralgie disparut. N'omettons pas de faire remarquer qu'à la suite de l'extirpation des dents, les souffrances peuvent subsister ; mais toujours jusqu'aujourd'hui, j'ai vu les émissions sanguines sur les apophyses mastoïdes les dissiper lorsque la névralgie était due à la carie dentaire ; employées avant que la cause du mal eût été détruite, elles avaient échoué. Quant aux corps étrangers situés dans les fosses nasales, dans les sinus maxillaires ou frontaux, on doit les extraire aussitôt qu'on est assez heureux pour connaître leur présence.

Le virus vénérien (*Waton, Masius*), le vice rhumatismal ou goutteux (*Pujol*) sont encore des causes de névralgies : est-il besoin de dire qu'on les combat par les moyens appropriés ? Les bornes de cet ouvrage ne me permettent pas de poursuivre plus loin la question d'étiologie dont je viens de m'occuper ; je crois d'ailleurs l'avoir traitée assez largement pour le but que l'opérateur se propose d'atteindre ; j'ai ainsi fourni une nouvelle preuve de l'alliance heureuse de la médecine et de la chirurgie.

Lorsque la névralgie a résisté longtemps aux moyens thérapeutiques ordinaires, sagement maniés , lorsque ces moyens ont échoué à plusieurs reprises, que les douleurs se soutiennent avec intensité, que leur atrocité tourmente horriblement, on a conseillé de recourir soit à la cautérisation, soit à l'incision, soit à l'excision du nerf malade ; mais avant de nous occuper de ces opérations , jettons quelques considérations sur la ligature des troncs nerveux et sur leur cicatrisation quand ils sont simplement divisés, ou bien lorsqu'on leur a fait éprouver une déperdition de substance plus ou moins étendue.

Ligature des nerfs. — A l'instant même où elle est appliquée, cette ligature diminue beaucoup le volume du nerf ; elle doit produire en effet la section des parties les plus molles qui entrent dans la composition du cordon nerveux ; son tissu membraneux résiste d'abord invinciblement à l'application immédiate du lien à quelque degré qu'on le serre ; ce lien détermine une très-violente douleur ; dans la plupart des cas, les animaux rendent des matières fécales et des urines ; il n'est pas besoin de dire que le cordon nerveux cesse aussitôt d'exécuter ses fonctions. Enlève-t-on le fil immédiatement après l'avoir posé ? il a occasionné les effets de la section du nerf. *Morgagni* et *Valsalva* lièrent sur un chien la huitième paire : peu de temps après ils firent abstraction du lien : mort de l'animal au bout de cinq jours. Les cordons nerveux avaient un peu augmenté de volume (*Petro-Paul, Molinelli, de Anevrismate e læsâ brachii in mittendo sanguine arteriâ dissertatio*).

Valsalva a pratiqué la ligature des nerfs de *la paire vague* sur une jeune chienne et contre le larynx ; l'animal perdit la voix ; on enleva la ligature peu de temps après. Des points de suture maintinrent en contact les bords de la solution de continuité. La voix ne revint pas ; efforts de vomissements. Mort au bout de huit heures (*Morgagni epistola anatomica* 13).

Ligature de la huitième paire chez un chien : elle est fortement serrée ; immédiatement après on la desserre ; bientôt des vomissements surviennent : mort au bout de quatorze heures. Pendant que l'animal fait de grands efforts pour vomir ; il sort du sang écumeux par sa gueule (*Morgagni epistola anatomica* 13).

« Après avoir enlevé la ligature, on voit sur le nerf un sillon qui s'efface au bout de quelques jours et le nerf augmente même de volume. *Galien* avait déjà fait la remarque que nous présentons ici, savoir, qu'une ligature convenablement serrée produit la contusion ou la section partielle du nerf, et les effets de ces lésions ; de manière que si la ligature est enlevée, les fonctions du nerf n'en sont pas moins suspendues, et que ce n'est peut-être que dans le cas où la ligature aurait été très-peu serrée, et aurait été faite avec un corps élastique, comme un fil de laine, que les fonctions pourraient se rétablir, ou de suite, ou à peu de temps après l'enlèvement de la ligature.. C'est ainsi qu'il faut expliquer comment *Vésale*, *Colombus*, *Casserius*, *Riolan* disent avoir vu la voix revenir de suite en desserrant une ligature appliquée au nerf récurrent. C'est encore de la même manière qu'on peut se rendre compte du même résultat observé par *Bidloo* et *Stokausen*, dont les expériences d'ailleurs ont été faites sur le nerf sciatique, dont la ligature ou la section même n'ôtent pas le mouvement et le sentiment à tout le membre. » *Dissertation sur les affecta-tions locales des nerfs*, thèse par *P. J. Descot*, Paris, 1822. D'après des expériences que j'ai faites sur les animaux, l'engourdissement qui peut résulter de la ligature peu serrée d'un nerf, disparaît quelques instants après qu'elle a été enlevée, et lors même que la striction d'ailleurs assez légère, déterminée par cette ligature, a suffi pour arrêter la circulation du sang dans une artère volumineuse qu'elle a aussi embrassée.

Lorsqu'on laisse la ligature en place et qu'elle est convenablement serrée, elle finit par diviser complétement le nerf; avant comme après sa chute, elle en interrompt les fonctions. Cette ligature détermine-t-elle toujours des convulsions, des spasmes et d'autres accidents très-graves signalés par beaucoup de chirurgiens? Ces phénomènes morbides peuvent se développer si le lien, n'ayant pas été suffisamment serré, n'a pas entièrement désorganisé les parties qu'il embrasse ; mais lorsque cette désorganisation a lieu, je ne crois pas au développement de ces phénomènes : *Richerand* a donc conseillé avec raison d'étreindre le plus fortement possible le cordon testiculaire lié en masse; j'ai vu cet opérateur suivre la même conduite pour l'épiploon et sans le moindre inconvénient. « *Molinelli* rapporte dans sa première observation sur les anévrismes produits par la piqûre de l'artère brachiale, dans l'opération de la saignée, que cette artère, la veine et le nerf qui s'y joignent, ainsi qu'une certaine quantité de parties molles, furent compris dans une même ligature ; mais que cette ligature fut tout aussitôt relâchée. Le malade guérit après des accidents consécutifs à l'opération pratiquée sur l'artère. Mais seulement le bras resta fléchi, de sorte que, par la suite, l'extension ne put jamais être parfaite. Dans la seconde observation, il a lui-même, sur un marchand de Mantoue, compris le nerf, la veine et l'artère dans une même ligature. Le malade parut seulement se plaindre un peu plus que quand une ligature est appliquée isolément à une artère ; et il dit avoir perdu le sentiment et le mouvement, surtout dans la main; puis il s'écria qu'on lui avait arraché et enlevé toutes les parties du membre inférieur à la ligature, n'ayant plus la conscience de ces mêmes parties. Quant à ce qui regarde le nerf, relativement à sa ligature, il n'arriva rien autre chose qui fût digne d'être noté. Dans la troisième observation il a lié ensemble l'artère, le nerf et la veine, et il en arriva exactement de même que chez le marchand de Mantoue, pour tout ce qui est relatif au mouvement et au sentiment du coude et de la main, après que la ligature eut été faite. Plusieurs années après, le sujet de cette observation disait avoir conservé plus de force dans ce bras que dans celui qui était resté intact. » (*Ouv. cit. Descot, thès. cit.*)

Bientôt après l'application d'une ligature sur un nerf, on voit au-dessus et au-dessous d'elle de la matière coagulable; le bout supérieur offre plus spécialement un renflement ovoïde; ce renflement qui se montre même au bout de quelques jours, devient vasculaire; la ligature tombe assez promptement après avoir coupé complétement le nerf, dont les bouts sont maintenus par le tissu cellulaire environnant épaissi et par une exsudation plastique; ils ne tardent pas à se réunir entièrement; ils le sont déjà en partie autour du lien avant sa chute; la tuméfaction des parties ambiantes finit par disparaître; mais celle du nerf persiste, surtout du côté du centre nerveux : le gonflement dont nous venons de parler peut exister pendant trente ans; *Molinelli* a constaté ce fait par l'autopsie sur un sujet opéré par *Valsalva*. Au fur et à mesure que la réunion se fait entre les bouts divisés du cordon nerveux par la ligature, les fonctions d'abord entièrement suspendues se rétablissent graduellement et redeviennent complétement normales; nous avons cité un cas de ce genre appartenant à *Molinelli* : M. *Descot* avance que *Richerand* a lié avec le même succès, sur un premier sujet, le nerf cubital, et sur un second le médian On assure que les expériences faites chez les animaux viennent à l'appui de ces faits.

Il résulte donc des données dont nous venons de nous occuper, que la section même d'un gros tronc nerveux produite par la ligature est suivie de la cicatrisation des deux bouts du nerf entre eux et du rétablissement complet des fonctions de ce nerf; ces données militent contre la division faite avec le bistouri du cordon nerveux, dans toute son épaisseur et dans toute sa circonférence, pour combattre la névralgie; il serait inutile de rappeler que si l'on agissait des deux côtés sur la huitième paire, le sujet succomberait.

Réunion des nerfs divisés par l'instrument tranchant. — Après avoir fait un assez grand nombre d'expériences, *Fontana* s'exprime en ces termes : « C'est une vérité de fait, que les nerfs de la huitième paire se réunissent non-seulement quand ils ont été divisés par une section, mais encore lorsqu'on en a enlevé une portion de plusieurs lignes de longueur. Dans le premier cas, il y a une vraie réunion de parties, une vraie continuité de substance; en un mot, une non-interruption des cylindres nerveux primitifs, et des tuniques externes qui les entourent. Dans le deuxième cas, le nerf se reproduit, c'est-à-dire la substance nerveuse s'est augmentée dans les deux extrémités; et en se prolongeant, ces deux extrémités se sont rencontrées à l'effet de former un tout homogène, continu et uniforme. »

Monro a souvent divisé dans toute son épaisseur et dans toute sa circonférence le tronc du nerf sciatique sur des grenouilles; il a conservé ces animaux pendant plus d'un an; il a vu plusieurs fois les deux bouts de ce nerf se réunir entre eux; mais toujours la perte des fonctions du tronc nerveux a persisté.

Arnemann, d'après ses nombreuses expériences, ne croit pas à la régénération des nerfs; il dit que la partie reproduite ne lui a jamais permis de reconnaître en elle la structure propre au système nerveux; il a vu cependant les fonctions suspendues se rétablir; mais il compare le renflement qu'on trouve au-dessus de la cicatrice qui, suivant lui, appartient entièrement à la gaîne du nerf, à un ganglion auquel il semble accorder une propriété conductrice.

Haigthon dit que si les fonctions d'un nerf coupé se rétablissent après la réunion de ce nerf, la cicatrice doit être nerveuse.

Reil élève quelques doutes sur la nature et sur les fonctions du tissu reproduit entre les deux bouts d'un nerf divisé; il conseille de le soumettre à l'acide nitrique qu'il a employé si heureusement pour démontrer la structure du système nerveux et qui détruit son tissu membraneux sans que la moelle participe à cette destruction. *Meyer* a tenté ces expériences un très-grand nombre de fois sur la cicatrice nerveuse, et il a trouvé la substance médullaire. Les limites de cet ouvrage ne me permettent pas d'exposer les opinions de beaucoup d'autres auteurs relativement au sujet qui nous occupe. Il est certain que les nerfs ayant été

coupés se réunissent, que leur défaut de réunion tient essentiellement à l'écartement assez considérable des deux bouts
déterminé, soit par les mouvements de la partie dans laquelle
ils siégent, soit par une déperdition de substance. Un nerf
est-il divisé? il se forme dès les premiers jours entre les deux
bouts résultant de la section, autour de ces bouts et à leur
surface une matière plastique susceptible d'organisation ; devenu imperméable, le tissu cellulaire est le siége du même phénomène; les extrémités nerveuses sont alors agglutinées entre elles
et aux parties environnantes ; jusque-là les fonctions ne sont pas
encore rétablies ; mais bientôt ces deux extrémités et surtout la
supérieure sont tuméfiées ; elles acquièrent avec le tissu cellulaire
ambiant et la matière coagulée organisable une plus grande consistance et beaucoup de vascularité; les derniers phénomènes
que nous venons d'indiquer persistent un certain temps durant
lequel une substance organisée vasculaire réunit les deux bouts nerveux; plus tard le tissu cellulaire ne paraît plus compact ni vasculaire ; le tissu intermédiaire dont la longueur varie, perd graduellement de son volume, de sa rougeur et de sa consistance; il ressemble au nerf, en remplit les fonctions *d'autant plus exactement et*
d'autant plus vite que l'écartement était nul entre les deux bouts
comme dans le cas de ligature, un peu considérable, comme
dans le cas de section simple ou d'une très-courte excision dans
une partie peu mobile. Au contraire, quand l'écartement est con-
sidérable, la réunion est nulle, ou bien elle n'a lieu que par
du tissu cellulaire qui n'acquiert pas à une certaine distance de
l'extrémité la structure et les propriétés nerveuses.

Quel est le temps nécessaire pour voir se rétablir complétement
la structure et les fonctions du nerf? il n'existe rien de positif à
cet égard : si beaucoup d'auteurs ont avancé à tort qu'il fallait
plusieurs années à ce rétablissement, des écrivains modernes
n'ont pas eu raison de dire qu'il avait lieu au bout de six semaines
ou deux mois. En opérant sur la face, j'ai souvent été obligé de
diviser la septième paire de nerfs et j'ai observé qu'en général la
myotilité se rétablissait tantôt au bout de six, huit, dix et
même quinze mois ; dans quelques cas rares, les muscles ont
recouvré leurs fonctions plus tard.

Mais une question très-importante doit maintenant nous occuper, c'est celle des *anastomoses;* en d'autres termes, lorsqu'un
nerf est coupé dans toute son épaisseur et dans toute sa circon-

férence ou bien quand il a éprouvé une déperdition de substance, ces anastomoses peuvent-elles concourir à rétablir ses fonctions ou bien sont-elles capables de produire ce rétablissement ?

« Avant d'étudier la structure intime de la substance grise de l'axe cérébro-spinal et des ganglions, avant d'indiquer le mode de terminaison des nerfs, il nous reste à parler de l'indépendance des fibres primitives entre elles et du contenu que renferme leur cavité.

» L'indépendance de chaque fibre nerveuse élémentaire, depuis l'axe cérébro-rachidien jusque dans les organes, était admise *à priori* par Willis, Boërhave, Lamarck, etc., pour expliquer l'individualité de chaque sensation, de chaque mouvement partiel. « *Supponimus*, dit Willis, *nervos omnes ad partes aut membra quævis particularia destinatos, distinctè et seorsim oriri atque ità in toto illorum ductu permanere.* » Selon Boerhave : « *Omnes fibrillæ nerveæ, post ortum, manent in ipso fasciculo, intra proprias membranas distinctæ, abortu, in decursu, ad insertionem, junctæ modo intra membranam communem ad se invicem.... una quaque fibrilla sibi decurrit solitaria, aliis modo in decursu juncta comes ; cæterùm nullum intercedit commercium.* » Il part de toutes les parties du corps des animaux, dit Lamarck, des filets nerveux d'une extrême finesse qui, *sans se diviser*, ni *s'anastomoser*, vont se rendre au foyer des sensations.... Quant à ceux qui sont destinés au mouvement musculaire, ils partent vraisemblablement d'un autre foyer et constituent un système particulier, distinct de celui des sensations, etc....» La pathologie, les expériences, les recherches microscopiques ont démontré qu'en effet les fibres primitives sont indépendantes et isolées les unes des autres depuis leur origine jusqu'à leur terminaison, que chacune d'elles possède sa propriété particulière, indépendamment de la propriété des fibres voisines, et qu'elle la conserve dans tout son trajet. *Fontana*, puis plus tard MM. *Prevost* et *Dumas*, avaient déjà vu au microscope, que les tubes nerveux élémentaires ne s'unissent point ensemble, et qu'ils ne font que marcher côte à côte, avant que d'autres observateurs vinssent plus récemment confirmer cette vérité.

» Les différentes anastomoses des nerfs consistent seulement en ce qu'un certain nombre de fibres quittent un tronc pour se placer à côté des fibres d'un tronc voisin, et ces anastomoses sont bien loin d'avoir, comme on le croyait anciennement, le même usage, par rapport à la transmission du principe nerveux, que celles dés vaisseaux, eu égard aux liquides circulatoires. Si cette dernière hypothèse était réelle, aucune action nerveuse locale ne pourrait s'accomplir, ni de l'encéphale aux organes périphériques, ni des organes périphériques à l'encéphale.

» De même que dans les anastomoses, il y a juxtaposition de fibres primitives arrivant de points divers, de même dans les *plexus* il y a juxtaposition, échange de rapports entre divers faisceaux ou cordons nerveux pour donner lieu à des combinaisons nouvelles. Les anastomoses, comme les plexus, sont destinées à concentrer l'action de plusieurs nerfs sur une même partie.

» A l'opinion qui reconnaît l'indépendance des fibres primitives, depuis l'axe cérébro-spinal jusqu'aux organes qu'elles animent, on pourrait objecter que les nerfs augmentent de masse pendant leur parcours. Il est vrai qu'un nerf est plus grêle tant qu'il se trouve logé dans l'étui vertébro-crânien et qu'il ne possède encore qu'un mince névrilème, mais une fois qu'il s'est ultérieurement revêtu de cette enveloppe devenue plus épaisse, il conserve le même calibre, tant qu'il ne fournit pas de branches; et les branches prises ensemble égalent constamment le tronc : Si l'on constate quelque légère différence, cela tient à ce que celles-ci, prises collectivement, ont plus de névrilème que n'en a le tronc lui-même.» *Anatomie et physiologie du système nerveux de l'homme et des animaux vertébrés*, par *F. A. Longet*, t. I, p. 85. Mais citons d'autres textes à l'appui de l'opinion qu'on vient de lire. D'après cette opinion, si ces nerfs sont divisés, si leurs deux bouts ne se réunissent pas entre eux, leurs fonctions ne peuvent pas s'exécuter, on le pense généralement aujourd'hui.

» Tantôt, avancent MM. *Prévost* et *Dumas*, ce sont deux troncs nerveux parallèles aux fibres du muscle, qui cheminent à quelque distance l'un de l'autre, et se transmettent mutuellement de petits filets qu'on voit passer au travers de l'espace musculaire qui les sépare en le coupant à angle droit; tantôt le tronc nerveux est déjà lui-même perpendiculaire aux fibres du muscle, et les filets qu'il fournit s'épanouissent en conservant cette direction, parcourent l'organe, et reviennent sur eux-mêmes en forme d'*anse* : mais dans tous les cas, on observe deux conditions qui paraissent constantes : la première, c'est que les dernières ramifications nerveuses se dirigent parallèlement entre elles et perpendiculairement aux fibres du muscle ; la seconde c'est qu'elles retournent dans le tronc qui les a fournies, ou bien qu'elles vont s'anastomoser dans un tronc voisin. Dans tous les cas, *il paraît bien certain qu'elles n'ont pas de terminaison*, et que leurs rapports sont les mêmes que ceux des vaisseaux sanguins. »

« Valentin, qui prétend que MM. Prévost et Dumas n'ont pas vu les fibres primitives des nerfs, mais seulement des faisceaux de fibres primitives, a fait des recherches très-minutieuses sur la terminaison des nerfs dans les muscles, et n'hésite point, ainsi que Emmert, à y admettre des anses terminales pour les fibres nerveuses vraiment élémentaires. Pour arriver à ce résultat, Valentin a examiné, sans le compresseur et sans dissection préalable, le muscle droit de l'œil chez l'homme et de petits mammifères ; les muscles peauciers chez les mammifères, ceux du ventre chez divers petits animaux ; tous les muscles étendus à la surface interne de la cavité du tronc, chez la grenouille ; enfin le muscle intercostal inférieur, sur le lapin, le cochon d'Inde, etc. Emmert, au contraire, n'a employé que les muscles du ventre et de la poitrine chez la grenouille ; il les a fait d'abord étendre et un peu sécher sur une lame de verre (ce qui, ce me semble, l'a privé des avantages d'une humidité qui rend l'objet plus transparent) ; puis il a enlevé lentement et avec précaution, à l'aide d'un couteau à cataracte, la couche superficielle des fibres musculaires. Assurément, la méthode de Valentin est de beaucoup préférable ; car elle donne une image tout à fait complète de la distribution des nerfs ; et dans ce cas, il n'y a rien à objecter contre l'emploi du compresseur. Ernest Burdach conseille une courte macération préalable dans le vinaigre : au bout de quelques minutes, un muscle mince prend la transparence de la corne claire, et les nerfs se dessinent à la vue par des bords obscurs. D'ailleurs on remédie sans peine, par une douce compression, au froncement qui peut être survenu dans les fibres musculaires. C'est ainsi que Ern. Burdach a fréquemment observé le trajet des nerfs dans l'intérieur des muscles, et qu'il est arrivé à confirmer les résultats obtenus par Valentin. Le tronc nerveux, suivant Burdach, après un trajet d'abord parallèle aux faisceaux musculaires, commence à se diviser en branches qui se subdivisent elles-mêmes en rameaux ou ramuscules terminés par des fibres primitives. Les rameaux et ramuscules s'incurvent, se croisent fréquemment, puis, en se rapprochant de plus en plus de l'extrémité du muscle, forment, par des adjonctions et des disjonctions multipliées, un lacis (*plexus terminal* de Valentin) à l'aide duquel s'effectue un échange diversifié des fibres primitives entre les rameaux de la même branche ou de différentes branches, ou même de différents troncs nerveux, quand le muscle en possède plusieurs. De ces lacis sortent enfin, tout à fait dans le voisinage de l'extrémité in - férieure du muscle, des ramuscules qui, réduits à un mince faisceau des fibres primitives ou même à une seule, s'infléchissent en un arc dont la convexité regarde l'extrémité terminale du muscle, tandis que la concavité regarde le tronc du nerf : ce sont là *les anses terminales* de Valentin. Puis les fibres élémentaires se réunissent de nouveau entre elles, rentrent dans le plexus, et, par lui, retournent à leur tronc primitif. A l'aide du plexus terminal, et plus encore à l'aide des anses terminales, le nerf s'étend sur tout le muscle, de sorte qu'il touche et peut animer chaque fibre musculaire.

» Il m'a toujours paru, d'après les observations que j'ai été à même de répéter plusieurs fois, qu'il n'était pas permis de révoquer en doute la réalité de semblables dispositions dans les nerfs de mouvements. Passons aux nerfs de sensibilité générale.

» Valentin, qui soutient que les nerfs ont une terminaison uniforme dans tous les tissus, affirme avoir distingué des anses terminales de réflexion dans les fibres primitives les plus isolées, nonseulement sur la lame spirale du limaçon des oiseaux, comme il a été dit, dans les follicules dentaires, mais encore dans la peau du dos de la grenouille. En faisant allusion à cette dernière observation de Valentin, Ern. Burdach s'énonce ainsi : « Valentin prétend avoir vu des anses terminales de réflexion dans les fibres primitives les plus simples sur des lambeaux de la peau du dos de la grenouille ; je n'y puis voir qu'une illusion occasionnée par le désir de trouver la découverte du mode de terminaison des nerfs confirmée dans un autre système que dans le système vasculaire : car, après des essais nombreux que j'ai faits moi-même, il me paraît impossible d'apercevoir des fibres primitives isolées *dans la peau de grenouille non débarrassée préalablement de sa couche externe* solide et obscurcie par du pigment. »

» Burdach avisa donc d'abord à un moyen d'opérer cette séparation. Après avoir humecté, pendant la préparation, un morceau de peau de grenouille avec du vinaigre, ou, ce qui est plus commode, mais moins sûr, après avoir abandonné le tout pen-

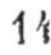

dant quelques instants dans le même liquide, il réussit à partager cette membrane en trois couches et à y suivre sans interruption, à l'aide du microscope, chaque fibre primitive, depuis son entrée dans la couche interne jusqu'à sa sortie. Le même observateur a reconnu qu'aussitôt qu'un tronc nerveux pénètre dans la peau, il se divise en trois ou quatre branches qui divergent dans des directions opposées. Les rameaux secondaires décrivent des courbes variées, et rejoignent quelquefois, après un court trajet, la branche qui les a produits, mais le plus souvent une autre branche. L'ensemble de ces branches, de ces rameaux, de ces ramuscules et des fibres primitives qui divergent, se rapprochent, s'écartent encore pour se rapprocher de nouveau, constitue une sorte de réseau extrêmement compliqué. Si, à travers ce réseau, on poursuit sans interruption une branche nerveuse, on la voit d'abord diminuer progressivement jusqu'au volume de quelques fibres élémentaires, puis augmenter progressivement par l'adjonction de nouveaux faisceaux fibrillaires, et, ainsi accrue, se montrer finalement comme branche d'un tout autre tronc nerveux. La même disposition se retrouve pour chacun des rameaux et des ramuscules même les plus ténus; on peut suivre chacun d'eux jusqu'à un tronc nerveux étranger. Ainsi, dans l'opinion de Burdach, les fibres primitives des nerfs de la peau ne se perdent pas, comme le suppose Ehrenberg, sur les vaisseaux sanguins, ne se terminent point en pupilles comme l'avance Tréviranus, et ne rentrent pas, comme le prétend Valentin, dans le tronc primitif, ainsi que cela s'observe réellement pour les nerfs des muscles. « Mais ces fibres, dit Ernest Burdach, après être sorties de leur tronc primitif par séparation et ramification en faisceaux plus ou moins forts, forment un *réseau* varié et très-serré, par suite des adjonctions et des disjonctions alternatives entre elles et entre des faisceaux analogues d'autres nerfs cutanés; puis se changent immédiatement en d'autres nerfs de la peau pour retourner par ceux-ci vers leur organe central. »

» Si l'on compare la distribution des nerfs dans la peau à celle qui a lieu dans les muscles, on trouve donc quelques caractères distinctifs peu importants, au moins en apparence. Ainsi les nerfs de la peau se partagent en plusieurs branches aussitôt qu'ils entrent dans cette membrane; ceux des muscles y parcourent un certain trajet avant de se diviser; les fibres primitives isolées des nerfs cutanés, suivies à travers la peau, se rendent à un autre nerf cutané, et, avec lui, retournent à l'axe cérébro-rachidien ; tandis que les fibres primitives des nerfs musculaires, après être sortis du *plexus terminal*, retournent par une anse d'inflexion à leur tronc, à leur branche, même à leur rameau, et de là à l'organe central indiqué. » *Anatomie et physiologie du système nerveux de l'homme et des animaux vertébrés ; par F.-A. Longet*, t. Ier, p. 99.

Pour prouver d'ailleurs que les anastomoses ne concourent nullement au rétablissement des fonctions d'un nerf divisé dans toute son épaisseur et dans toute sa circonférence, on dit que la resection de ce nerf étant faite dans une *certaine étendue*, ses deux bouts se cicatrisent isolément, et que le rétablissement n'a jamais lieu. Sur M. *Baud* et sur *Marie* ***, que j'ai déjà cités à l'occasion de l'amputation ou de la resection de la mâchoire inférieure en désarticulant d'un côté, j'ai sacrifié le nerf lingual dans l'étendue de deux centimètres sept millimètres (un pouce) chez le premier, et dans celle de un centimètre quatre millimètres (un demi-pouce) chez le second. Tous les deux ont perdu d'abord entièrement la faculté gustative de la langue du côté de l'opération, et plus tard elle s'est complétement rétablie. Je laisse aux physiologistes et aux praticiens le soin de méditer ces deux faits très-remarquables, et qui sont si directement en opposition avec les idées généralement admises aujourd'hui. Lisez d'ailleurs le texte suivant, dont il est peut-être difficile de juger rigoureusement la valeur dans l'état actuel de la science :

« *Michaëlis* prétend qu'après une perte de substance de douze lignes de longueur, il se fait une régénération nerveuse entre les deux bouts ; et qu'en examinant la nouvelle substance au microscope, on y voit la prolongation de la moelle nerveuse d'un bout à l'autre de la substance reproduite. » *Dissertation sur les affections locales des nerfs ;* thèse par *Pierre-Jules Descot*. Paris, 1822, p. 64. Ce jeune médecin a fait un grand nombre d'expériences, et il adopte l'opinion de *Meyer* sur la cicatrice des nerfs, V. plus haut cette opinion. Mais on n'a pas assez rigoureusement indiqué l'étendue de la déperdition de substance qu'on devait faire éprouver au nerf pour qu'il ne recouvrât jamais ses fonctions. Nous pensons qu'il faudrait tenter de nouvelles expériences sur ce point très-important de physiologie expérimentale et de thérapeutique.

Des brillants travaux que nous venons d'exposer résultent des conséquences pratiques très-avantageuses. Lorsqu'on réunit une plaie où l'on voit un cordon nerveux divisé dans toute son épaisseur et dans toute sa circonférence, il ne faut rien négliger pour disposer les deux bouts de ce cordon de manière qu'ils s'abouchent l'un contre l'autre le plus exactement possible. Il faudra aussi, afin qu'ils ne s'éloignent pas l'un de l'autre, qu'on place le membre dans la position la plus convenable, et qu'on le soumette à une immobilité absolue; ainsi les fonctions du nerf se rétabliront plus sûrement et plus promptement. Dans les cas où la disposition de la plaie ou une déperdition de substance du tissu nerveux ne permettrait pas l'abouchement dont nous venons de nous occuper, on pourrait encore l'obtenir et faire disparaître un assez grand écartement existant entre les deux bouts de ce nerf en disséquant les lèvres de la solution de continuité, pour détruire leurs adhérences, en les rendant mobiles, en les faisant ensuite cheminer l'une vers l'autre et en les mettant ainsi en contact; des incisions convenablement disposées pourraient alors être utiles. J'insiste sur cette idée qui a échappé aux chirurgiens. Un malade portait au bras une plaie avec déperdition de substance; le nerf radial paraissait avoir été enlevé dans l'étendue de quatre centimètres un millimètre environ (un pouce et demi). Je suivis le précepte qui nous occupe; j'incisai les parties molles, je les disséquai, je donnai au membre une position convenable, j'appliquai les bouts nerveux presque l'un contre l'autre; six mois après la paralysie avait complétement disparu. Lorsque dans les névralgies on est réduit à la nécessité de pratiquer une opération sanglante sur le nerf malade, l'excision est préférable à la simple incision de ce nerf. Cette dernière a néanmoins réussi (V. plus haut); j'ai moi-même observé autrefois quelques-uns de ces succès; il est vrai que les deux bouts du cordon nerveux se réunissent entre eux; mais comme celle de toutes les plaies dont on ne tente pas la réunion immédiate primitive, cette réunion n'a pas lieu sur-le-champ, et puis lorsqu'elle s'est établie, il faut un certain temps (V. encore plus haut), pour que la cicatrice permette au tissu nerveux de reprendre l'usage de ses fonctions. Or, pendant cet intervalle, la cause de la névralgie peut disparaître et les malades guérir radicalement. La section du nerf, en l'isolant du centre cérébro-spinal durant un ou plusieurs mois, peut aussi contribuer elle-même à la guérison, et peut-être encore suffire seule pour la déterminer. Ces idées, qui paraissent avoir échappé, ne suffisent pas cependant pour faire adopter l'incision simple du cordon nerveux dans toute son épaisseur et dans toute sa circonférence ; elle fournit beaucoup moins de succès que l'excision.

Mais un grand nombre de chirurgiens blâment même l'excision surtout quand il s'agit des névralgies de la face ; ils citent des observations d'insuccès ; on avance qu'il est des sujets qu'on n'a pas guéris après avoir opéré sur tous les nerfs de la face qu'on peut soumettre à l'action de l'instrument tranchant, V. plus bas. Il est évident que si la névralgie s'établit tantôt sur l'un de ces nerfs, et d'autres fois sur l'autre, que si elle les parcourt tous ensemble, que si elle pénètre profondément, et que, dans ce dernier cas, l'instrument ne puisse pas enlever la communication existant entre la portion nerveuse malade et le centre cérébro-spinal, on ne devra pas réussir ; il est certain aussi que si la névrite est due à une cause qu'on n'a pas détruite ; que si elle est constitutionnelle pour ainsi dire, elle pourra encore résister ou récidiver. N'est-il pas des cas trop nombreux où, après avoir été combattue victorieusement par la thérapeutique ordinaire, la maladie se reproduit au bout d'un temps plus ou moins long, sous l'influence de la même cause qui se reproduit aussi? Voilà des idées qu'on a eu tort de ne pas indiquer, pourquoi ne seraient-elles pas applicables aux succès non soutenus des opérations? Il faudra donc, avant d'employer l'instrument tranchant, tâcher de dissiper la cause interne de l'affection morbide. On ne devra pas, je crois, opérer, lorsque la névralgie sera mobile, c'est-à-dire quand elle passera d'un tronc nerveux sur un autre pour revenir ensuite sur le premier, etc., quand cette maladie siégera en même temps sur des nerfs qu'on ne peut attaquer et sur des nerfs trop profonds, quand on soupçonnera l'existence de quelque altération du cerveau, de ses dépendances ou de quelque tumeur située dans la boîte osseuse du crâne, etc. On a dit que la médecine était constituée tout entière par l'observation : on doit dire que la bonne thérapeutique consiste presque toujours à saisir les indications. Aussi, loin de nous l'idée erronée, tant vantée par des médiocrités de Paris, que les maladies étant connues, la thérapeutique découle nécessairement de cette connaissance. J'attaque cette funeste idée, parce qu'il est temps enfin qu'on s'occupe davantage, dans certaines écoles, du traitement de ces maladies, parce que quand j'ouvre certains livres, je vois que la

thérapeutique de ces affections morbides y est étonnamment négligée ; parce que quand je lis le compte rendu des concours
publié par le conseil général de nos hôpitaux, j'acquiers la triste
conviction que, presque toujours, depuis quelque temps, les
membres des jurys de ces concours donnent des questions ayant
trait au diagnostic différentiel sans qu'en aucune manière le traitement y soit indiqué, comme s'il suffisait de faire connaître son
ennemi à un homme qui va combattre et de donner à cet homme
des armes qu'il ne saurait nullement manier. En vérité, sommes-
nous au dix-neuvième siècle ! Mais savez-vous pourquoi on s'occupe tant du diagnostic ? C'est qu'on l'a appris en général seulement dans les livres, qu'on ne sait pas l'établir au lit du malade
et qu'on le croit en général aussi extraordinairement difficile ;
c'est encore parce que, pour faire ce diagnostic, on s'occupe ordinairement de lieux très-communs, que pour énoncer des symptômes et des signes les uns après les autres, il ne faut que de la
mémoire, et presque pas de jugement ; tandis que cette dernière qualité de l'esprit est indispensable lorsqu'il s'agit de bien
saisir les indications, d'opposer une savante stratégie à la stratégie
de la maladie, de mettre en usage une saine et éclairée thérapeutique, presque toujours basée, comme je l'ai prouvé dans la pré-
face de ma *Clinique chirurgicale*, sur de hautes connaissances
anatomiques, physiologiques, pathologiques et anatomopathologiques. Laissons donc au pédantisme de professeurs ignorants le
ridicule amer d'afficher une sorte de dédain pour le médecin
praticien qui possède au moins aussi bien qu'eux ce qu'ils ap-
pellent la *science*, et qui leur est infiniment supérieur, car il sait
l'appliquer, et il est ainsi utile à la société. La médecine n'est
pas, en effet, une science de curiosité, c'est une science d'application ; je demande mille fois pardon au lecteur d'attaquer des
idées aussi singulières, pour n'en pas dire davantage ; mais ces
idées, tout hétéroclites qu'elles sont, pourraient germer dans la
tête de nos élèves où elles sont semées avec profusion : il fallait
donc les préserver d'une pareille infection. Je m'arrête, car en
voilà certainement bien assez pour donner une évidente preuve
de mon mauvais, de mon affreux caractère. Il faut l'avoir, en
effet, exécrable pour se permettre de combattre de graves erreurs,
subversives des intérêts de l'humanité ; il vaudrait infiniment
mieux sans doute se taire, et alors on serait un *bon enfant*,
expression très-distinguée d'un professeur, et l'on serait digne
d'entrer *in grege*.

La cautérisation du nerf affecté de névralgie a été mise en usage, et par cela même qu'elle a fait éprouver une déperdition de substance au cordon nerveux, elle a assez souvent réussi, mais elle est beaucoup plus douloureuse que l'incision. Elle expose à la lésion d'organes importants ; elle peut ne pas détruire le nerf dans toute son épaisseur et dans toute sa circonférence ; elle produit une cicatrice plus étendue ; elle est en général rejetée.

Incision et excision des nerfs ; Manuel opératoire : On a conseillé de découvrir le tronc nerveux au-dessus du point de départ de toutes ses branches douloureuses ; ce point de départ étant soumis à des variétés, nous pensons que s'il s'agit d'un nerf qui n'est pas trop important, on doit faire l'opération plus haut. Nous croyons que la négligence de ce dernier principe est une cause fréquente d'insuccès. On met autant que possible dans le relâchement le nerf sur lequel on va opérer, afin d'exercer sur lui de moindres tractions lorsqu'on le soulèvera pour le couper. Quand le chirurgien a dénudé le tronc nerveux, il l'irrite, et il s'assure mieux ainsi qu'il est le siége de la névralgie. Ce tronc est divisé en un seul coup d'abord du côté de son origine, il est ensuite excisé sans douleur du côté opposé. Mais faut-il que l'excision ne sacrifie que neuf à douze millimètres (quatre ou cinq lignes) du cordon nerveux? Cette longueur est insuffisante ; on doit en enlever au moins trente-quatre à quarante et un millimètres (quinze à dix-huit lignes). Les expériences nombreuses que j'ai faites sur les animaux m'ont prouvé qu'en suivant ce principe, le nerf n'avait jamais repris l'usage de ses fonctions, tandis qu'en le transgressant, la myotilité et la sensibilité s'étaient quelquefois rétablies. *Swan* s'est assuré que les deux bouts d'un nerf s'étaient réunis chez un cheval, bien que ce nerf eût été soumis à l'excision dans l'étendue de vingt-cinq millimètres (onze lignes). *Michaëlis* dit avoir vu après une déperdition de substance de deux centimètres sept millimètres (un pouce) de longueur, le tronc nerveux se reproduire entre les deux extrémités résultant de sa section. En se servant de la loupe pour examiner la substance reproduite, il s'est convaincu qu'elle présentait partout la régénération nerveuse, lors même, comme on l'a indiqué, qu'on ne réunit pas la plaie par première intention; et bien qu'on ait la précaution de la remplir de charpie enduite de cérat ou appliquée sur une compresse fenêtrée, il est évident qu'il faudra plus tard faire abstraction du corps étranger qui maintient écartées les lèvres de la solution de continuité , et qu'alors parce que la cicatrice les attirera de la circonférence au centre, les deux bouts du nerf reséqué pourront être, suivant les localités, rapprochés l'un de l'autre à des degrés variés ; quelquefois il n'existera entre eux qu'un petit intervalle ; je laisse aux chirurgiens le soin de méditer ces idées ; elles ont servi de base à la proposition que je viens d'établir. Je l'ai appliquée à l'homme vivant ; elle m'a réussi. On a proposé de pratiquer la section simple du nerf et de cautériser ensuite le bout inférieur ; mais il est infiniment préférable de le reséquer. Il serait inutile d'indiquer ici les motifs de cette préférence. M. *Malgaigne* s'est demandé si en disséquant l'une, et au besoin les deux extrémités du nerf divisé , si en les repliant chacune de son côté dans les chairs, on n'aurait pas des chances plus nombreuses de succès ; il ajoute qu'ainsi même après la cicatrisation de la plaie, les névrilèmes seraient en regard ; l'opération serait plus longue, plus douloureuse, et j'aime mieux encore faire éprouver au cordon nerveux la déperdition de substance que j'ai indiquée. M. *Malgaigne* avance aussi qu'en plaçant un petit lambeau de chairs saignantes entre les deux bouts du nerf, on pourrait peut-être obtenir la guérison radicale de la névralgie. Ce procédé ne me paraît pas avantageux , car à la rigueur ce petit lambeau est susceptible de se frapper de mort et de se déplacer. Il serait d'ailleurs inutile de faire remarquer que pour le confectionner, on perdra du temps et l'on augmentera les douleurs.

Mais il est des cas où il n'est pas possible de savoir quel est le nerf malade ; ce nerf peut d'ailleurs être assez petit pour qu'il soit au moins très-difficile de le reconnaître dans l'incision destinée à le mettre à découvert. L'observation suivante, à laquelle nous pourrions en joindre quelques autres, si les limites de cet ouvrage nous le permettaient, devrait servir de guide au chirurgien. « Hérin (François), âgé de quarante ans, marin, d'un tempérament bilieux, fut reçu dans les salles de chirurgie à l'hôpital de la Pitié, le 19 octobre 1821. A l'époque du Sacre, ce malade fut renversé par une baguette de feu d'artifice, qui lui perça son chapeau, le brûla même, et lui fit à la peau du crâne une plaie, au côté gauche de la suture lambdoïde, d'un demi-pouce d'étendue. Cette plaie saigna beaucoup au moment de l'accident ; mais, le lendemain, Hérin se remit au travail sans rien éprouver, la cicatrice s'étant promptement faite. Deux mois après, cet homme éprouva, à plusieurs reprises, des tintements d'oreilles, des éblouissements, et il lui semblait souvent qu'il allait tomber. Tous ces symptômes furent bientôt suivis d'une céphalalgie très-forte ; les douleurs partaient de la partie postérieure de la tête, se dirigeaient vers le front et l'oreille gauche, de manière à faire croire au malade qu'il avait quelque affection profonde de cette oreille. A cette époque, Hérin se décida à entrer dans une salle de médecine ; là on lui fit le premier jour deux saignées qui ne produisirent rien ; le lendemain, des synapismes furent appliqués, et cinquante sangsues derrière les oreilles, sans plus de succès. On purgea avec l'huile de croton, qui occasionna vingt selles, et l'on administra des pilules de Méglin ; bouillon pendant vingt jours ; séton à la nuque, et tout cela sans effet bien marqué ; à tel point que le malade désespéré, et portant avec lui un rasoir pour se détruire en cas qu'on ne réussît pas à le guérir, vint chercher du secours dans le service de chirurgie de M. Lisfranc. Examiné avec beaucoup de soin, voici les symptômes qu'il présenta : Éblouissement de temps à autre, douleurs passagères, vives, intolérables, et faisant l'effet d'un jet de feu qui se dirigeait, en serpentant, de la cicatrice vers le front et l'oreille gauche. Ces douleurs revenaient avec plus de violence la nuit, empêchaient le malade de goûter le moindre sommeil ; elles lui rendaient la vie tout à fait insupportable. Lorsqu'elles se manifestaient, il existait avec elles des battements dans l'intérieur de la tête. Quand on appuyait sur la cicatrice, très-sensible du reste, on les développait à volonté. La suture lambdoïde présentait, dans le lieu de la cicatrice, un enfoncement naturel qui fit d'abord croire à une dépression accidentelle ; mais cette erreur fut bientôt dissipée dès qu'on eût rasé la peau du crâne. Alors on put aussi voir la cicatrice à nu ; elle avait au plus huit lignes d'étendue, était de couleur blanche, et ne présentait rien de particulier à la vue ni au toucher, si ce n'est, comme je l'ai déjà dit, beaucoup de sensibilité, et la réapparition des douleurs à la moindre pression. Ce malheureux ne pouvait pas fixer la lumière, aussi tenait-il sa tête penchée en avant pour éviter le grand jour. Il crut s'apercevoir que depuis sa blessure il avait des érections plus fréquentes ; toutefois les pupilles ne présentaient rien de particulier ; il n'y avait jamais eu de symptômes de paralysie. Le diagnostic offrit d'abord quelques difficultés, mais la nature des douleurs caractérisa bientôt la maladie pour M. Lisfranc, qui, guidé du reste par l'analogie qu'il trouva entre ce cas et les observations rapportées par Pouteau, reconnut une névralgie due au développement d'un névrôme dans la cicatrice ou dans ses environs, suite de la lésion ou de la section incomplète de quelques rameaux nerveux.

» Toutefois, une lésion plus profonde pouvant exister, telle qu'un enfoncement de la table interne des os du crâne, un épanchement purulent, ou bien encore un fongus de la dure-mère, on commença le traitement par des moyens généraux applicables à tous ces cas. On fit donc, le 20 octobre, une saignée du bras de deux palettes et demie; le 21, on appliqua vingt sangsues sur la cicatrice; le 23, on en mit de nouveau quinze; le 28, encore quinze; et dans les intervalles la tête fut couverte dans cet endroit de cataplasmes émollients arrosés avec le laudanum liquide de Sydenham. On prescrivit la diète, des bains de pieds et des lavements; mais tous ces moyens ne produisirent rien. Alors M. Lisfranc se décida, le 7 novembre, à emporter avec l'instrument tranchant la cicatrice d'où partaient les douleurs; il préféra ce procédé opératoire à la simple section du nerf, d'abord, parce que, dans ce cas-ci, il aurait été difficile de rencontrer le rameau affecté; et qu'ensuite, lors même que cela aurait pu être facilement exécuté, d'après les expériences de Ph. Wilson en Angleterre, et de Béclard en France, comme il est prouvé que les nerfs simplement divisés se réunissent dans un grand nombre de cas, et reprennent, après leur cicatrisation, leurs fonctions physiologiques ou pathologiques, l'opération n'aurait eu qu'une réussite momentanée. Le procédé opératoire étant donc adopté, deux incisions semi-elliptiques cernèrent un lambeau de peau de trois pouces et demi dans son plus grand diamètre antéro-postérieur, et de deux pouces et demi dans son diamètre transverse; cette peau, enlevée dans toute son épaisseur, contenait la cicatrice en entier; mais il fut impossible d'y reconnaître aucune espèce de tumeur. Le péricrâne était parfaitement sain sous le lambeau de peau enlevé et auquel on avait donné une plus grande étendue d'avant en arrière, afin d'être bien sûr d'emporter tout le mal, les plus fortes douleurs se dirigeant dans ce sens. Une petite artériolle fut divisée et liée; on pansa en mettant de la charpie dans la plaie. Le soir, il y eut un peu d'hémorrhagie; mais, dans la nuit, le malade n'éprouva plus ses terribles douleurs et ne souffrit que de sa plaie un peu enflammée. Le 8, toujours un peu de douleur dans la plaie ; le soir, commencement d'érysipèle au cou. Le 9, on supprime le séton, qui avait bien suppuré jusque-là. Le 10, tout avait disparu, il ne restait que quelques battements dans la solution de continuité qui avaient empêché le sommeil, mais qui ne ressemblaient en rien aux premières douleurs. Le 12, la suppuration de bonne nature était bien établie dans la plaie, et tout alla on ne peut mieux jusqu'au 1er décembre, époque à laquelle il survint un peu de douleur et de rougeur érysipélateuse au côté gauche du cou : on mit vingt-huit sangsues sur le siége de la douleur. Le lendemain, moins de douleur, mais la rougeur continuait encore : vingt sangsues. Le 14, plus de rougeur ni de douleur au cou ; la plaie est presque cicatrisée et ne fait plus du tout souffrir. Le 15 décembre, la solution de continuité, suite de l'opération, était parfaitement cicatrisée, et le malade fut ainsi guéri de ses douleurs atroces, qui ne lui avaient laissé aucun repos jusqu'au moment de l'opération. On a pu s'assurer que l'enlèvement de la cicatrice a opéré la cure complète, car ce malade est resté attaché à l'hôpital comme infirmier, et jouit depuis d'une bonne santé.

» Cette observation offre beaucoup d'intérêt, tant sous le rapport du diagnostic, que sous celui du traitement. Il était en effet bien important de reconnaître la nature d'une affection si terrible, et de ne point la confondre avec une lésion profonde des organes contenus dans le crâne, lésion à laquelle on aurait pu croire, si on n'avait eu égard qu'à la cause qui lui avait donné lieu. Toutefois, le diagnostic n'étant principalement établi que sur le genre de douleurs senties, il fallait, dans le doute qui pouvait rester encore, employer un traitement qui pût être applicable à tous les cas ; c'est pourquoi ce malade fut soumis aux saignées générales et locales, aux dérivatifs et à la diète, et que ce ne fut que lorsque tous ces moyens eurent échoué qu'on eut recours à l'ablation de la cicatrice ; moyen qui, s'il n'avait pas guéri l'affection en emportant sa cause prochaine, aurait permis l'examen des parties osseuses, situées au-dessous, et, en cas de lésion plus profonde, serait devenu le premier temps de l'opération du trépan, qui pour lors aurait été indiquée. » *Revue médicale française et étrangère, journal de clinique de l'Hôtel-Dieu et de la Charité de Paris*, février 1826, p. 201. Mais puisque l'expérience a démontré que la section simple du nerf est assez souvent suivie de la guérison, même radicale, de la maladie; pourquoi, quand il s'agira d'un nerf important, cette section ne serait-elle pas tentée, sauf à pratiquer, plus tard, au besoin, la resection qui, si elle est convenablement faite, et si les anastomoses ne peuvent rétablir ni la sensibilité ni la myotilité, produit nécessairement une paralysie incurable dont il serait inutile de signaler ici les très-graves inconvénients?

Membres abdominaux. — Nerf saphène interne. — Lisez le texte suivant : « Si le nerf saphène interne paraissait le siége de » douleurs violentes et rebelles, comme chez les deux malades » auxquels Sabatier voulait en pratiquer la cautérisation, rien ne » serait plus facile que d'en effectuer l'excision. On la ferait sur le » lieu même d'où les souffrances semblent partir, s'il existait à la » jambe quelque cicatrice, quelque lésion ancienne de tissu. » Dans le cas contraire, on chercherait le nerf *au-dessus des ré-* » *gions habituellement douloureuses.* On y arriverait à l'aide » d'une incision longue d'un pouce ou deux, établie sur le trajet » de la veine du même nom : c'est au côté postérieur de ce vais- » seau que le nerf se trouve à peu près constamment. » *Nouveaux éléments de médecine opératoire*, par M. *Velpeau.* t. II, p. 301. Mais M. *Velpeau* a-t-il oublié que le nerf saphène interne fournit des branches, qu'elles ne seront pas toujours exemptes de la névralgie, et qu'en excisant, même dans les deux cas qu'il vient de citer, le tronc nerveux au-dessus du point douloureux, ces branches, dont l'origine pourra être située au-dessus de cette section, conserveront leur communication avec le centre commun, et l'opération échouera alors nécessairement? M. le professeur de clinique externe de la faculté de médecine de Paris nous paraît donc avoir commis ici une très-grave erreur. Nous croyons qu'il faut attaquer le nerf saphène interne contre la face postérieure et interne de la tubérosité interne du tibia, entre le couturier qui le recouvre jusque près de la partie inférieure de cette tubérosité et le grêle interne qu'il croise au moment où il sort de dessous le premier de ces faisceaux musculaires. Il siége d'ailleurs sous la peau, le tissu cellulaire sous-cutané, le fascia superficialis, et l'aponévrose qu'il traverse après avoir quitté les muscles que nous avons indiqués. On pratique dans l'étendue de six centimètres huit millimètres (deux pouces et demi) environ, une incision parallèle au côté interne et postérieur de la tubérosité interne du tibia; presque toujours la veine saphène interne est située en arrière de cette incision. En le découvrant à cette hauteur, le nerf serait resequé avant qu'il fournît des branches.

Si, à l'aide de deux incisions semi-lunaires qui se réuniraient par leurs deux extrémités, V. dans ce chapitre les généralités, on voulait cerner et enlever le point de départ de la douleur, il faudrait sacrifier la veine saphène interne , et le malade serait exposé à des accidents graves , V. dans ce volume le chapitre ayant pour titre *Varices*. D'ailleurs , en opérant au-dessous du mollet, la plaie fournirait une cicatrice assez étendue, dont il serait inutile de signaler les inconvénients. Lisez le texte suivant : « D'ailleurs » il n'y aurait aucun inconvénient sérieux à exciser du même coup » la veine avec le nerf (saphène interne), si le chirurgien éprou- » vait quelques difficultés à distinguer le premier de ces organes. » Seulement il faudrait, dès-lors appliquer une ligature sur le » bout inférieur de la veine, si la plaie devait être fermée par pre- » mière intention. » *Nouveaux éléments de médecine opératoire*, par M. *Velpeau*, t. II, p. 301. Ainsi , vous venez de le voir, il n'y aurait aucun inconvénient sérieux à exciser du même coup la veine avec le nerf , et à lier au besoin le bout inférieur de cette veine. Lisez cet autre texte : » A quoi peut servir, par exemple , » la ligature de la veine tant vantée par Home et par Béclard, si ce » n'est à rendre l'opération un peu plus longue *et plus dange-* » *reuse ?* » *Nouveaux éléments de médecine opératoire*, par M. *Velpeau*, t. II , p. 261. Et voilà maintenant, du reste per- sonne ne l'ignore, que la ligature de la veine est dangereuse. Répétons que tout ceci n'a pas besoin de commentaires.

Lisez le texte suivant : « B. *Saphène externe.* — En supposant » que les souffrances fussent bornées à la moitié externe du pied » ou du tiers inférieur de la jambe, il serait possible d'exciser le » nerf saphène externe d'après les règles que je viens d'indiquer » pour le saphène interne ; c'est-à-dire qu'il suffirait d'inciser les » téguments sur le trajet de la veine homonyme, vers le bord » péronier du pied, derrière la malléole correspondante, ou en de- » hors du tendon d'Achille. Plus haut, on ne pourrait arriver sur » lui avec quelque certitude, qu'en faisant une incision oblique » ou transversale, longue d'environ deux pouces sur le côté ex- » terne et inférieur du mollet. Pénétrant là jusqu'à l'aponévrose, » on finirait par en distinguer le tronc dont les deux racines se » joignent un peu plus haut. » *Nouveaux éléments de médecine opératoire*, par M. *Velpeau*, t. II, p. 302. Mais en vérité, M. *Vel-*

peau ignore-t-il encore qu'en opérant derrière la malléole, sur le tronc qui accompagne la saphène externe, on ne touche pas aux branches nerveuses situées un peu plus en dehors, et tellement, d'ailleurs, rapprochées de ce tronc, qu'il n'est pas permis de savoir si la douleur ne siége pas sur elles? En attaquant le cordon nerveux au côté externe et inférieur du mollet, on laisse aussi des branches en dehors de ce cordon, et l'on s'expose aux mêmes inconvénients. Il existe un *nerf saphène externe*, et un *nerf saphène péronier;* il fallait le dire; on devrait savoir que la bonne médecine opératoire est basée sur la bonne anatomie.

Il n'est pas toujours possible de distinguer lequel de ces deux nerfs est malade; on éprouve assez souvent le même embarras pour constater si la névralgie siége sur le tronc nerveux ou sur ses branches ; on n'est pas plus heureux ordinairement pour s'assurer de la hauteur à laquelle prend naissance la branche nerveuse névralgique. Or, d'après ces données, dans le cas où la douleur se ferait sentir seulement tout à fait en dehors sur le trajet du saphène péronier et au-dessus de la partie inférieure du mollet, et là où la veine saphène externe n'existe pas, je circonscrirais le point malade par les deux incisions semi-lunaires indiquées dans ce chapitre; autrement, j'attaquerais, soit simultanément, soit successivement au besoin, le saphène externe et le saphène péronier, près de leur origine.

Le saphène externe part du poplité interne vers le niveau de l'articulation tibio-fémorale, et accompagne la veine saphène externe; on le trouve sous l'aponévrose, à la partie supérieure de l'interstice formé par les deux jumeaux ; il est ordinairement situé en ce point, au côté interne et antérieur du tube veineux que nous venons d'indiquer; une incision de six centimètres huit millimètres (deux pouces et demi) de longueur siégeant sur la ligne médiane et parallèlement à l'axe du membre, suffit pour le mettre à découvert dans la localité dont nous nous occupons.

Le saphène péronier se divise en deux branches, à deux centimètres sept millimètres (un pouce) au-dessous de la partie supérieure du condyle externe du fémur. Il faut donc l'attaquer au-dessus de l'extrémité inférieure de la mesure que nous avons énoncée. Au niveau de la bifurcation que nous venons d'indiquer, on le trouve à quatorze millimètres (un demi-pouce) en arrière du bord externe du condyle du fémur. Au même niveau, il est distant de sept millimètres (trois lignes) environ du nerf poplité externe, au côté interne duquel il est placé. Il n'est ordinairement accolé à ce nerf qu'à quatre centimètres un millimètre (un pouce et demi) au-dessus de cette bifurcation. D'abord situé entre le jumeau externe et le biceps, il rampe ensuite bientôt sur le côté externe et postérieur du premier de ces muscles. Comme le précédent, il est logé sous l'aponévrose, jusque vers la partie inférieure du mollet; incision de six centimètres huit millimètres (deux pouces et demi) de longueur. Elle longe le bord interne du biceps; son extrémité inférieure siége à quatorze millimètres (un demi-pouce) au-dessus de la tête du péroné; on divise la peau, le tissu cellulaire sous-cutané, le fascia superficialis, l'aponévrose; on fait légèrement fléchir la jambe, afin d'écarter plus facilement le jumeau et le biceps; on arrive ainsi sur le nerf. Nous croyons que, suivant les principes que nous avons indiqués pour la résection du saphène interne, du saphène externe et du saphène péronier, on verra beaucoup plus souvent réussir l'opération. Nous sommes très-étonné, pour n'en pas dire davantage, de la négligence avec laquelle on s'est occupé jusqu'aujourd'hui de ces opérations; nous en avons d'ailleurs fourni la preuve dans ce chapitre. Si la resection des nerfs saphènes est pratiquée dans une assez grande étendue, s'il est bien prouvé que les anastomoses des nerfs ne peuvent rétablir ni la sensibilité ni la myotilité, il est évident que la peau aura perdu à tout jamais cette sensibilité.

Nerf poplité externe ou tibial antérieur. — Un malade traité par *Nicod* mourut en proie à des accidents nerveux occasionnés par une fracture de jambe. On a pensé que ces accidents étaient produits par le nerf tibial, engagé entre les fragments. *Yvan* a guéri un soldat en pratiquant la resection de ce nerf.

A cause des branches qu'il fournit et de l'impossibilité de savoir le point d'où part la douleur, il faut l'attaquer au niveau de la tête du péroné; il passe à l'union des deux tiers internes, avec le tiers externe de la face postérieure de cette tête; il prend, en cet endroit, le nom de nerf tibial antérieur. La terminaison du poplité externe et l'origine du tibial antérieur se rencontrent sous la peau: le tissu cellulaire sous-cutané, le fascia superficialis, l'aponévrose; puis on trouve le premier de ces nerfs entre la partie supérieure du jumeau externe, et l'extrémité inférieure du biceps. Le second siége entre le jumeau externe, placé en arrière, la tête du péroné, et le long péronier latéral situé en avant.

immédiatement au-dessous de cette tête, il est couvert par le dernier de ces muscles ; d'ailleurs, pour se rendre à la partie inférieure de la tête du péroné, le nerf poplité externe et le nerf tibial antérieur forment avec l'axe du membre un angle à sinus inférieur, de trente degrés environ. Il existe entre le jumeau externe, l'extrémité inférieure du biceps et le bout supérieur du long péronier latéral, un espace intermusculaire dont le diamètre antéro-postérieur est de sept millimètres (trois lignes) ; incision commençant à quatre centimètres un millimètre (un pouce et demi) au-dessus de la tête péronéale ; elle longe le bord interne du biceps ; parvenue sur cette tête, elle descend ensuite le long de la jambe, dans l'étendue de quatre centimètres un millimètre (un pouce et demi) ; sa moitié inférieure siége donc sur l'interstice formé par l'extrémité supérieure du péroné, par le jumeau externe, par le long péronier latéral et par le soléaire ; cette incision intéresse la peau, le tissu cellulaire sous-cutané, le facia superficialis et l'aponévrose. La jambe reposant sur son côté interne, est légèrement fléchie, afin de permettre d'écarter plus facilement le biceps, le jumeau interne, et de mettre à découvert la face postérieure de la tête du péroné, où se trouve le nerf. Après l'excision du nerf tibial antérieur, la paralysie des muscles auxquels ce nerf va se distribuer, pourra-t-elle disparaître ? Je ne le crois pas, si cette resection est pratiquée suivant les principes que j'ai établis, et si la sensibilité et la myotilité ne peuvent pas renaître sous l'influence des anastomoses nerveuses.

Nerf tibial postérieur.—*Delpech* a obtenu un succès complet ; l'insensibilité et le défaut de myotilité presque absolus du pied ont plus tard en grande partie disparu. Le chirurgien de Montpellier a excisé dans l'étendue de quatorze millimètres (six lignes). *Bulletin clinique de Montpellier*, t. II, p. 72.

On a proposé d'attaquer le nerf tibial postérieur *derrière la malléole interne ;* on a encore conseillé de le réséquer entre cette tubérosité et l'extrémité inférieure du mollet. Dans la première des localités que nous venons d'indiquer, il est déjà divisé en plantaire interne et en plantaire externe ; il faudrait donc ici opérer sur ces deux troncs nerveux ; on inciserait comme si l'on voulait lier l'artère tibiale postérieure ; voyez dans le second volume de cet ouvrage la page 879. On sait que le nerf est situé à la partie postérieure et externe du vaisseau. Cette position, sa couleur jaunâtre, sa forme, son volume, l'absence de battements dans son épaisseur, son irritabilité suffisent pour le faire distinguer des autres tissus qui l'environnent : on l'en isolerait, on passerait sous lui une sonde cannelée, on l'exciserait avec des ciseaux. Lorsque la névralgie est exclusivement plantaire, l'opération étant plus facile et moins dangereuse derrière la malléole interne, on lui donne la préférence.

Si l'on voulait réséquer le nerf tibial postérieur *entre la malléole interne et la partie inférieure du mollet*, on suivrait les préceptes indiqués dans le second volume de cet ouvrage, pour mettre à découvert la tibiale postérieure dans le point dont nous traitons.

Ne serait-il pas possible, si la névralgie occupait profondément le mollet, d'exciser le nerf tibial postérieur dans l'espace poplité au-dessus de l'endroit où il commence à fournir des branches ? Voyez pour pratiquer cette opération l'*anatomie chirurgicale* de l'artère poplitée, et le *manuel opératoire* destiné à découvrir cette artère.

Grand nerf sciatique.— En 1828, M. *Malagodi* pratiqua la section de ce nerf pour combattre une névralgie qui avait résisté à tous les moyens de l'art.

La plaie fut entièrement cicatrisée cinq mois après l'opération ; la paralysie complète du membre s'ensuivit ; cette paralysie disparut. Le malade guérit parfaitement au bout d'un an.

Situé entre le biceps et le demi-tendineux, le nerf sciatique repose sur le troisième adducteur, sur le carré, sur les jumeaux : il passe ensuite au devant du pyramidal. Au niveau du pli de la fesse, il se dégage de dessous le premier de ces muscles pour longer son côté externe, et aller directement dans la grande échancrure sciatique. Il est placé à deux centimètres (neuf lignes) en dehors de la partie inférieure de la tubérosité ischiatique ; à dix centimètres un millimètre (trois pouces neuf lignes) au-dessous de cette tubérosité, les muscles demi-tendineux et biceps sont réunis. (Voyez dans le second volume, pour l'extrémité supérieure de l'espace poplité). Nous avons déjà prouvé plusieurs fois dans le second volume de cet ouvrage qu'on faisait autrefois mieux qu'aujourd'hui l'anatomie à la Faculté de médecine de Paris, en voici une nouvelle preuve. « Divisant les tégu-
» ments, le fascia sous-cutané et l'aponévrose, on arrive bientôt
» entre le muscle biceps qui se trouve en dehors, et le *muscle*
» *demi-membraneux qui est en dedans;* continuant de trancher

» les tissus lamelle par lamelle, substituant ensuite le bec de la
» sonde au bistouri, on ne tarde pas à trouver le nerf sous la
» forme d'un gros cordon légèrement jaunâtre. » *Nouveaux
éléments de médecine opératoire*, par M. *Velpeau*, t. II,
p. 305.

M. *Malagodi* a commencé son incision *au pli de la jambe*;
il l'a prolongée *à quatre travers de doigt au-dessus*. Il a mis à
découvert l'aponévrose fascia lata; il l'a incisée *dans la même direction*; il pénétra ensuite entre *les muscles fléchisseurs de la jambe*
jusque au nerf sciatique. Il le sépara du tissu cellulaire ambiant;
il glissa sous lui l'indicateur gauche après avoir à demi fléchi la
jambe *avec un bistouri courbe, à lame très-étroite, et tranchante
seulement dans son tiers supérieur, et fit la section du tronc du
nerf à l'angle supérieur de la plaie*. Quand on suit le procédé
que nous venons de décrire, on coupe le tronc nerveux en dehors
de l'artère et de la veine poplitée (Voyez dans le second volume l'*anatomie chirurgicale* du premier de ces vaisseaux). Si
l'on voulait faire l'opération à l'union de la moitié supérieure de
la cuisse avec sa moitié inférieure, on pratiquerait sur la partie
moyenne du diamètre transversal de la face postérieure de ce
membre, une incision qui, parallèle à son axe, aurait neuf centimètres cinq millimètres à dix centimètres huit millimètres
(trois pouces et demi à quatre pouces environ) de longueur. Après
avoir divisé la peau, le tissu cellulaire sous-cutané, l'aponévrose,
on pénétrerait dans l'interstice musculaire formé par le biceps et
par le demi-tendineux; afin de pouvoir écarter facilement ces
muscles, la jambe serait fléchie, et l'on parviendrait ainsi sur le
tronc nerveux; mais très-souvent l'on réveille, ou bien l'on
exaspère plus spécialement la douleur en comprimant au-dessus
du point dont nous venons de nous occuper, et même plus haut;
on pourrait alors couper le nerf au niveau de la tubérosité ischiatique, si besoin était; on ferait, sur le pli de la fesse et le long
de ce pli, une incision qui commencerait au côté interne et postérieur de cette tubérosité, et qui aurait dix centimètres huit
millimètres (quatre pouces) de longueur : on diviserait la peau,
le tissu cellulaire sous-cutané, le fascia superficialis; on arriverait sur la masse commune aux muscles biceps et demi-tendineux; on la contournerait de dedans en dehors après avoir relevé
le grand fessier; on ménagerait le petit nerf sciatique; on inciserait avec beaucoup de précaution le tissu cellulaire, si l'énucléa-

tion ne suffisait pas, et l'on parviendrait au tronc nerveux qu'on isolerait de l'artère ischiatique ; le reste à l'ordinaire. Nous avons déjà dit plus haut que l'incision ou l'excision des nerfs pratiquée pour combatre les névralgies ne devait être tentée que dans les cas où ces affections morbides avaient résisté très-longtemps aux moyens thérapeutiques ordinaires et faisaient cruellement souffrir les malades ; ces principes s'appliquent plus spécialement au grand nerf sciatique, dont personne n'ignore les importantes fonctions ; aussi l'excision convenablement exécutée étant suivie d'une paralysie qui ne disparaîtrait pas, nous croyons qu'il faut rejeter cette dernière opération.

Nerf crural. — Situé au côté externe de l'artère crurale dont le sépare le faisceau musculaire très-étroit du psoas, ce nerf est logé dans la gouttière que constituent ce muscle et l'iliaque. Il est embrassé par la gaîne de ces deux faisceaux musculaires. On dit que, parvenu au-dessous du ligament de Fallope, il s'épanouit pour donner naissance à un très-grand nombre de branches : nous l'avons disséqué même tout récemment, et nous nous sommes convaincu que cet épanouissement a lieu plus bas : chez deux sujets il se trouvait à trois centimètres un millimètre (quatorze lignes) au delà de l'arcade crurale. D'ailleurs, puisque les anatomistes conviennent qu'il arrive au pli de l'aine sans avoir présenté la division dont nous venons de nous occuper, il est évident qu'on peut passer en ce point sous lui une sonde cannelée, qu'en le soulevant on soulèvera aussi toutes ses divisions et qu'ainsi la resection pourra en être facilement pratiquée ; nous nous en sommes assuré sur le cadavre. Nous avons lu sans étonnement le texte qui suit : « L'excision du nerf crural à la cuisse ne doit pas être » tentée ; elle est complétement inutile, puisque, ainsi que le sa- » vent les anatomistes, il se divise en une infinité de branches » dès son arrivée dans l'aine. » *Nouveaux éléments de médecine opératoire,* par M. *Velpeau,* t. II, p. 304. Personne n'ignore que le nerf crural n'est pas renfermé dans la gaîne des vaisseaux cruraux. Pour mettre ce nerf à découvert, on pratiquerait l'incision destinée à dénuder la fémorale à sa partie supérieure ; seulement cette incision siégerait en haut à sept millimètres ou neuf millimètres (trois ou quatre lignes) environ plus en dehors.

Membres thorachiques, nerfs cutanés. — D'après M. *Hamilton,* V. *Arch. générales de médecine,* t. II, 1838, MM. *Wilson, Scherwin. Watson,* ont pratiqué la section de ces nerfs. On a conseillé d'agir sur le point d'où naissent les souffrances ; mais alors il faut circonscrire largement ce point à l'aide de deux incisions semi-lunaires qui se réunissent par leurs extrémités, V. dans ce chapitre les généralités ; on fait éprouver aux tissus une déperdition de substance assez considérable, et suivie d'une cicatrice étendue. On est fréquemment obligé d'ouvrir ou de sacrifier plusieurs veines : dans ce cas on doit craindre la phlébite. Quand on veut faire la resection qui, on le sait, est préférable, on incise aussi largement que nous venons de le dire ; car il est souvent au moins très-difficile de distinguer si la maladie ne siége pas en même temps sur le tronc nerveux et sur ses branches. Mais si l'on donnait la préférence à la section simple, une incision transversale suffirait. Veut-on reséquer le *cutané externe* ou *musculo-cutané* au-dessus de l'articulation cubito-humérale? on le trouve au côté externe du tendon du biceps ; il se dégage de dessous ce tendon à la réunion de sa moitié supérieure à sa moitié inférieure ; on pratique une incision de la longueur de six centimètres huit millimètres (deux pouces et demi) environ : sa partie moyenne correspond au dernier point que nous venons d'indiquer. Cette incision, qui intéresse la peau, le tissu cellulaire sous-cutané, le fascia superficialis, siége le long de la face interne du long supinateur : elle forme avec l'axe du membre un angle à sinus supérieur de trente degrés environ. On écarte en dedans la veine médiane céphalique et au besoin les troncs s'anastomosant de la médiane basilique, et de la médiane moyenne. On n'oubliera pas que le nerf radial fournit un assez grand nombre de branches cutanées externes. Quant au *nerf cutané interne*, il se divise en deux branches à six centimètres huit millimètres environ (deux pouces et demi) au-dessus de l'articulation cubito-humérale. A seize centimètres deux millimètres environ encore (six pouces) au-dessus de l'épitrochlée, il donne une autre branche considérable venant se distribuer à la partie antérieure et interne de l'avant-bras. Le tronc nerveux dont nous nous occupons ne se sépare du côté interne et postérieur du médian qu'à dix-huit centimètres deux millimètres environ aussi (six pouces neuf lignes) au-dessus de la tubérosité interne de l'humérus. C'est entre cette dernière branche et la séparation que nous avons indiquée qu'il faut faire l'excision du cutané interne. En traitant de la ligature de l'artère humérale (V. dans le second volume de cet ouvrage), nous avons dit comment on reconnaît la présence du nerf médian. Des anatomistes ont vu naître beaucoup plus haut la dernière branche dont nous venons de parler. On incise le long du bord interne du biceps. En opérant immédiatement au-dessus de l'articulation cubito-humérale, comme le conseillent quelques chirurgiens, on s'expose à pratiquer une opération inutile.

Nerf cubital. — Il suit la direction d'une ligne qui, partant du point de l'axillaire indiqué dans le second volume de cet ouvrage, va finir entre l'olécrane et le condyle interne de l'humérus. A l'union de la moitié supérieure environ du bras avec sa moitié inférieure, il abandonne le biceps, après avoir contourné le bord interne du coraco-brachial. Depuis l'endroit où ce nerf s'accole à l'artère cubitale jusqu'au côté interne de l'articulation cubito-humérale, il est toujours situé entre le cubital antérieur et le faisceau charnu appartenant à la couche profonde des muscles de l'avant-bras. Il chemine directement du point où il s'adosse au tube artériel (V. dans le second volume de cet ouvrage) au point où il passe dans l'interstice formé par l'olécrane et la tubérosité interne de l'humérus. Si l'on reséquait le nerf cubital à l'avant-bras, les branches assez nombreuses qu'il fournit rendraient l'opération peu sûre : on inciserait d'ailleurs comme pour la ligature de la cubitale. M. *Cairoli* a pratiqué en 1834 sur le professeur *Viviani* la section simple du nerf dont nous nous occupons ; elle a été faite à un centimètre quatre millimètres (un demi-pouce) au-dessus de l'os pisiforme : *Bientôt la névralgie reparut.* Il est préférable d'exciser le tronc nerveux au-dessus de l'endroit où il s'engage entre l'olécrane et la tubérosité interne de l'humérus : on ferait dans la direction de cet interstice osseux et plus haut dans celle du nerf, nous venons d'indiquer cette dernière, une incision de six centimètres huit millimètres environ (deux pouces et demi) : elle intéresse la peau, le tissu cellulaire sous-cutané et l'aponévrose. On pourrait encore opérer à une plus grande hauteur si le point de départ de la douleur l'exigeait : on inciserait suivant la direction du tronc nerveux ; répétons que nous l'avons énoncé dans ce chapitre. Il est sous-aponévrotique. *Delpech* a excisé ce tronc contre le côté interne de l'articulation cubito-humérale chez une dame affectée de névralgie existant depuis très-longtemps et semblant partir d'un ulcère siégeant au poignet. Diminution prompte des souffrances ; elles disparurent ensuite. Paralysie d'abord complète : elle se dissipa presque entièrement, un peu d'engourdissement subsistant sur les deux derniers doigts ; ils jouirent d'ailleurs de toute leur mobilité. Répétons pour la dernière fois que s'il s'agit d'un nerf important, on doit exciser de manière à ne pas rendre la paralysie définitive. Si l'*aura epileptica* semble partir d'un endroit déterminé d'un nerf, on conseille d'opérer au-dessus de cet endroit ; des succès et des revers ont suivi cette opération.

Nerf radial. — On le trouve entre le long supinateur et le rond pronateur, entre le tendon du biceps et le premier de ces muscles, entre le brachial antérieur et le long supinateur. Ce dernier rapport existe jusqu'à dix centimètres huit millimètres, ou treize centimètres cinq millimètres environ (quatre ou cinq pouces) au-dessus de l'articulation cubito-humérale. Un homme reçut un coup sur le pouce ; bientôt les douleurs s'étendirent à l'épaule, au cou et même au cerveau. *Lorsqu'il était pris de ces accès de douleurs il perdait l'exercice de toute fonction volontaire, et tombait. Comme cet état du cerveau était toujours précédé de douleurs dans le pouce, et d'une remarquable contraction du bras, sir* A. *Cooper coupa le nerf radial près du tendon du long supinateur, et en excisa les cinq huitièmes d'un pouce. La plaie se cicatrisa très-rapidement. Le malade eut ensuite un petit nombre d'autres accès, beaucoup moins violents toutefois. Il retourna dans son domicile, et bientôt la guérison fut parfaite.* M. *Earle* reséqua un centimètre quatre millimètres (un demi-pouce) du nerf sur *son tiers inférieur.* Beaucoup de douleur et d'irritation nerveuse, *accroissement temporaire des symptômes. Bientôt* un amendement très-notable se montra. Trois semaines après l'opération la santé générale s'était notablement améliorée. Le malade étendait sans douleur les doigts et le pouce. Le rétablissement complet n'eut lieu qu'au bout de plusieurs mois. Si l'on voulait faire l'opération entre le rond pronateur et le long supinateur, on procéderait comme pour la ligature de l'artère radiale (V. dans le second volume de cet ouvrage). Quand on doit opérer entre ce dernier muscle et le biceps, on pratique l'incision que nous avons indiquée pour le nerf musculo-cutané. Plus haut, et dans l'interstice musculaire formé par le brachial antérieur et par le long supinateur, on incise le long de la face interne de ce dernier muscle. Enfin devrait-on exciser le radial au creux de l'aisselle, on inciserait alors comme pour la ligature de l'artère axillaire pratiquée dans l'espace de ce nom. Nous avons indiqué le siége de ce nerf en traitant de l'*anatomie chirurgicale* relative au vaisseau dont nous venons de nous occuper (V. dans le second volume de cet ouvrage).

Nerfs du cou.—Si des branches du plexus cervical superficiel ou du nerf facial étaient affectées de névralgie, et qu'on voulût en tenter la simple section, on aurait recours à une incision transversale pratiquée entre le point douloureux et le centre commun. Si l'on devait faire la résection, on mettrait en usage les deux incisions semi-lunaires indiquées plus haut.

Nerfs du crâne. — Un jeune homme fait une chute sur la tête. Seize ans s'écoulent ; il est affecté d'une névralgie. *Pouteau* pratique l'incision, succès complet. Le même auteur fit trois incisions sur divers points du crâne chez une jeune fille dont il obtint la guérison. Une jeune personne avait depuis longtemps reçu un coup au-dessus de l'apophyse mastoïde ; elle éprouvait des douleurs névralgiques, des symptômes épileptiques. *Pouteau* pratiqua une incision au-dessus de ce point. Les affections morbides dont nous venons de nous occuper disparurent pour toujours. N'oublions pas de dire qu'au lieu de réunir par première intention, on mit de la charpie *en tampon* dans la plaie, moyen qui peut quelquefois empêcher les bouts de nerfs de se réunir entre eux. Il serait inutile de rappeler que nous avons cité dans ce chapitre une observation remarquable de névralgie du crâne, contre laquelle l'excision a été très-heureusement employée.

Nerfs de la face; branche frontale externe ou sus-orbitaire ; branche frontale interne. — Un malade avait reçu un coup de lance au front, l'orbite était le siége de douleurs très-violentes. Le tétanos existait; *Larrey* pratiqua la section du nerf frontal externe : succès complet. Dans deux cas du même genre, M. *Warren* a obtenu une guérison par la même opération. *Guthrie* et *Hennen* ont échoué ; M. *Riberi* a réussi ; mais il a cautérisé après avoir incisé le nerf. Le nerf frontal se divise en deux branches dans le fond de l'orbite : cette division n'a souvent lieu qu'à la partie antérieure de la cavité que nous venons d'indiquer. La plus grosse de ces deux branches est la frontale externe ou sus-orbitaire. Elle s'engage dans le trou sourcilier. Immédiatement après l'avoir franchi, elle se porte en haut et en dehors, et forme avec l'axe de la face un angle à sinus supérieur de quatre ou cinq degrés. Avant de fournir des rameaux, elle parcourt l'es-

pace de neuf millimètres (quatre lignes); appliquée sur le coro-
nal, elle est couverte par la peau, le tissu cellulaire sous-cutané,
le muscle orbiculaire des paupières et le sourcilier; une artère
peu volumineuse l'accompagne. Lisez le texte suivant, vous y trouverez encore la preuve des connaissances anatomiques profondes
de M. *Velpeau*, : « Là (*à l'instant* où il sort *de l'échancrure sour-*
» *cilière*) il n'est recouvert (le nerf frontal) que par la peau, une
» couche lamelleuse peu épaisse, du tissu cellulaire, et quelques
» fibres pâles du muscle naso-palpébral. L'artère qui le côtoie
» n'est pas assez volumineuse pour qu'on doive en redouter la
» blessure, et dans le voisinage, on ne voit pas d'autre organe
» qui puisse être exposé aux atteintes de l'instrument. » *Nouveaux éléments de médecine opératoire*, par M. *Velpeau*, t. II,
p. 291. Vous voyez que M. *Velpeau* a cru convenable de faire
abstraction du muscle sourcilier; son génie ne lui a pas permis
sans doute de s'occuper d'un aussi petit faisceau charnu. Il est
en effet des choses qui sont par trop élémentaires. Le trou sourcilier siége à l'union du tiers moyen avec le tiers interne de l'arcade orbitaire supérieure. Il existe entre ce trou et la racine du
nez un intervalle de deux centimètres sept millimètres environ
(un pouce); mais l'espace inter-orbitaire offrant beaucoup de
variétés suivant les sujets, les extrémités supérieures des os propres du nez participant à ces variétés, la donnée que nous venons
d'établir n'est pas très-importante. Si le nerf sus-orbitaire passe
dans une échancrure, on la sent très-facilement en faisant glisser
l'indicateur le long de la partie inférieure et antérieure du côté
interne du bord orbitaire supérieur. Cette manœuvre commence
à la racine du nez. Quant aux pressions qu'on exercerait pour
s'assurer du siége de la névralgie sur la branche nerveuse dont
nous nous occupons, elles devraient être faites avec un corps
mince, autrement elles constitueraient un moyen qui ne serait
pas infaillible; car ces pressions pourraient porter en même
temps sur la branche interne située, comme on va le voir, à une
très-petite distance.

La branche frontale interne, quelquefois aussi considérable
que la branche frontale externe, se dégage de l'orbite entre la
poulie du muscle grand oblique et le trou sourcilier : on sait que
parmi les filets qu'elle fournit, il en est de frontaux. Elle siége à
cinq millimètres environ (deux lignes) en dehors de l'extrémité
interne de l'arcade orbitaire supérieure, et à sept ou neuf mil-

limètres environ (trois ou quatre lignes) en dedans du trou sus-orbitaire. Les opérations sanglantes pratiquées sur le nerf frontal pour combattre les névralgies ont si souvent échoué qu'un grand nombre de chirurgiens les rejettent; mais, chose très-remarquable, il n'est question dans les auteurs, même modernes, que de la branche externe de ce nerf, comme si l'affection morbide ne devait pas siéger sur l'interne. L'oubli de cette dernière branche n'est-il pas une des causes des échecs qu'a fait éprouver sa section ou son excision? Cette dernière n'est pas d'ailleurs en général exécutée dans une étendue suffisante, et quand elle a eu lieu, il faut le répéter, la réunion immédiate de la plaie rapproche trop les deux bouts du nerf.

Manuel opératoire. — On a conseillé de pratiquer dans l'étendue de deux centimètres sept millimètres (un pouce) une incision qui partant de l'apophyse orbitaire interne longe le bord orbitaire supérieur : elle doit s'étendre jusqu'à l'os ; mais puisque le trou sourcilier est à deux centimètres sept millimètres environ (un pouce) de la racine du nez, il est évident que ce trou sera situé pour ainsi dire dans l'angle externe de la solution de continuité, et qu'alors M. *Velpeau*, en adoptant ce procédé opératoire, n'a peut-être pas pensé que pour reconnaître et réséquer le nerf, la manœuvre est plus difficile que si l'incision commençait à quatorze millimètres (un demi-pouce) en dedans et se terminait à la même distance en dehors de l'échancrure sus-orbitaire ; nous croyons d'ailleurs que pour faciliter cette manœuvre, cette incision devrait avoir au moins neuf millimètres (un tiers de pouce) de plus de longueur. On dit ensuite que si la section du nerf n'est pas complète, on l'achève, qu'on en saisit ensuite le bout antérieur avec une pince à disséquer et après l'avoir dénudé on en pratique l'excision ; mais lorsqu'une fois ce nef a été divisé complétement, que le sang coule, est-il facile de le trouver, de le distinguer des autres tissus? je ne le crois pas. Faites des essais sur le cadavre, et je pense que vous partagerez mon opinion. Ajoutons d'ailleurs que la direction de l'incision ne permettrait pas de réséquer la branche nerveuse dans une suffisante étendue ; je préfère le mode opératoire suivant : incision partant de la partie inférieure de l'arcade orbitaire supérieure, elle passe sur le trou sourcilier, elle suit la direction de la branche nerveuse ; nous avons énoncé plus haut cette direction. Elle a la longueur de quatre centimètres un millimètre (un pouce

et demi); elle intéresse d'abord la peau, le tissu cellulaire
sous-cutané, puis les fibres des muscles naso-palpébral et sourcilier sont incisées lentement et couche par couche; on cherche
le trou ou l'échancrure par lequel le nerf passe; sa présence est
bientôt reconnue. Au besoin on détacherait légèrement avec le
bistouri les bords de la solution de continuité à droite et à gauche; après avoir isolé ce nerf des parties qui l'environnent, on
exercerait sur lui de bas en haut, toujours avec des pinces à disséquer, des tractions afin de le faire saillir le plus possible; on
le couperait d'abord en bas et puis on achèverait sa resection
vers l'angle de la plaie; il faudrait en enlever l'étendue de trois
centimètres quatre millimètres (quinze lignes). (V. les généralités). Ce procédé est plus facile que le précédent; nous venons de
nous en assurer de nouveau dans mon laboratoire de l'École
anatomique des hôpitaux; il a l'avantage de permettre la réunion immédiate de la plaie, sans exposer à rapprocher les deux
bouts du nerf divisé. Je l'ai mis en usage deux fois avec succès.
Quel que soit le mode opératoire auquel on a recours, n'omettons pas de le dire, le malade est couché en supination; pour
exécuter le premier de ces modes opératoires, le chirurgien se
place derrière la tête du sujet, tandis que pour pratiquer le second il est situé à droite ou à gauche, suivant le côté où il opère;
mais, répétons-le, c'est en exerçant des pressions alternatives
sur l'une ou l'autre des branches du nerf frontal qu'on peut ordinairement reconnaître celle affectée de névralgie; si elles sont
malades ensemble, ou bien encore s'il n'est pas possible d'établir
sûrement le diagnostic, on fait une double resection.

Pour mettre à découvert la branche interne du nerf frontal,
on suit l'un ou l'autre des procédés opératoires que nous avons
décrits. Quand on emploi le premier, l'incision semi-lunaire
commence à la racine du nez, elle s'étend à un centimètre quatre
millimètres (un demi-pouce) en dehors du trou sourcilier. A-t-
on recours au second, auquel nous donnons encore la préférence,
on pratique l'incision à quatre millimètres environ (deux lignes)
en dehors de la racine du nez et à sept ou neuf millimètres environ (trois ou quatre lignes) en dedans du trou sus-orbitaire.
La resection de la branche interne du nerf frontal est plus difficile
que celle de la branche externe, car alors l'échancrure sourcilière est nécessairement un guide moins fidèle. On a conseillé de
reséquer, au besoin, le nerf dans l'intérieur de l'orbite après en

avoir disséqué convenablement le périoste ; la blancheur de ce nerf le ferait reconnaître. Dans le procédé à incision semi-lunaire, on a l'avantage, en incisant sur le sourcil, de masquer la cicatrice.

Procédé de M. Bonnet.—Avec les quatre derniers doigts, on refoule la peau en haut afin de tendre les deux branches nerveuses ; on pratique à l'aide d'un bistouri la ponction cutanée entre les deux sourcils et à un centimètre (quatre lignes) environ en dehors de la ligne médiane. Le ténotome est alors introduit, son tranchant est dirigé en bas, il rase l'os, il chemine de dedans en dehors *jusqu'à ce que sa pointe ait dépassé le milieu de l'arcade sourcilière*, puis on *relève* le manche de l'instrument pour en *abaisser* la lame ; on la retire en même temps vers soi pour faciliter la section des nerfs. Cette dernière manœuvre est répétée à plusieurs reprises. Suivant M. *Bonnet*, on est averti de la section de ces nerfs, par un défaut brusque de résistance. Le procédé dont nous nous occupons a d'abord le très-grave inconvénient de ne permettre que la section simple, puis la disposition de la surface osseuse que suit le ténotome n'est pas très-facile à parcourir ; la manière dont les branches nerveuses sont accolées à sa surface, exposent beaucoup à les manquer. J'aimerais mieux me servir d'un bistouri non boutonné dont je tournerais le tranchant sur l'os, et avec lequel j'inciserais d'avant en arrière jusque sur cet os ; il faudrait qu'alors l'instrument eût glissé moins profondément dans l'épaisseur des tissus. Je crois qu'ainsi l'opération serait infiniment plus sûre. Quant à la cessation brusque de résistance indiquant la section des branches nerveuses, je pense qu'il faut avoir une main douée d'un tact extraordinairement fin pour l'apercevoir, car ces deux branches nerveuses ne sont certainement pas d'un grand volume.

Nerf sous-orbitaire.— Il s'épanouit au moment où il sort du trou de ce nom. Ce trou est situé à sept millimètres environ (trois lignes) au-dessus du bord inférieur de l'orbite ; il siége directement au-dessus de la première petite molaire ; mais comme le diamètre antéro-postérieur de cette dent présente des variétés de longueur, que l'étendue de l'arcade dentaire n'offre pas des rapports rigoureux avec le développement de la partie supérieure de l'os maxillaire supérieur, l'orifice antérieur du canal sous-orbitaire peut être placé plus en arrière que nous venons de le dire ; tantôt, en effet, il correspond à la seconde molaire ;

d'autres fois une ligne qui partirait d'entre celle-ci et la première, et qui remonterait parallèlement à l'axe de la surface, irait se terminer sur ce trou. Au point où le nerf sous-orbitaire en sort, c'est d'ailleurs à la partie supérieure de la fosse canine et à deux centimètres sept millimètres environ (un pouce) au-dessus de la rainure séparant la lèvre supérieure de la joue, ce nerf est couvert par la peau, par beaucoup de tissu cellulaire graisseux et par l'extrémité supérieure du releveur propre de la lèvre supérieure. Ajoutons que le muscle naso-palpébral, situé au devant de ce petit faiseau musculaire, déborde en bas le trou sous-orbitaire dans l'étendue de deux millimètres un quart environ (une ligne). Une dame était affectée d'une névralgie sous-orbitaire fort ancienne ; *André* l'a guérie avec une application de potasse caustique. *Warren* a opéré deux sujets par la face ; il a réussi une fois. *A. Bérard* suivit la même méthode ; il guérit son malade.

Opération pratiquée par la bouche. — On relève le plus possible la lèvre supérieure ; on divise dans la longueur de quatre centimètres (un pouce et demi) environ, le sillon résultant de l'union de cette lèvre à la gencive ; ensuite on détache les tissus de la fosse canine, jusqu'à sa partie supérieure ; on arrive au trou sous-orbitaire ; sa position a été indiquée plus haut. *Richerand* veut qu'alors on racle l'os pour couper le nerf ; M. *Velpeau* a imaginé de se servir des ciseaux ; instrument plus difficile à manier et avec lequel on fait beaucoup moins sûrement l'incision dont nous nous occupons ; ce procédé ne permet pas de pratiquer l'excision ; il a les inconvénients attachés à la section simple.

Procédé par la face. — On fait sur le sillon naso-jugal, une incision de quatre centimètres au moins (un pouce et demi) de longueur ; elle commence contre l'aile du nez ; le chirurgien divise la peau, le tissu cellulaire sous-cutané ; il écarte en dehors la veine faciale ; il refoule en dedans le muscle canin. Suivant *A. Bérard*, il coupe une portion de l'insertion orbitaire de l'élévateur propre de la lèvre supérieure, après avoir relevé le bord inférieur du muscle naso-palpébral, en même temps qu'il soulève et qu'il porte en dehors le bord supérieur de la plaie. Parvenu sur le nerf, le chirurgien l'isole des tissus ambiants ; il passe sous lui une sonde cannelée ; il le divise ensuite à ras le trou sous-orbitaire ; il en resèque le plus possible. Chez les sujets dont la face offre beaucoup d'embonpoint, on doit inciser la peau dans l'étendue de cinq centimètres quatre millimètres (deux pouces) et même quelquefois davantage. *A. Bérard* conseille une incision en T, dont la branche transversale suit le bord orbitaire, et dont la longitudinale est parallèle à l'axe du tronc ; ce procédé, fournissant une cicatrice plus étendue et plus apparente que le précédent, doit être rejeté. Si la douleur n'existe que sur les parties molles de la face ; si en d'autres termes les nerfs dentaires antérieurs et postérieurs ne sont pas malades, l'opération pratiquée contre le trou sous-orbitaire peut réussir ; mais comme le fait remarquer M. *Malgaigne*, toutes les dents supérieures souffrent-elles, il est presque certain que les rameaux dentaires postérieurs qui se détachent du tronc nerveux trop profondément, sont aussi le siége de l'affection morbide ; par cela même qu'il n'est pas permis de les attaquer à cette profondeur, l'opération devient inutile. Ces derniers nerfs ne participent-ils pas à la maladie, on peut encore couper le tronc sous-orbitaire au delà de l'origine des antérieurs ; alors on le divise dans son canal.

Dans le canal sous-orbitaire : Procédé de M. Malgaigne. — Un ténotome solide est introduit dans l'orbite, à la profondeur de deux centimètres (neuf lignes) ; il suit la partie supérieure du canal sous-orbitaire (Voyez plus haut, pour le siége de l'orifice externe de ce canal, dont la direction forme, avec l'axe de la face, un angle à sinus interne, de dix-huit à vingt degrés). Lorsque l'instrument est parvenu au point que nous avons indiqué, on tourne son tranchant contre le conduit osseux, qu'on divise, ainsi que le nerf, aussi transversalement que possible ; on n'a pas oublié que la paroi de ce conduit est mince, et qu'elle n'est pas difficile à couper. On pratique ensuite une incision transversale, à un centimètre (quatre lignes) environ au-dessous de l'orbite ; le bouquet nerveux étant mis à découvert, on l'isole des tissus ambiants, et l'on exerce sur lui des tractions d'arrière en avant pour l'arracher ; ces tractions ne sont pas douloureuses, puisque dans le premier temps de l'opération le cordon nerveux divisé a perdu ses communications avec le centre commun ; on achève la manœuvre par la section des branches, à ras le bord inférieur de la solution de continuité transversale. « J'avais d'abord voulu profiter de l'incision extérieure pour décoler le périoste du plancher orbitaire, et mettre le nerf à nu avant de le couper ; mais sa section isolée et sous-cutanée me paraît de beaucoup préférable. »

(*Manuel de médecine opératoire*, par M. *Malgaigne*, page 153.)

Procédé de M. Bonnet. — Ponction sous-cutanée, à deux centimètres (neuf lignes) en dehors du trou sous-orbitaire, et deux centimètres (neuf lignes) au-dessous du bord inférieur de l'orbite ; tractions exercées en avant et en bas sur la lèvre supérieure et sur la joue, pour tendre le nerf et l'isoler le plus possible de la fosse canine ; le ténotome, dont on dirige le tranchant en haut, pénètre dans les tissus ; on le porte en avant et *un peu* en bas ; il rase l'os, après avoir dépassé le trou sous-orbitaire ; sa pointe s'applique contre l'éminence nasale où il s'arrête ; à mesure alors qu'on retire l'instrument dont le tranchant est tourné *un peu* en avant, on incise le nerf ; cette dernière partie de la manœuvre est d'ailleurs exécutée d'après les principes énoncés, à l'occasion du mode opératoire de M. *Bonnet*, pour les branches frontales ; le procédé de ce chirurgien a encore l'inconvénient de la section simple ; il expose à ne pas couper toutes les divisions du nerf sous-orbitaire ; nous croyons qu'il doit être rejeté. Si l'on voulait l'adopter, nous pensons qu'il serait préférable d'employer un bistouri non boutonné, qu'on glisserait moins profondément dans l'épaisseur des tissus, et qu'on ferait agir d'avant en arrière, jusque sur l'os.

« *Nerf dentaire supérieur.* — Fournis par la seconde branche
» de la cinquième paire, les nerfs de l'arcade dentaire supé-
» rieure ne permettent pas de songer à en diviser le tronc, lors-
» qu'ils deviennent le siége de douleurs névralgiques ; mais il est
» quelquefois possible de les attaquer eux-mêmes dans le point
» de départ de la maladie. M. C***, des environs de Cusset, me
» fut adressé en 1835 par M. Giraudet, actuellement médecin
» à Tours. Depuis quinze ans ce malade éprouvait, dans le côté
» droit de la face, des douleurs contre lesquelles tout avait
» échoué. Ces douleurs partaient du lieu qu'occupe habituelle-
» ment la dernière dent molaire. En passant le doigt sur cette
» région, je crus y sentir une petite granulation dont l'attouche-
» ment produisit sur-le-champ un violent accès de souffrance. Il
» y avait chance de réussite, en excisant la région ainsi touchée.
» Avec de longues tenailles incisives, courbées brusquement et
» presque à angle droit sur les bords près de leur extrémité tran-
» chante, j'embrassai toute l'extrémité postérieure du bord de
» la mâchoire, et l'enlevai d'un seul coup. Les douleurs se sont
» bientôt calmées, et je reçus, un an après, de M. Giraudet, une

» lettre qui m'annonçait la guérison radicale de notre malade. »
(*Nouveaux éléments de médecine opératoire*, par M. *Velpeau*,
t. II, p. 294.) Appliquée aux névralgies qui siégent dans les alvéoles et un peu au delà, comme le conseille M. *Velpeau*, l'espèce
de tenailles incisives dont nous venons de nous occuper, est avantageuse ; avec la partie de l'os qu'elle sacrifie, elle enlève la portion morbide du nerf et même une certaine étendue de la
branche nerveuse malade. A la suite de l'extraction d'une dent
qui a souffert fort longtemps, et qu'on a extraite, on trouve souvent au delà de ses racines, des bouts de nerfs tuméfiés, ramollis,
et quelquefois enflammés par les souffrances de longue durée,
auxquelles cette dent a été soumise ; on conçoit aisément que si
ces points du nerf plus ou moins profondément altérés, restent
en partie ou en totalité dans le fond alvéolaire, ou bien un peu
plus loin, elles peuvent être la source de douleurs violentes,
constituant de véritables névralgies, qu'on exaspère ou qu'on
réveille comme l'a fait M. *Velpeau*, en exerçant des pressions sur
le tissu gengival. J'ai rencontré deux cas de ce genre ; j'ai suivi
le procédé dont nous venons de nous occuper, et deux fois il a
complétement réussi ; mais il faut encore répéter ici que la carie
dentaire, quel que soit le siége des névralgies de la face ou du
crâne, les occasionne très-fréquemment ; elles disparaissent en
effet souvent, bien même qu'elles soient intermittentes, aussitôt
que la dent malade est extraite, et quoique cette dent n'ait jamais été le siége de la douleur ; cette dernière circonstance a
malheureusement causé un très-grand nombre d'erreurs. Disons
d'ailleurs en passant, qu'il est des dents seulement malades dans
leur intérieur, et qu'alors leur affection morbide ne peut être
constatée qu'à l'aide du son mat qu'elles fournissent par la percussion à laquelle elles sont soumises.

Nerf dentaire inférieur. — *André Maréchal* avait infructueusement pratiqué la section du nerf maxillo-dentaire ; *André*
détruisit avec la potasse caustique les tissus qui recouvrent le
trou mentonnier ; il réussit complétement. *Muzeux* appliqua le
feu sur la peau correspondante à ce trou ; le sujet guérit. *A. Be-
rard* a cité un succès en opérant dans le même point à l'aide du
bistouri par la face. J'ai vu *Dupuytren* obtenir deux succès de ce
genre. *Percy* nous racontait en avoir observé trois ; une petite
étendue du nerf avait été reséquée.

« § IV. *Nerf dentaire inférieur*. — Le nerf maxillaire inférieur

» sort de la mâchoire par le trou mentonnier, au-dessous de la
» rainure osseuse qui sépare les alvéoles de la dent canine et de
» la première molaire.

» A. *L'auteur*. Rien n'est plus facile que de l'atteindre dans
» ce point. Pendant que, d'une main, il renverse la lèvre en de-
» hors et en bas, le chirurgien incise, de l'autre, couche par
» couche et de haut en bas, avec un bistouri droit, les tissus qui
» se trouvent au fond de la rainure maxillo-labiale. Les dents
» indiquées tout à l'heure le dirigent. Bientôt, c'est-à-dire à
» quelques lignes de profondeur, il rencontre le nerf, l'isole dans
» l'étendue d'un quart de pouce, en écartant de la mâchoire la
» face postérieure des parties molles qui le recouvrent, l'excise en
» se comportant comme il a été dit à l'occasion du frontal, et ne
» fait ensuite aucun pansement. » *Nouveaux éléments de médecine opératoire*, par M. *Velpeau*, t. I, 2ᵉ édition, p. 294.
« 3° *Nerf dentaire inférieur*.—Le nerf maxillaire inférieur sort
» de la mâchoire par le trou mentonnier, au-dessous de la ra-
» cine osseuse qui sépare les alvéoles de la dent canine et de la
» première molaire. Rien n'est plus facile que de l'atteindre dans
» ce point. Pendant que d'une main il renverse la lèvre en de-
» hors et en bas, le chirurgien incise de l'autre, couche par cou-
» che et de haut en bas, avec un bistouri droit, les tissus qui se
» trouvent au fond de la rainure maxillo-labiale. Les dents indi-
» quées tout à l'heure le dirigent. Bientôt, c'est-à-dire à quel-
» ques lignes de profondeur, il rencontre le nerf, l'isole dans
» l'étendue d'un quart de pouce, en écartant de la mâchoire la face
» postérieure des parties molles qui le recouvrent ; l'excise, en
» se comportant comme il a été dit à l'occasion du frontal, et ne
» fait ensuite aucun pansement. » *Nouveaux éléments de médecine opératoire*, par M. *Velpeau*, t. II, 1ʳᵉ édition, p. 144.
Ainsi vous venez de vous convaincre ; ces deux textes sont les
mêmes, avec cette différence que dans la seconde édition de son
ouvrage, M. *Velpeau* s'approprie le procédé opératoire dont nous
nous occupons, et que dans la première il n'est nullement fait
mention de cette prétendue propriété. Nous ne savons pas en
vérité où cet homme pourra s'arrêter. Lisez encore les textes
suivants, et vous verrez d'ailleurs qu'il s'agit du procédé ordinaire. « *Au trou mentonnier ; procédé ordinaire*. — Ce trou se
rencontre d'ordinaire chez les adultes au-dessus de la rainure osseuse qui sépare les alvéoles de la dent canine et de la première

molaire, mais je l'ai trouvé à quelques millimètres plus en arrière chez les vieillards. On renverse la lèvre inférieure ; on incise, vis-à-vis les dents indiquées, la rainure qui joint la lèvre à la gencive. A quelques millimètres de profondeur, on rencontre le nerf que l'on coupe en rasant l'os ; le bout coupé fait hors du niveau des chairs une saillie facile à reconnaître à sa blancheur, et qu'il suffit d'attirer avec des pinces pour en exciser une longueur convenable. » *Manuel de médecine opératoire*, par M. *Malgaigne*, p. 155. « *Nerf dentaire inférieur*. — On excise sa branche mentonnière ou son tronc.

» 1° *Branche mentonnière : premier procédé*. — La lèvre inférieure étant renversée, on incise les parties molles sur la rainure maxillo-labiale, au-dessous de la dent canine et de la première molaire ; à quelques lignes de profondeur on trouve le nerf. » *Traité de médecine opératoire*, par M. *Sédillot*, p. 460. Voilà encore des textes qui contrarieront sans doute les séides de location et des gens intéressés à des actes que réprouvent la science et l'humanité. Il aurait certainement été très-heureux de ne pas les rapporter, parce qu'alors il serait difficile de savoir de quel côté existe le bon droit. Nous en citerons bien d'autres ; nous avons l'habitude de ne pas argumenter sans preuve, et ces textes en fournissent de tellement puissantes qu'on est dans l'impossibilité de nous répondre ostensiblement. Malgré les efforts combinés d'un silence absolu, malgré les efforts multipliés pour imposer ce silence, malgré les éloges pompeux donnés à certains hommes par d'autres hommes ignorants ou dépourvus de toute espèce de pudeur scientifique, la vérité a déjà surgi ; elle surgira tous les jours davantage, et nous continuerons à braver les fureurs qu'elle inspire à la coterie depuis longtemps contre nous. Elle ose peu proclamer néanmoins maintenant que nous attaquons injustement nos trop aimables confrères, et qu'il fallait, comme elle le dit fort ingénument, les laisser *faire leur affaire;* leur affaire ! quand il s'agit de la vie des hommes ! Médecins généreux, imitez-nous ; les honnêtes gens rendront une justice éclatante à vos heureux efforts; ils l'ont déjà rendue aux nôtres, car on voudrait en vain leur faire croire que manquer de courage pour attaquer des erreurs funestes est une vertu. M. *Bonnet* a encore décrit un mode opératoire sous-cutané applicable à la section du nerf mentonnier. Les données anatomiques établies plus haut, celles énoncées par ce chirurgien pour ses autres procédés du même genre, nous dispensent d'indiquer les principes sur lesquels est basée l'opération conseillée par le praticien lyonnais. Pour mettre le nerf mentonnier à découvert, *A. Bérard* pratique une incision en T, dont la branche horizontale est située en bas. On évite alors, il est vrai, la gêne occasionnée par le sang lorsqu'on a recours au mode opératoire ordinaire ; mais le malade est soumis à l'inconvénient d'une cicatrice assez étendue. M. *Malgaigne* a mis ce dernier procédé en usage dans un cas où il détruisit à plusieurs reprises le tissu inodulaire récent d'après les idées de M. *Amussat*. La névralgie *se transporta* sur un point plus éloigné du nerf. En méditant les généralités que renferme ce chapitre, on pensera, je crois, que la déchirure du commencement de la cicatrice ne pourra pas empêcher l'établissement des phénomènes organiques qui présideront au rétablissement des fonctions du cordon nerveux divisé ou reséqué dans une insuffisante étendue ; c'est d'ailleurs là un sujet qui doit être soumis à la rigueur du creuset de l'expérience.

Avant l'entrée du nerf dans le canal dentaire ; procédé de M. Warren. — « On fit une incision sur le côté de la mâchoire qui s'étendait depuis l'échancrure sygmoïde jusqu'au bord inférieur de l'os. Après avoir mis à découvert la glande parotide, on la divisa et on l'écarta le plus possible en arrière et en avant ; on fit ensuite une incision dans le muscle masséter, en suivant la direction de ses fibres jusqu'à l'os ; et après avoir dirigé le tranchant du bistouri en avant, on *coupa transversalement quelques-unes de ses fibres* pour mettre l'os à découvert. On appliqua ensuite une couronne de trépan de trois quarts de pouce de diamètre, à la distance d'un demi-pouce *au-dessous du bord de l'échancrure sygmoïde*, et au milieu de l'espace compris entre les bords antérieurs et postérieurs de la branche de la mâchoire ; la pièce circulaire fut ensuite enlevée en deux portions, la moitié formée par la table externe au moyen d'un levier, et celle formée par la table interne avec des pinces. Vers le bord supérieur de l'ouverture faite à l'os, se trouvait la veine maxillaire interne. Lorsqu'on eut soulevé avec un stylet le nerf maxillaire inférieur, le malade s'écria aussitôt que c'était là le siége de ses douleurs ; *on en retrancha un demi-pouce*, et en l'examinant ensuite, on s'aperçut qu'il s'y trouvait compris le rameau qui se distribue à la face interne de la mâchoire inférieure. On fit sans difficulté la ligature de l'artère ; la transversale de la face avait été précédemment liée de chaque côté de la plaie. On rapprocha les deux portions de la glande parotide au moyen d'une suture et on réunit la plaie avec un emplâtre agglutinatif. » *Journal des progrès*, t. XII, 1828, p. 270. Lisez le texte suivant : « Quand » la névralgie a sa source plus profondément, M. *Warren* n'a pas » craint d'aller chercher le tronc même du nerf maxillaire et » d'en faire l'excision au-devant des muscles ptérygoïdiens. *Une* » *incision cruciale de la peau* de la parotide et du masséter lui » permit d'appliquer une couronne de trépan sur l'apophyse co- » ronoïde, d'accrocher le nerf avec un stylet au-dessus du canal » dentaire, et *d'en emporter environ trois lignes avec des ci-* » *seaux*. L'artère concomitante fut blessée et liée sans difficulté. » Le malade que d'autres excisions avaient momentanément sou- » lagé, mais non guéri, et qui éprouvait des douleurs affreuses, » cessa de souffrir aussitôt après l'opération, et n'a pas discon- » tinué de se bien porter depuis. » *Nouveaux éléments de mé-* *decine opératoire*, par M. *Velpeau*, t. II, p. 295. Au bas de cette page se trouve l'indication bibliographique suivante : *Journal des progrès*, t. XII, p. 270. Ainsi il est bien certain que le chirurgien de la Charité a puisé à la même source que nous. On a vu que M. *Warren* a enlevé quatorze millimètres (un demi-pouce) du nerf, et non pas sept millimètres (trois lignes) de ce nerf, comme l'avance gratuitement M. *Velpeau*, ce qui constitue une énorme différence ; que le premier de ces auteurs n'a point fait l'incision cruciale que lui attribue M. *Velpeau*, ce qui dénature essentiellement aussi le procédé opératoire. Je demande encore une fois pardon au lecteur de relever si fréquemment de pareilles choses ; il partagera sans doute le dégoût qu'elles inspirent, mais avant tout, je ne saurais trop le redire, il est temps enfin que, dans l'intérêt de l'humanité, la science soit présentée telle qu'elle est, et que l'opérateur, qui trop souvent ne peut pas remonter à la source des idées servant de base à sa pratique, ne soumette pas ses malades aux inconvénients graves et quelquefois funestes de ces idées travesties. Je laisse à quelques hommes immoraux le soin de blâmer l'indépendance que j'ai mise et que je ne cesserai de mettre à signaler toutes ces fautes. Je dédaigne, pour n'en pas dire davantage, leurs fureurs et leurs calomnies devenues cependant aujourd'hui clandestines. Je le répète, je n'écris pas plus pour eux que *Galien* n'écrivait pour les Sarmates et pour les nations encore plus barbares.

L'auteur de ce procédé opéra sur un malade chez lequel on avait, sans succès, fait la section du facial. Lisez le texte suivant : « Sur le cadavre, cette opération n'est pas très-difficile. En l'essayant, j'ai trouvé qu'il serait mieux d'inciser les parties en demi-lune et obliquement, depuis le lobule de l'oreille jusqu'au bord de la mâchoire et le devant du masséter, dont il conviendrait de couper et de relever les fibres d'arrière en avant. (Mais à quelle distance du bord postérieur de la branche de la mâchoire cette incision passe-t-elle? A quelle hauteur finit-elle au devant du masséter? Cherchez, et vous trouverez peut-être ; il est des hommes qui semblent ignorer que les descriptions rigoureuses sont indispensables en médecine opératoire.) Appliqué sur la base de l'apophyse coronoïde, au niveau de l'échancrure sygmoïde, le trépan tombe juste sur le nerf, et peut même servir à le diviser du même coup. (Quelle est la largeur de la couronne de trépan, *Warren* l'a indiquée ; mais c'est peut-être aussi un homme trop élémentaire, qui devient encore aussi par ces trop minutieux détails indigne des grands hommes de nos jours. En divisant le nerf et l'os du même coup avec cette couronne de trépan, on ne fera certainement pas souffrir le malade : belle chirurgie en vérité!) » *Nouveaux éléments de médecine opératoire*, par M. *Velpeau*, t. II, p. 295. Ce procédé ne constitue qu'une simple modification du précédent, qui a d'ailleurs l'avantage de fournir une cicatrice moins étendue. S'il s'agissait d'une *névralgie siégeant sur une seule dent*, faudrait-il, comme M. *Fattori*, trépaner le côté externe de l'alvéole, et parvenir ainsi au filet nerveux pour l'attaquer? mais ce procédé serait très-peu sûr et d'une exécution assez longue ; on devrait préférer arracher d'abord cette dent : si l'on ne réussissait pas, on aurait recours à l'excision d'une partie de l'os ; on la pratiquerait avec l'espèce de tenailles incisives indiquée dans le chapitre où nous traitons du nerf sous-orbitaire.

D'après les principes que nous avons énoncés à l'occasion des généralités, nous croyons qu'en trépanant au-dessous de l'échancrure sigmoïde on ne met pas le nerf à découvert assez largement pour pouvoir en réséquer une étendue convenable ; nous pensons qu'après la trépanation on devrait sacrifier, avec une tenaille incisive, la partie supérieure de la solution de continuité osseuse ; il serait permis ainsi de suivre le cordon nerveux plus haut, et d'en enlever trois centimètres, quatre millimètres (quinze lignes); l'opération deviendrait plus sûre. Appliquant le trépan sur le corps de l'os maxillaire inférieur pour attaquer une portion du nerf qu'il renferme, on agirait trop bas, on s'exposerait beaucoup à la récidive de la névralgie, et même à sa persistance; si l'on voulait découvrir le nerf dans l'intérieur de la branche maxillaire, on encourrait moins, il est vrai, ces graves inconvénients, mais il serait difficile que le trépan n'intéressât pas toute l'épaisseur de l'os, et alors on ferait éprouver au malade d'atroces douleurs; on pourrait blesser le nerf lingual. (V. le second volume de cet ouvrage.) « J'avais fait en conséquence, et avant de connaître les opérations de M. *Bonnet*, quelques essais sur le cadavre, pour voir si l'on ne pourrait pas atteindre le nerf par une ponction en dedans de la bouche; et cela, en effet, m'avait assez bien réussi. Je n'eus pas occasion d'appliquer ce procédé sur le vivant; il consiste à porter un bistouri étroit à pointe émoussée entre le ptérygoïdien et l'os, à quelques millimètres au-dessus du niveau de l'orifice du canal dentaire, et à couper le nerf sur l'os en sciant avec la pointe de l'instrument. Mais l'opération est trop délicate pour l'appliquer avant de s'être familiarisé sur le cadavre avec tous les détails de l'exécution. » *Manuel de médecine opératoire*, par M. *Malgaigne*, p. 157. Les dangers attachés à la section indispensable de l'artère, dont on connaît l'assez grand volume, me semblent seuls ne pas devoir permettre d'adopter ce mode opératoire.

« M. *Bonnet* pense qu'après les larges incisions de la peau, les deux bouts du nerf se soudent par l'intermédiaire d'une cicatrice assez mince pour rétablir la continuité de l'innervation; tandis que dans la division sous-cutanée, le sang épanché entre les deux bouts sert de substance intermédiaire, qui peut bien rendre au nerf sa continuité matérielle, mais non rétablir sa continuité fonctionnelle. » Notre confrère de Lyon est trop haut placé dans la science pour que nous ne combattions pas les erreurs qui semblent lui avoir échappé. Lorsqu'on pratique la resection d'un nerf, bien que la cicatrice en rapproche les deux bouts, ils sont à une plus grande distance l'un de l'autre que si l'on avait fait la section sous-cutanée, et dans l'hypothèse de M. *Bonnet*, les tissus placés entre eux devraient au moins produire les effets que ce chirurgien distingué attribue au sang épanché; mais ce sang peut-il occasionner le résultat qu'on lui attribue? je ne le crois pas, car il est évident qu'il est même entièrement résorbé au bout de peu de jours. D'ailleurs, pour le nerf mentonnier le procédé ordinaire, pour le sous-orbitaire le mode opératoire par la bouche, sont plus sûrs que les opérations proposées par M. *Bonnet* : ils ne déterminent aucune cicatrice apparente. Quant aux branches frontales, l'incision semi-lunaire qu'on pratiquerait sur le sourcil serait plus avantageuse que la ponction sous-cutanée; elle permettrait l'excision dans une certaine étendue, et le tissu inodulaire serait masqué par les poils qui recouvrent l'arcade sourcilière. Cette excision est aussi plus sûre.

Bien que l'incision réussisse infiniment moins souvent que l'excision exécutée d'après les principes que nous avons établis, on pourrait cependant la tenter chez les femmes, lorsque le procédé pour la mettre en usage produirait, sur une partie habituellement découverte, une cicatrice à peine appréciable; au besoin on aurait recours plus tard à la seconde de ces opérations.

Nerf facial. — Au moment où il se dégage du trou stylo-mastoïdien, il est à trois millimètres un quart (une ligne et demie) en arrière et en dehors de la base de l'apophyse styloïde, et à huit millimètres (trois lignes et demie) plus en dedans que la face antérieure de l'apophyse mastoïde, qu'il déborde d'ailleurs en avant dans l'étendue de deux millimètres un quart (une ligne). On le trouve à deux centimètres (neuf lignes) au-dessous et en dedans de l'orifice externe du conduit auditif externe pourvu de ses parties molles; il occupe un espace formé par le masséter, le digastrique et le sterno-mastoïdien. La veine jugulaire interne est située à son côté interne et antérieur; elle n'en est distante en dedans et en avant que de cinq millimètres (deux lignes). Le tronc de ce nerf offre une longueur de douze millimètres (cinq lignes), avant d'entrer dans la parotide : il y parcourt ensuite sept millimètres (trois lignes) d'étendue pour donner les branches temporo-faciale et cervico-faciale; il se dirige en avant et en bas, en formant une légère concavité supérieure; il fait avec l'axe de la face un angle à sinus inférieur de trente degrés environ. La dernière des branches que nous venons d'indiquer est dans l'épaisseur du tissu parotidien : elle couvre la carotide externe dont elle n'est séparée que par quelques granulations de ce tissu. La branche temporo-faciale naît à la même hauteur que la cervico-faciale; située aussi dans la parotide, elle croise la direction de l'artère temporale sur laquelle elle est immédiate-

ment appliquée. Présentant une concavité supérieure et postérieure peu prononcée, se portant en avant et en haut, elle forme
avec l'axe de la face un angle à sinus supérieur de quinze degrés
environ.

La branche temporo-faciale offre beaucoup de variété dans
son trajet ; on pense qu'il n'en faut pas tenter la resection.

On a conseillé d'opérer sur la *branche cervico-faciale;* elle est
située contre le col du condyle de l'os maxillaire inférieur au niveau du point où la peau quittant le lobule de l'oreille se rend à
la face. On coupe cette branche à cet endroit : incision *partant
de l'arcade zygomatique* : elle est, dit-on, verticale ou *un peu
oblique* d'avant en arrière ; elle finit au bord postérieur de la
mandibule au-dessus de son angle ; elle intéresse la peau, le tissu
cellulaire sous-cutané, un feuillet aponévrotique et la glande
parotide; mais la section de cette branche difficile à trouver,
puisque, quoi qu'en dise certain auteur, elle est aussi située dans
l'épaisseur de la parotide, expose beaucoup à la lésion de la
carotide externe.

Tronc du facial à sa sortie du crâne. — Avant 1828, on
avait attaqué ce nerf en ce point chez un malade de M. *Warren;*
la section frappa de paralysie les muscles de la face : elle n'eut
aucune influence sur la névralgie. D'après M. *Blandin, Béclard*
aurait proposé la même opération. On fait une incision verticale offrant la longueur de quatre centimètres un millimètre (un pouce et
demi); elle passe contre la région antérieure de l'apophyse mastoïde; l'extrémité inférieure de son tiers supérieur siége à deux
millimètres un quart (une ligne) au-dessous de cette région ; en la
rasant ainsi que le bord correspondant du sterno-mastoïdien, on
divise la peau, le tissu cellulaire sous-cutané ; on écarte en avant
en la soulevant la parotide que M. *Velpeau* conseille à tort d'intéresser ; on parvient à la profondeur de douze à vingt-deux millimètres (cinq à dix lignes) environ, suivant les sujets ; on saisit
alors, à l'aide des pinces à disséquer, le tronc nerveux ayant avec
le conduit auditif, le prolongement styloïdien et la tubérosité
mastoïdienne les rapports de distance que nous avons énoncés
plus haut; on tâche de l'éloigner de la jugulaire interne avant
de le couper ; on sait qu'il n'en est séparé que par un intervalle
de cinq millimètres (deux lignes). Mais lisez le texte suivant :
« La section, l'excision même (du tronc du nerf facial) en est alors
tout aussi simple, tout aussi facile que celle du frontal, et il saute

aux yeux que seule elle offre toutes les garanties désirables en pareil cas. » *Nouveaux éléments de médecine opératoire*, par M. *Velpeau*, t. II, p. 297. « *Tout aussi simple, tout aussi facile.* » On dirait qu'on a oublié la profondeur de la plaie et la présence de l'énorme veine que nous venons d'indiquer : pauvre médecine opératoire !!!

La névralgie du nerf facial est très-rare : *A. Bérard* en a nié gratuitement l'existence. Lisez le texte suivant : « Bien plus, s'il » est vrai que les nerfs frontal, sous-orbitaire, mentonnier, que » toutes les branches de la cinquième paire, en un mot, soient » exclusivement sensitives, *tandis que la septième paire est seule* » *chargée de présider aux actions musculaires de la face, il est* » *évident que la section de cette dernière n'est propre qu'à pa-* » *ralyser les muscles du visage, et que c'est uniquement à celles* » *des trois autres qu'il faut s'adresser pour ce qui concerne les* » *névralgies.* » *Nouveaux éléments de médecine opératoire*, par M. *Velpeau*, t. II, p. 297. J'ai signalé dans l'ouvrage que je viens de citer un très-grand et très-déplorable nombre de citations inexactes; j'ai montré, dans l'intérêt de la science, qu'il y existe beaucoup de contradictions et beaucoup d'erreurs; mais j'avoue que j'étais loin de croire qu'on y trouverait l'étonnante idée que la septième paire étant *seule chargée de présider aux* *actions musculaires de la face, il est évident que la section de* *cette dernière n'est propre qu'à paralyser les muscles du visage,* *et que c'est uniquement à celles des trois autres qu'il faut s'a-* *dresser pour ce qui concerne les névralgies.* Ainsi donc, d'après cette brillante, je dirai même sublime conception, la septième paire ne pourrait pas être affectée seule de névralgie; quoique mise à découvert et soumise à l'action des causes irritantes, elle présente les phénomènes douloureux observés sur la cinquième et ailleurs, comme nous nous en sommes assuré en pratiquant la resection de la mâchoire inférieure et sa désarticulation d'un côté.

Lorsqu'on fera la section et surtout l'excision des nerfs de la face pour combattre des névralgies d'après les principes que nous avons établis à l'occasion des généralités, il est évident qu'on obtiendra des succès même complets ; il faudrait être doué, comme M. *Velpeau*, d'une bien singulière logique pour douter de l'efficacité de l'opération, parce qu'on aurait cité un cas dans lequel on aurait opéré inutilement chez le même sujet et des deux côtés sur le frontal, le facial, le sous-orbitaire et le mentonnier, parce qu'il ne serait survenu qu'un soulagement momentané par l'excision successive des trois premiers de ces nerfs, parce qu'enfin ces quatre cordons nerveux ayant été excisés les uns après les autres, un amendement léger se serait d'abord montré et aurait ensuite disparu.

Excision des bouts nerveux siégeant dans les solutions de continuité, dans l'épaisseur des cicatrices, ou bien sous le tissu inodulaire.—J'avais pratiqué l'amputation de la cuisse chez un jeune homme âgé de dix-huit ans. Le bout du grand nerf sciatique formait à la surface du moignon une saillie de sept à neuf millimètres (trois ou quatre lignes); des pressions même légères, exercées sur l'appareil, occasionnaient de violentes douleurs, et ces douleurs étaient surtout produites par la levée et par l'application de cet appareil. J'excisai la portion nerveuse que je viens d'indiquer, à une certaine profondeur dans les chairs : le lendemain les accidents n'existaient plus; ils ne reparurent pas; le malade guérit et fit usage d'un cuissart à l'ordinaire. Une femme couchée salle Saint-Jean, à l'Hôtel-Dieu, avait été soumise à une brûlure profonde, siégeant sur la face dorsale du pied; trois branches nerveuses furent mises à découvert dans l'étendue de huit centimètres un millimètre environ (trois pouces); flottantes près du centre de la solution de continuité, elles la rendaient excessivement douloureuse lorsqu'on touchait à l'appareil, et quand surtout on faisait des ablutions légères sur l'ulcère. *Dupuytren* administra des antispamodiques à l'intérieur; on pratiqua des onctions narcotiques sur le membre abdominal; les souffrances furent légèrement calmées, la cicatrice marcha avec rapidité, les bourgeons charnus couvrirent bientôt les nerfs dénudés; alors ces souffrances se dissipèrent entièrement, la cicatrisation normale eut lieu; tout se passa à l'ordinaire. Si, dans les cas de ce genre, les nerfs ne sont pas importants, si les douleurs sont très-violentes, s'il n'est pas possible de les diminuer, si surtout elles inspirent des inquiétudes, on sacrifie le cordon nerveux dénudé. Disons en passant que nous avons vu quelques sujets chez lesquels des branches nerveuses, situées dans des escarres, jouissaient de toute leur sensibilité; elles avaient seules résisté à la mort des tissus. La présence de ces branches nerveuses justifie les douleurs vives éprouvées par certains malades lorsqu'on enlève des parties gangrenées, l'instrument n'intéressant que leur épaisseur. Nous avons d'ailleurs cité dans cet ouvrage une observation constatant que des gaz septiques s'étant infiltrés dans la jambe, l'amputation y fut pratiquée au lieu d'élection. Les artères présentèrent leur retrait ordinaire; les muscles ne se rétractèrent pas. J'ai observé des ulcères d'abord indolents et n'offrant aucun mauvais aspect, devenir excessivement douloureux en un ou plusieurs de leurs points assez limités, et desquels partaient des éclairs de douleur suivant le trajet de branches nerveuses. Lorsque ces ulcères sont incurables, que les bourgeons charnus s'y développent avec beaucoup de lenteur, que la guérison doit se faire très-longtemps attendre, que les souffrances font courir des dangers au malade, il faut examiner avec soin la solution de continuité pour s'assurer si ces branches nerveuses ou quelques-uns de leurs rameaux ne sont pas dénudés et ne deviennent pas ainsi la source de l'accident dont nous nous occupons. J'ai rencontré un cas de ce genre au tiers inférieur de la jambe; j'ai reséqué en haut et en bas le nerf saphène interne au delà du point où il était à découvert; les douleurs ont disparu. Un homme portait sur la pulpe de l'indicateur gauche une large cicatrice résultant d'une plaie contuse. Toutes les fois que le tissu inodulaire exerçait des frictions ou des pressions même légères, surtout sur des corps durs, non-seulement la sensibilité trop exquise dont jouissait ce tissu nuisait essentiellement au toucher, mais encore elles étaient très-douloureuses. Ces phénomènes ne sont pas très-rares aux doigts; lorsque la cicatrisation est récente, ils existent le plus souvent à un degré moins développé, et presque toujours ils diminuent peu à peu pour disparaître entièrement au bout d'un certain temps. S'ils persistent, s'ils sont très-incommodes, il faut cerner la cicatrice à l'aide de deux incisions semi-lunaires et l'enlever. J'ai procédé ainsi sur le malade à l'occasion duquel j'entre dans ces détails : j'ai réussi. J'en ai opéré quelques autres de la même manière avec le même succès. Chez tous ces sujets je n'ai trouvé aucune trace de névrome dans la pièce d'anatomie pathologique, mais des branches nerveuses siégeant très-superficiellement sous un tissu inodulaire très-mince, dans lequel peut-être elles se prolongeaient; nous n'avons pas pu les y suivre. J'ai cru devoir analyser tous ces faits, auxquels j'aurais pu en joindre d'autres; car les idées qui en découlent sont singulièrement négligées dans les ouvrages modernes. Ajoutons qu'en cautérisant légèrement avec le proto-nitrate acide nitrique de mercure les ulcères phagédéniques, on enlève quelquefois complétement, au bout de quelques heures et pendant un certain temps, les douleurs violentes qu'ils peuvent produire. V. dans le premier volume de ma *clinique chirurgicale* le chapitre ayant pour titre : *Considérations sur le traitement de l'esthioméne ou dartre rongeante.* La disparition de ces douleurs n'est-elle pas due à l'action du caustique sur des extrémités nerveuses mises à nu et ulcérées ?

Larrey a vu, à la suite des amputations des membres et après la cicatrisation des plaies, les nerfs adhérer entre eux et à la cicatrice ; il a observé sur leurs bouts résultant de leur section un renflement, une sorte d'épanouissement. Quelquefois, comme par exemple dans la désarticulation du bras, ces nerfs se recourbent plus ou moins, forment des anses à convexité inférieure. On dirait qu'ils veulent se rendre au centre commun. La limitation peu étendue du point douloureux, la douleur affectant toujours le même siége, et ne se manifestant que sous l'influence du toucher de la cicatrice et même des autres points du moignon, autorise le chirurgien, quand les moyens thérapeutiques ordinaires destinés à combattre les névralgies ont échoué, à pratiquer une opération sanglante. Nous conseillons ces moyens de thérapeutique ordinaire parce que le travail éprouvé par les bouts nerveux à la suite de l'ablation des membres, pourrait, à la rigueur, être devenu la cause d'une névralgie. J'avais fait l'amputation de la jambe dans le lieu d'élection chez un sujet dont la partie inférieure de ce membre avait été soumise à un écrasement ; trois mois après sa sortie de l'hôpital, l'opéré vint me demander des conseils pour des douleurs excessivement violentes qu'il éprouvait chaque fois que le bout de son moignon était légèrement comprimé. Ces douleurs se montraient quelquefois pendant la nuit, bien que le malade fût éveillé, qu'il tînt son membre en repos, et que la couverture du lit reposât seule sur lui. Cet homme était fort ; j'ordonnai quatre-vingts sangsues le long de la face postérieure de la cuisse ; on couvrit le moignon avec un large cataplasme laudanisé ; on fit des onctions avec un mélange de baume tranquille, d'huile de jusquiame et de laudanum de Sydenham ; l'état morbide s'amenda beaucoup. Dix jours après la première évacuation sanguine locale, quarante annélides sont mises à la cuisse ; on continue l'usage des émollients et des narcotiques : on administre les pillules de *Meglin ;* peu à peu le reste des souffrances diminue; le vingt-cinquième jour elles ont entièrement disparu; on peut impunément exercer sur le bout du moignon et sur sa cicatrice les pressions ordinaires. Notre opéré est venu nous revoir plusieurs fois : la guérison s'est soutenue.

Si l'on est obligé de pratiquer une opération parce que les douleurs sont trop violentes, qu'elles ont une influence fâcheuse sur la santé générale ou qu'elles empêchent l'usage des moyens orthopédiques, il faut que le chirurgien soit dirigé par le point de départ et par le trajet de ces douleurs; il fait les deux incisions semi-lunaires conseillées dans les généralités; il apporte tous ses soins à éviter la difformité du moignon, qui éprouve néanmoins une certaine déperdition de substance. Rencontre-t-il un tronc nerveux au siége des souffrances, sous l'endroit où il opère, il doit le suivre jusqu'au delà de son renflement, de son épaississement, de son ramollissement ou de l'inflammation qu'il présente; il le resèque au-dessus. Je crois que dans tous les cas il faut reséquer au moins cinq centimètres quatre millimètres (deux pouces) de ce nerf. Un malade soumis à l'amputation de la jambe éprouvait de très-violentes douleurs, et même des convulsions; situé au milieu de la cicatrice, le nerf péronier y formait une saillie; ce cordon nerveux avait augmenté de volume. M. *Palmer* l'excisa dans l'étendue de deux centimètres sept millimètres (un pouce) : la guérison fut incomplète.

Des tumeurs volumineuses ou multiples des nerfs; névromes. — Ces tumeurs ont été vaguement indiquées par *Hippocrate, Galien, Avicenne, Jean de Vigo et Paré.* Plus tard elles furent mieux étudiées par *Morgagni, Cheselden, Camper, Home, Maunoir, A. Dubois, Marandel, Wardrop, Beauchène, Newbigging, Pearson, Gooch, Windsor, Odier, Moutard-Martin, Richerand, Dupuytren, Wood, Vielantmesnil,* etc. Un état squirrheux de consistance variée les constitue ordinairement; on y trouve de petits kystes contenant un liquide d'apparence sirupeuse appartenant au squirrhe ramolli. Dans quelques cas la maladie a semblé être formée par une seule cavité, à parois fibreuses ou cartilagineuses, renfermant une matière *coulante;* d'autres fois le tissu des névromes est encéphaloïde avec des circonvolutions et des anfractuosités mamillaires; presque toujours le nerf peut être suivi au delà et en deçà de la tumeur qu'il embrasse : je crois que cette enveloppe appartient ordinairement au névrilème. « Bien différentes des tubercules sous-cutanés, ces tumeurs (les névromes) ont généralement augmenté assez rapidement de volume, et ont éprouvé des augmentations ou des dégénérations successives dans leur tissu ; la plupart causaient beaucoup de douleurs... *E. Home* en rapporte deux cas : dans l'un la tumeur, du volume d'un petit œuf de poule, occupait au bras le nerf musculo-cutané ; dans l'autre cas la tumeur occupait le nerf axillaire, dans le creux même de l'aisselle, et était d'un volume plus considérable encore..... *Spangenberg* a publié et *Alexandre* a rapporté deux cas de ce genre de tumeur, d'après M. le professeur *Dubois :* une de ces tumeurs, du volume d'une noix, était située au genou ; l'autre, du volume *d'un petit melon*, occupait le nerf médian du bras droit. » *Dissertation sur les affections locales des nerfs*, par *Descot. Thèse*, 1822, Paris, p. 112, 113, 117 et 118. Lisez le texte suivant : « Il n'est » point exact de dire, avec *Descot*, que leur volume (des névromes) » varie entre celui d'un grain de blé et celui d'une fève ; car j'en » ai rencontré qui dépassaient les dimensions du poing , et nous » verrons par la suite que d'autres observations ont démontré » des faits pareils. » *Nouveaux éléments de médecine opératoire*, par M. *Velpeau*, t. III, p. 101 et 102. Où cet homme s'arrêtera-t-il donc? Peu accoutumé peut-être à prendre en considération le *distinguo* des anciens, on vient de le voir, il a probablement confondu le chapitre dans lequel *Descot* traite des *tubercules sous-cutanés douloureux*, avec celui *des tumeurs volumineuses ou multiples des nerfs* (névromes) : la faute en est aux dieux.....

Valsalva, au rapport de *Morgagni*, a opéré à la malléole un névrome ayant la consistance du tissu glandulaire. Extirpation , guérison radicale. Une de ces tumeurs siégeait dans le nerf cubital , dit *Cheselden :* elle fut enlevée ; quelques semaines après l'opération , la douleur avait complétement disparu ; l'engourdissement était un peu augmenté. *Hunter* a rencontré un névrome appartenant au nerf musculo-cutané. Ablation de la maladie ; section de ce nerf au-dessus et au-dessous d'elle , dans l'étendue de huit centimètres un millimètre (trois pouces) ; perte de l'usage de l'indicateur et du pouce ; engourdissement de tous les points dans lesquels ce nerf se distribue. Voilà un fait qui est au moins très-extraordinaire. *Home* enlève une tumeur placée sur un des cordons nerveux du plexus axillaire : aussitôt après l'opération , soulagement remarquable et grande amélioration. Cette tumeur avait neuf centimètres quatre millimètres (trois pouces et demi) de longueur et cinq centimètres quatre millimètres (deux pouces) d'épaisseur. Le lendemain le malade ne souffrait plus ; il pouvait mouvoir ses doigts sans difficulté. « Une demoiselle de vingt-deux ans portait sur la partie antérieure de l'avant-bras une tumeur qui avait commencé quatorze ans auparavant par une petite dureté, située à peu près à égale distance du pli du coude et du poignet, et qui paraissait avoir son siége sur le ligament interosseux. Aucune cause manifeste n'avait donné naissance à cette affection, que l'on crut cependant pouvoir attribuer à une chute que la malade avait faite quelque temps auparavant. La tumeur fit des progrès, malgré des tentatives sans nombre pour la dissiper, et son volume ne cessa jamais de s'accroître dans toute sa dimension. On avait consulté de tous côtés les praticiens les plus distingués ; on s'était aussi adressé à des charlatans : un de ceux-ci eut la hardiesse d'appliquer sur le mal un caustique par lequel il prétendait avoir guéri beaucoup de tumeurs ; mais lorsqu'il eut fait une plaie aux téguments, on vit qu'il avait mis à découvert une partie des muscles et des tendons de l'avant-bras, et on ne lui permit pas d'aller plus avant. On fit sur la plaie des applications convenables, et elle se cicatrisa plus heureusement qu'on n'avait osé l'espérer.

» Après avoir inutilement tenté une multitude de remèdes, on renonça absolument à en faire de nouveaux : on se flattait que la tumeur cesserait enfin de reprendre de l'accroissement ; et comme la malade se servait toujours de son bras, malgré le poids énorme qu'il avait acquis, on écartait l'idée de l'amputation, à laquelle néanmoins on sentait qu'on serait probablement obligé tôt ou tard d'avoir recours. La tumeur n'était pas douloureuse habituellement, mais la malade éprouvait des douleurs lancinantes qui se faisaient sentir particulièrement aux deux extrémités, mais surtout dans l'inférieure ; ces douleurs devenaient avec le temps plus fréquentes et plus vives ; enfin le volume de la tumeur s'était accru au point qu'elle occupait tout l'avant-bras, depuis le coude jusqu'au carpe, et qu'elle avait au moins six pouces de diamètre dans son milieu ; sa surface lisse et uniforme devenant un peu plus inégale, sa dureté jusque-là paraissant diminuer dans quelques points, et les élancements douloureux augmentant en fréquence et en intensité, la malade vint à Paris, où, d'après l'avis unanime de plusieurs personnes de l'art, elle se soumit à l'amputation du bras , qui fut faite à quatre pouces environ au-dessus du coude. L'opération , faite par le célèbre *Louis* , fut suivie du plus heureux succès , et la malade acquit bientôt après un degré de santé dont elle n'avait pas joui depuis bien des années.

» Après l'opération , on examina la tumeur ; on la trouva partout environnée sous les téguments par les muscles , qui formaient autour d'elle comme un fourreau , et sous les muscles par un kyste particulier, formé par une membrane très-fine , à demi transparente , sur laquelle on voyait un grand nombre de vaisseaux lymphatiques très-considérables ; les vaisseaux sanguins de la partie, et particulièrement les veines cutanées, étaient aussi excessivement dilatées. A l'ouverture du kyste , la tumeur parut se diviser en plusieurs masses plus ou moins considérables enveloppées chacune en particulier par une membrane de la même nature que celle qui enveloppait la totalité. Chacune de ces masses était composée de plusieurs lobes fortement serrés les uns contre les autres , la plupart d'une forme vermiculaire , et de la grosseur du doigt ou à peu près, variant beaucoup pour la longueur. Chacun de ces lobes avait un pédicule très-délié qui était une branche de nerf radial autour duquel ils étaient tous fixés , à peu près comme des raisins le sont à la grappe. La substance de ces lobes , ferme et compacte , homogène , jaunâtre , un peu transparente , paraissait formée presqu'en entier par la lymphe coagulable ; on ne pouvait y apercevoir aucune organisation.

» Telle était surtout la partie supérieure de la tumeur ; la partie inférieure, c'est-à-dire depuis le milieu à peu près de l'avant-bras jusqu'au poignet, était un peu différente : on y voyait le tronc même du nerf radial affecté dans son entier, en sorte que ses fibres, qui dans l'état naturel s'avancent parallèlement vers la main , étaient séparées les unes des autres , excessivement épaisses jusqu'au ligament annulaire du carpe, et reprenaient en cet endroit leur apparence naturelle pour former le nerf qui s'avance sous l'aponévrose palmaire. La matière de la tumeur était d'ailleurs la même dans toute son étendne, si ce n'est qu'en plusieurs points elle paraissait un peu plus rouge, moins dure, et semblait avoir contracté un degré d'inflammation. » *Encyclopédie méthodique, par Delaroche et Petit Radel, partie chirurgicale, t. II, p. 442.* La lecture de cette belle observation démontre la nécessité indispensable de pratiquer l'amputation du membre à cause de l'étendue, du volume, de la situation de la tumeur. Lisez le texte suivant, et vous verrez avec quelle intelligence M. *Velpeau* interprète le fait dont nous nous occupons. « L'amputation de la partie » que Louis, Odier, M. Warren ont encore pratiquée ne serait » pardonnable aujourd'hui que si, par sa dégénérescence, la tu- » meur avait profondément altéré le membre. » *Nouveaux éléments de médecine opératoire*, par M. *Velpeau*, t. III, p. 102 et 103. Ainsi donc, d'après cette inconcevable phrase, *Louis* aurait intempestivement fait une amputation, tandis que, nous venons de le prouver, les règles de l'art la commandaient impérieusement. Mais voilà comment le chirurgien de la Charité écrit très-souvent l'histoire. Dans l'intérêt de l'honneur chirurgical du secrétaire de l'ancienne Académie royale de chirurgie, nous devions relever une pareille allégation. Suivant *Alexandre*, *Riechius* a enlevé avec une tumeur siégeant sur le nerf cubital, dix centimètres huit millimètres (quatre pouces) de ce nerf. Immédiatement après l'opération, le sentiment, la chaleur et le *mouvement volontaire* avaient disparu dans toute la main; quelques heures s'étant ensuite écoulées, ce membre recouvra sa myotilité et sa sensibilité; mais la face externe de l'annulaire et toute l'étendue du petit doigt étaient restés insensibles, froids et n'obéissaient pas à la volonté. Peu de jours après le sentiment, le mouvement et la chaleur revinrent par degrés dans l'annulaire, et au bout de deux septénaires, le malade pouvait aussi mouvoir ce doigt; la sensibilité manquait encore dans l'auriculaire; lorsque le sujet sortit de l'hôpital elle commençait alors à reparaître. Ce fait est très-étonnant. *Reichius* extirpe une tumeur située sur le coude droit; elle s'étend *obliquement* du cubitus au condyle externe de l'humérus; elle offre cinq centimètres quatre millimètres (deux pouces) de longueur et presque deux centimètres sept millimètres (un pouce) de largeur; elle forme une saillie d'environ sept millimètres (trois lignes), souffrances atroces que le toucher produit seules. La tumeur est recouverte et entrecoupée par de petits filets nerveux *dilatés comme par le fait de la maladie sous forme de vésicules qui laissent couler une humeur séreuse*. Peu de semaines après, l'opéré peut, sans douleur et sans gêne, faire exécuter au bras tous ses mouvements. On voit au musée anatomique de Wurtzbourg une tumeur présentant plus de deux centimètres sept millimètres (un pouce) de diamètre; *Hesselbach* l'a trouvée sur le nerf cubital. Le bulletin de la Société de l'École de médecine de Paris renferme l'observation d'un kyste formé dans l'épaisseur du même nerf. Ce fait a été communiqué par *Beauchêne*. *Marandel* a donné avec beaucoup de talent l'anatomie pathologique de plusieurs tumeurs des nerfs ; son mémoire contient d'ailleurs d'autres exemples du même genre. En étudiant l'anatomie pathologique d'un cancer, *Duméril* a rencontré les nerfs tuméfiés, leurs branches participaient même à cet état ; on a aussi observé un assez grand nombre de tumeurs cancéreuses des nerfs ; M. le professeur *Dubois* a observé plusieurs fois de ces tumeurs cancéreuses développées dans l'épaisseur des nerfs du bras ou de la jambe (Considérations générales sur le cancer, par M. *Vielhaulmesnil*, Paris, 1807). M. *Marandel* présenta, en l'an IX, à la faculté de médecine de Paris, une préparation anatomique dans laquelle on voyait une partie du nerf saphène externe dégénéré en tumeur cancéreuse. Nous avons disséqué nous-même plusieurs tumeurs de cette nature, qui avaient pris naissance dans un tronc nerveux, et M. *Moutard-Martin* en a vu une du nerf médian dont l'extirpation fut suivie du développement d'une masse cancéreuse dans le cerveau qui fit périr le malade. Enfin, on trouve dans une thèse soutenue en 1807, à la faculté de Paris, par M. *Lévesque-Lassource*, quelques détails sur un cancer du nerf trifacial, qui faisait saillie dans l'orbite. Le ganglion sphéno-palatin formait une tumeur deux fois plus grosse que le pouce, et cette tumeur avait, dit-on, tous les caractères du carcinôme. Le tronc du nerf maxillaire supérieur participait à la dégénérescence, de même qu'une portion du maxillaire inférieur. Cette pièce pathologique fut modelée en cire et déposée dans les cabinets de la faculté de médecine (*Delpech*, Dict. des sciences médicales, article *Cancer*).

M. *Dupuytren* enleva avec M. *Lebreton*, une petite tumeur cancéreuse à la jambe ; elle n'occupait que le nerf tibial postérieur qui présentait des nodosités semblables à des grains de raisin, et séparées les unes des autres par de petits intervalles. Cette tumeur avait cette apparence lardacée qui caractérise les affections cancéreuses, et les douleurs lancinantes dont le malade s'était plaint avaient fait connaître la nature de la maladie. Dans une autre circonstance, le même praticien a enlevé, sur la joue gauche d'un jeune homme de vingt ans, une tumeur de la grosseur d'une noix, et qui était située dans la fosse canine. On vit, en disséquant la tumeur morbide, que le nerf sous-orbitaire en était le siége ; le tissu nerveux ne pouvait être reconnu dans le centre de la tumeur, dont la substance était homogène et lardacée. La plaie fut réunie par première intention , et en peu de jours sa cicatrisation s'opéra. M. le professeur *Dubois*, MM. *Cayol*, *Martin*, *Lévesque-Lassource*, ont vu des tumeurs d'apparence cancéreuses, situées et développées dans l'épaisseur des nerfs du bras et de la jambe, dans le nerf trifacial, le ganglion sphéno-palatin, etc., etc. M. *Wardrop* rapporte, parmi ses observations sur le *fungus hematode* de l'œil, plusieurs exemples de cancer du nerf optique ; dans une d'elles, il dit que le nerf optique était complétement renfermé dans la tumeur ; son névrilème avait une couleur blanche et adhérait fortement à la masse morbide ; sa substance interne, molle, poreuse, de couleur jaune, et dans quelques points d'une teinte brune, ressemblait à de la matière cérébrale altérée. M. *Dupuytren* découvrit en disséquant la tête d'un homme qui mourut à l'Hôtel-Dieu, il y a quelques années, le nerf trifacial transformé en substance cérébriforme, et le plexus que ce nerf présente sur la face antérieure du rocher très-volumineux et dégénéré en carcinome. Le nerf facial présentait dans toutes ses parties la même altération. (*Breschet*, Dictionnaire de médecine, article *Cancer*).

Il ne faut pas *cautériser* les névromes : leur cautérisation est en effet très-douloureuse, elle produit des solutions de continuité suivies de cicatrices qu'on doit prendre en grande considération sous le rapport de la gêne qu'elles apporteraient souvent aux mouvements des membres, et sous celui des difformités qu'elles occasionneraient. D'ailleurs il est beaucoup de cas dans lesquels, en mettant en usage l'extirpation, on peut conserver le cordon nerveux que le cautère actuel ou potentiel sacrifierait nécessairement. Nous savons que la destruction même d'une grande étendue des nerfs sous-cutanés n'a pas de graves inconvénients ; mais est-il toujours facile de s'assurer que le névrome est sur-aponévrotique. Je laisse aux grands hommes de nos jours le soin de répondre par l'affirmative ; je soutiens que fréquemment il n'est pas possible de connaître la profondeur à laquelle pénètrent les tumeurs : j'ai démontré cette vérité : Voyez le premier volume de cet ouvrage ; on la trouvera plus largement développée dans mon mémoire ayant pour titre : *Des cancers superficiels qu'on croyait profonds, et vice versâ*. Ainsi donc, lorsqu'on croirait avoir affaire à un névrome situé entre la peau et l'aponévrose, il pourrait bien s'étendre sur un nerf profondément logé. Défiez-vous, jeunes élèves, des faiseurs de diagnostic, des médiocrités chirurgicales qui, ayant besoin de célébrité, prétendent toujours reconnaître, avant de les avoir extirpées, même la nature intime des tumeurs ; c'est très-fréquemment impossible ; j'en appelle à tous les praticiens cliniques. Ne sait-on pas que l'un des chirurgiens les plus prétentieux dans le genre qui nous occupe a enlevé naguère une portion du cerveau sans s'en douter, qu'il a reséqué l'extrémité inférieure nécrosée du péroné qu'il croyait cariée. Je vous avertis de ces funestes prétentions, parce que je vous apprendrai à éviter de graves erreurs, parce que vous saurez que si vous trouvez beaucoup de cas douteux, vos doutes seraient partagés par les chirurgiens intelligents dont la longue pratique n'a pas été sillonnée par des déceptions ordinairement cruelles pour les malades. D'ailleurs vous ne vous découragerez pas ; vous ne croirez point que manquant d'habitude, de tact peut-être, vous devez renoncer à la chirurgie, ou bien la pratiquer avec une défiance mal fondée sur la fausse croyance où vous seriez qu'il faut la laisser faire par les hommes que j'ai indiqués, et qui sont moins forts et surtout moins logiques que vous ! Suivez-les attentivement, et vous aurez bientôt la preuve de l'assertion que je soutiens ; suivez aussi les chirurgiens cliniques ; vous acquerrez la conviction des résultats heureux qu'ils obtiennent. Dirigés par les sages principes que je viens d'établir, ils ont déjà parcouru une longue pratique ; aucune faute ne peut encore leur être reprochée. Voyez la statistique de toutes les opérations faites dans les hôpitaux de Paris, vous la trouverez aux archives de ces hôpitaux, et vous connaîtrez bientôt les revers qui serviront de base solide à votre jugement, car rien ne peut s'opposer à la brutalité des faits.

L'amputation du membre ne devra être pratiquée que si le névrome l'a trop profondément intéressé. C'est à l'*extirpation* qu'on aura ordinairement recours ; elle aura souvent l'avantage, les faits l'ont démontré, de permettre de conserver le nerf, et alors il n'est pas besoin de le dire, on ne craindra pas la perte de la sensibilité ni de la myotilité, bénéfice immense sur lequel il serait inutile d'insister. Il existe, il est vrai, des observations constantes, voyez plus haut, qu'on a sacrifié une très grande étendue de ce nerf, et que, néanmoins, la paralysie a disparu ; mais ces observations sont fort extraordinaires, surtout sous le rapport de la rapidité de cette disparition : ces faits sont en contradiction avec l'idée que les anastomes ne servent point au rétablissement des fonctions du cordon nerveux coupé dans l'étendue de plus de deux centimètres sept millimètres (un pouce). On sait que cette opinion est généralement adoptée ; ainsi donc, lorsque dans le cas de névromes, vous serez obligé de reséquer ce tronc nerveux , tâchez de n'en exciser que la dernière étendue dont nous venons de parler ; car sans cette condition vous vous exposeriez au moins à voir la paralysie subsister. Puisqu'on peut enlever la maladie sans faire éprouver au nerf une déperdition de substance, il est bien évident qu'en pratiquant l'extirpation de la tumeur, il faut user de toutes les précautions nécessaires pour le ménager. Occupons-nous du manuel de cette opération : le volume et la forme de la maladie indiquent l'espèce d'incision à laquelle on doit donner la préférence. Dirigé par la position de la tumeur, le chirurgien n'oubliera pas qu'elle a pu déplacer non-seulement le nerf , mais encore la veine et l'artère , lorsque cette tumeur sera sous-aponévrotique ; il se tient donc en garde très-soigneusement contre ces anomalies. Il tâche de ménager en les écartant, s'il est possible, les tubes veineux superficiels. Il coupe avec beaucoup de lenteur les couches organiques qui recouvrent le névrome. Doit-il alors se servir de la sonde cannelée pour inciser ces couches organiques : je crois que ce moyen peut être mis en usage pour fendre l'aponévrose ; autrement je préfère la manœuvre que j'ai conseillée dans le premier volume de cet ouvrage (voyez les pages 349 et 358). On tente d'ailleurs l'énucléation. Parvenu au névrome, l'opérateur le dégage des parties qui l'environnent ; soit avec les doigts , soit avec la sonde cannelée. Lorsqu'il est ainsi isolé, il essaye de le détacher du nerf ; quand ce nerf est profondément altéré, il faut en pratiquer l'excision : on le coupe d'abord du côté du centre commun, puis on le divise plus bas et à une hauteur convenable. Dans les cas difficiles , et surtout quand il est étalé ou épanoui sur la masse morbide, on le découvre un peu au-dessus et un peu au-dessous de cette masse afin de le reconnaître plus facilement. D'ailleurs voyez pour le trajet des nerfs les chapitres ayant pour titres : 1° *Névralgie* ; 2° ligature des artères des régions diaphragmatiques ; 3° ligatures des artères des régions susdiaphragmatiques. Pour les nerfs principaux des membres, on fait en général l'incision comme si l'on devait mettre à découvert les artères collatérales de ces troncs nerveux. Quand on a coupé un nerf, les deux bouts s'écartent-ils l'un de l'autre? Les chirurgiens modernes se sont hardiment prononcés pour la négative. Je crois que leur erreur prend sa source dans les extrémités nerveuses qu'on voit quelquefois saillir à la surface des moignons résultant surtout de l'amputation des membres ; mais cette saillie est ordinairement légère ; lorsqu'elle est assez marquée, je pense que cette circonstance est due à la résistance du névrilème qui a fait glisser le couteau sur lui de haut en bas, d'où est résultée une section siégeant dans un point moins élevé ; ne sait-on pas d'ailleurs que la rétraction des muscles est considérable, et que si les cordons nerveux ne la partageaient pas un peu, et étaient seulement entraînés par eux, ces cordons proémineraient presque toujours beaucoup à la surface de la solution de continuité. Voulez-vous la preuve de l'opinion que nous défendons? Coupez un nerf à un chien, et vous acquerrez la conviction qu'il existera un intervalle entre les bouts produits par cette section. M. *Mandl* a mis à découvert des troncs nerveux sur la sangsue ; il les a isolés dans toute leur circonférence des tissus qui les environnaient, il les a coupés en les laissant adhérer aux ganglions dont ils partaient du côté du suçoir des annélides : ces troncs se se sont d'abord repliés sur eux-mêmes pour former des espèces d'arcs de cercle, et ensuite ils ont repris leur disposition ordinaire. M. *Isidore Geoffroy-St-Hilaire* a assisté aux expériences de M. *Mandl.* Jusqu'à quel point le fait très-remarquable dont nous venons de nous occuper peut-il être généralisé?

DES TUMEURS EN PARTICULIER.

Nous venons de traiter des *tubercules sous-cutanés douloureux* et des *névromes*. Nous nous sommes occupés dans le second volume des *exostoses*, des *périostoses*, des *kystes osseux développés sur les os eux-mêmes ou bien en dehors de ces os* (Voyez les pages 647 et 664), il serait inutile d'y revenir.

Des durillons. — Occasionnés par des frottements ou par des compressions de longue durée, des plaques d'une étendue variée, d'une consistance très-considérable les constituent; on les attribue à l'épaississement de l'épiderme. « La facilité avec laquelle l'épiderme se régénère fait qu'aussitôt qu'il est détaché du corps muqueux, il ne peut plus s'y rejoindre, parce qu'il y en a déjà un autre de de formé; alors cette première peau desséchée ne reçoit aucun suc nourricier ni accroissement; les frottements réitérés en détachent plusieurs qui s'unissent ensemble et forment cette espèce de carton que figurent si bien les durillons. » *L'art de soigner les pieds*, par M. *Laforest*, page 66. D'après cette hypothèse, il faudrait qu'une matière plastique réunît les unes aux autres les couches épidermiques détachées. Les personnes qui marchent habituellement nu-pieds, offrent ordinairement un seul durillon occupant toute l'étendue de la face plantaire de ce membre; il fait les fonctions de la semelle du soulier; elles peuvent ainsi faire de l'exercice sans inconvénient même sur un terrain raboteux et tout aussi bien, dit *Laforest*, que si elles étaient chaussées. Cet auteur a observé la maladie dont nous nous occupons chez les religieux déchaussés et chez ceux qui portent des sandales; on la voit aux parties latérales du pied en forme de bourrelet. L'usage des pantoufles expose au développement de cette affection morbide, mais uniquement autour du talon. On rencontre fréquemment les durillons à la face plantaire du pied, contre l'articulation phalango-métatarsienne du gros ou du petit orteil. L'étroitesse de la semelle de la botte les détermine souvent en ces points. Devenu ancien et se desséchant de plus en plus, le durillon acquiert la dureté des tissus cornés : c'est alors qu'il peut devenir douloureux, lorsqu'il ne présente pas une grande surface, il irrite, il contond les parties molles qui rougissent, se tuméfient, et dans l'épaisseur desquelles se développent quelquefois même des abcès. Ces phénomènes morbides se montrent plus spécialement sur la jointure du gros orteil. *Laforest* attribue au gonflement occasionné par l'humidité et à la rétraction des durillons produite par la sécheresse les douleurs qu'ils font éprouver; lorsqu'ils n'offrent pas une surface considérable, j'ai vu des cas dans lesquels, au bout d'un temps plus ou moins long, il se formait au centre de la plaque épidermique épaissie un véritable cor.

A l'aide d'un bistouri tranchant sur sa convexité et à pointe mousse, on enlève le durillon couche par couche, après avoir fait prendre un bain de pieds. Il ne faut pas pénétrer trop profondément, dans la crainte de produire une plaie, et de rendre la marche douloureuse, parce qu'on aurait trop dénudé la peau. *Laforest* avance que *l'huile de chaux* ramollit avantageusement l'épiderme épaissi; on pourrait aussi attaquer l'affection morbide, en la *frottant* avec une pierre ponce ou avec de la peau de chien de mer. Un pédiluve préalablement employé, serait encore ici très-avantageux; l'instrument tranchant est préférable, lorsque le durillon devient très-douloureux, après un exercice prolongé, quand il a été fortement comprimé par un corps anguleux, ou bien, s'il a été divisé; si du sang s'est écoulé, il se développe quelquefois une inflammation aiguë, un abcès dont le pus, trouvant difficilement une issue pour se porter à l'extérieur, creuse largement ou profondément les parties molles, et peut détermi-ner des accidents très-graves; j'ai vu quelques sujets chez les-quels les os et les articulations ayant été intéressés, l'amputation d'un orteil ou la resection de l'extrémité antérieure d'un méta-tarsien est devenue indispensable. Craint-on le développement d'une vive phlegmasie? Existe-t-elle déjà? on doit se hâter de mettre en usage tout l'appareil des moyens antiphlogistiques, afin de tâcher de la prévenir, de la faire avorter ou d'en obtenir la résolution; si elle résiste, tenez-vous en garde contre les collec-tions purulentés dont nous venons de signaler les dangers; et quoique l'inflammation aiguë ne date que de vingt-quatre heures, enlevez le durillon avec les précautions énoncées plus haut; con-tinuez d'ailleurs l'emploi des mêmes moyens; si au bout de trois jours environ la douleur subsiste encore, cherchez le point le plus douloureux; coupez sur ce point, couche par couche, les écailles épidermiques que vous avez d'abord ménagées : vous arriverez bientôt au siége du pus qui commence à se former. Vous lui donnerez immédiatement issue; le malade sera presque aussitôt soulagé; vous le soustrairez ainsi aux résultats fâcheux que nous avons indiqués. Lorsqu'on est appelé un peu tard, on a sur-le-champ recours au moyen propre à expulser la matière purulente. On voit quelquefois des ampoules autour des duril-lons; à moins qu'elles ne soient très-étendues, gardez-vous bien d'enlever avec des ciseaux l'épiderme soulevé; il en résulterait beaucoup de douleurs, et souvent, pendant plusieurs jours, l'im-possibilité de marcher. Il faut faire sur ces ampoules, une très-petite ouverture avec une épingle, ou, mieux encore, avec la pointe d'une lancette; on évacue ainsi le liquide qu'elles ren-ferment; on couvre ensuite la partie malade d'un morceau de diachylum; bien que le sujet continue à se livrer à l'exercice, il se forme bientôt sous l'ancien un épiderme nouveau; la guérison est obtenue. Les durillons se développent assez fréquemment aux mains et aux doigts, chez les ouvriers qui appliquent ces membres sur des corps durs, et chez quelques personnes qui jouent beaucoup du violon, ils sont, dans un très-grand nombre de cas, à la face palmaire, le point de départ et la cause des phlegmons violents qui résistent ordinairement aux antiphlogistiques et qui, trop souvent, entraînent après eux l'adhérence, l'exfoliation des tendons, l'ouverture des articulations, la carie des os. J'ai vu, à l'hôpital de la Pitié, des malades chez lesquels des cataplasmes émollients laudanisés, des bains locaux convenablement administrés, une évacuation sanguine locale très-abondante, n'avaient pas enlevé la phlegmasie. En examinant la main avec attention, j'apercevais un petit durillon chez ces malades, que je voyais pour la première fois; une pression même très-légère y déterminait des douleurs intolérables. J'incisais ce durillon : il sortait quelques gouttes de pus, et lorsque l'inflammation n'était pas entretenue par une cause interne, les souffrances diminuaient immédiatement. Le soir même du jour de l'opération, les autres accidents s'étaient déjà beaucoup amendés; bientôt ils disparaissaient, et la maladie était ainsi terminée par résolution, abstraction faite du très-petit abcès que nous venons d'indiquer, et dont la présence, unie à l'espèce d'épine formée par l'épaississement de l'épiderme, était la source de tous ces accidents. Mes élèves ont publié plusieurs faits de ce genre, dans le *Bulletin général de thérapeutique*, et dans la *Gazette des hôpitaux*.

Cors aux pieds. — Ils reconnaissent les mêmes causes que les durillons dont nous venons de nous occuper. Ces derniers s'observent plus souvent à la suite des frictions exercées sur la peau, avec des corps durs. Ces deux maladies sont plus spécialement occasionnées par les chaussures trop étroites et trop courtes; ils ont d'ailleurs le très-grave inconvénient d'exposer beaucoup à l'incarnation des ongles, au chevauchement des orteils, à leur flexion plus ou moins prononcée, maintenue par de fausses ankyloses et quelquefois par des ankyloses vraies. Joignez à ces accidents les exostoses déterminées par la botte ou par le soulier, soit à la face dorsale du pied, soit aux extrémités antérieures du premier et du cinquième métatarsien. Il n'est pas de chirurgiens qui, ayant parcouru une assez longue carrière, n'ait été obligé quelquefois de pratiquer des amputations ou des resections, pour remédier à ces accidents, fruits de la mode exerçant un empire absolu sur les esprits médiocres. On sait que

César, pour tromper *Sylla,* suivait cette mode, à laquelle sont forcés, néanmoins, de se soumettre de loin en loin, les hommes qui ne font pas consister leur mérite en de ridicules futilités, et qui veulent se soustraire au caprice et à l'amour-propre de leur bottier. La manie excessivement dangereuse des souliers étroits, chez beaucoup de femmes, est portée à tel point, que le diamètre transversal de la semelle en étant extraordinairement court, la face plantaire de leurs pieds correspond en assez grande partie à l'empeigne de ces souliers. De cette fâcheuse disposition résultent très-fréquemment des meurtrissures, surtout à la campagne. Les voit-on marcher même sur un bon pavé, on dirait qu'elles sont sur des épines, qu'elles sont déhanchées ou désossées, comme le dit *Geoffroy*, dans le *Journal de l'Empire,* à l'occasion d'une danseuse de l'Opéra. Elles perdent ainsi tous les charmes et tous les attraits du port souple et élégant dont la nature les a doués. Cette manie va si loin, que si ces femmes viennent nous montrer leur pied, nous trouvons à la ligne médiane de sa face plantaire, une plicature de la peau s'étendant depuis les orteils jusqu'auprès du talon; elle est produite par des pressions de la chaussure, exercées sur les bords latéraux du membre; ces pressions rapprochent singulièrement ces bords l'un de l'autre, à cause de la laxité des articulations; elles forment sur la région inférieure de ce membre, une concavité assez profonde, d'où résulte que le poids du corps ne repose pour ainsi dire que sur les parties latérales, antérieure et postérieure de la base de sustentation. Mais la classe laborieuse qui se livre aux travaux de la campagne, porte de très-larges chaussures; elle est néanmoins souvent soumise au développement des durillons, qui me paraît tenir alors à la dureté du cuir avec lequel ces chaussures sont confectionnées, et au frottement assez violent qu'il exerce sur un pied trop vacillant, dans la capacité où il est logé. Des considérations que nous venons d'établir, concluons que pour éviter le développement des maladies dont nous traitons, il faut que le soulier ne soit ni trop large, ni trop étroit, ni trop long, ni trop court, et que le cuir, abstraction faite de la semelle, en soit doux.

Avicenne dit que le cor est une excroissance constituée par un tissu presque de la nature de l'ongle; il appelle ce cor *corne de pieds.* Les Latins le désignaient sous le nom de *verrues blanches* ou de *clous. Celse, Valentin, Juncker, Verduc* et *Heister, Col-de-Villars, Pigray, Lavauguion, Dolœus, Wisemann,* etc., se sont occupés de cette maladie; mais ils n'en donnent que d'assez faibles notions.

On a pensé que les cors aux pieds sont constitués par une humeur épaisse et visqueuse, se durcissant dans les pores de la peau, sous l'influence d'une pression de longue durée et souvent répétée. On a dit que cette humeur se convertissait enfin en une substance calleuse. « Selon le système de Lavauguion, il semble que la cause du cor provienne de la rupture des filaments nerveux, du réseau ou *plexus* de la peau, et qu'alors le suc nourricier qui se distille continuellement de leurs extrémités, se coagule sous l'épiderme, et forme, par son épaississement, la substance du cor. » *L'art de soigner les pieds*, par M. *Laforest*, page 17. On pense assez généralement que le cor au pied est dû à l'épaississement de l'épiderme qui, soumis à la pression, s'enfonce dans l'épaisseur de la peau, à mesure qu'il en écarte les mailles. Si ce cor est récent, on trouve seulement un godet peu profond à la surface des téguments. Plus tard le corps étranger peut s'étendre même jusque sur les capsules articulaires, ou sur le périoste. Nous l'avons vu atteindre les os.

Met-on à découvert superficiellement un cor, on voit un, quelquefois deux, d'autres fois trois points blancs, vulgairement appelés *racines* de ce cor. Ces racines peuvent être très-dures; c'est alors que les pressions exercées sur elles peuvent occasionner des inflammations et des abcès. Le pus se formant profondément détermine en général des accidents graves qu'il serait inutile d'indiquer, mais il déracine le corps étranger; il l'entraîne avec lui; il peut en résulter une guérison radicale. La substance cornée qui nous occupe, ressemble d'autres fois à de la glu. *Laforest* avance n'avoir observé cet état que chez les vieillards dont les cors sont fort anciens, et dont les *liqueurs* sont *dans un plus grand degré d'atténuation*. Le même auteur a rarement trouvé une espèce de kyste contenant de *l'eau, après avoir découvert* la première superficie du cor. On a vu contre l'extrémité interne du cor une petite poche qu'on a appelée *synoviale*. *Laforest* dit qu'on rencontre au-dessous de beaucoup de cors cette poche remplie d'un sang vermeil; il ajoute qu'au moment où ce sang *entre en fermentation*, de grandes douleurs se développent. Il a encore remarqué que si la maladie s'étend aux capsules articulaires, la peau adhérant à ces capsules, les pressions et surtout les tiraillements exercés sur elles produisent de très-vives souffrances ; d'ailleurs l'affection morbide ne siége seulement pas aux orteils, on l'observe aussi à la plante du pied et quelquefois sur les parties latérales. C'est alors surtout que comme nous l'avons dit plus haut, on la voit au centre d'un *fort durillon*, augmentant son volume, et la rendant très-douloureuse. *Laforest* prétend que la douleur déterminée par les cors est due non-seulement à l'adhérence de ces corps aux capsules articulaires, mais bien aussi et beaucoup plus souvent à une sorte de filtration continuelle dont la source est *au fond*. Cette filtration tend à se porter au dehors ; elle occasionne ainsi des élancements violents qui produisent quelquefois une vive inflammation. Les chirurgiens modernes attribuent les souffrances des malades aux pressions exercées sur les parties molles ; ces cors sont hygrométriques. *Laforest* croit qu'il serait permis de comparer l'humeur *excrémenteuse* qui les constitue à une corde à boyau *se resserrant* dans la sécheresse, et se *gonflant* dans l'humidité. Ce sont là, selon lui, deux causes de douleur et même fréquemment de phlegmasie. *Dionis* avance que *tous ceux qui en sont incommodés ont aux pieds un almanach qui leur annonce le changement de temps.*

Les frottements exercés par les orteils les uns contre les autres produisent assez souvent sur leurs faces correspondantes une maladie de l'épiderme désignée vulgairement sous le nom *d'œil de perdrix* ; on explique l'épaississement de cet épiderme par les théories indiquées plus haut. Cette maladie, de la largeur d'une petite lentille est d'un blanc mat et occasionne beaucoup de douleurs ; tantôt elle siége d'un côté seulement, d'autre fois des deux côtés en même temps. On enlève l'affection morbide à l'aide d'un bistouri ; elle ne pénètre pas dans l'épaisseur de la peau qu'on trouve sous elle rouge et enflammée. D'après *Laforest*, on met un peu de mousseline sur l'endroit où l'instrument a agi ; un morceau de diachylum est souvent plus avantageux. L'œil de perdrix peut occuper la commissure du quatrième et du cinquième orteil. Il est des sujets chez lesquels il se forme alors en ce point une tumeur dont le volume égale quelquefois celui d'une noisette ; on traite cette tumeur comme dans les cas plus simples que nous venons d'énoncer ; le malade garde quelques jours le repos. Si l'inflammation est très-légère, on panse pour fortifier les tissus à l'aide du coton imbibé, soit avec de l'eau-de-vie de lavande, soit avec une infusion de *simples* à froid dans l'alcool. Lorque l'irritation est un peu développée, on fait des lotions d'eau de guimauve; on place entre les orteils des compresses imbibées de ce liquide, qu'on remplace bientôt par l'eau végéto-minérale. J'ai vu des personnes sur lesquelles *l'œil de perdrix situé sur la partie antérieure de la commissure des deux derniers orteils* était compliqué d'un véritable cor pénétrant à une profondeur variée. Pour combattre la première de ces maladies, on se comporte comme nous l'avons déjà dit ; on attaque ensuite immédiatement la seconde à l'aide des moyens que nous indiquerons plus bas. Il se forme quelquefois sur divers points du pied de petits nœuds (*Laforest*), c'est-à-dire des tubercules épidermiques, pouvant prendre de l'accroissement ; ils occasionnent de la douleur. Les malades croient qu'ils ont *des grains de sable dans leurs bottes;* on les enlève complétement avec le bistouri ; on tâche de ne pas intéresser la peau ; une ou deux opérations faites successivement obtiennent une guérison radicale.

On a conseillé de mettre les pieds à l'eau pendant une demi-heure environ, avant d'enlever les cors. *Laforest* rejette ce conseil; il pense que le pédiluve a l'inconvénient de ramollir toutes les parties calleuses, ainsi que les parties molles; il dit qu'il est alors impossible de distinguer *le cal* des chairs, et qu'il est plus difficile de diriger convenablement l'instrument. Si le cor est superficiel, je crois que ce pédiluve est avantageux; il permettra de le détacher beaucoup plus facilement; mais s'il est profond, l'afflux des liquides déterminé par l'eau chaude, dans les parties molles, les tuméfiera; elles embrasseront plus exactement les racines de la maladie qui, si elles sont d'ailleurs susceptibles de ramollissement, feront éprouver plus de difficultés pour leur extraction, qui pourra même devenir très-incomplète.

On découvre superficiellement le cor avec un bistouri tranchant sur sa convexité, et à pointe mousse; on le promène horizontalement à sa surface; on enlève la plaque épidermique, qui l'environne. On aperçoit ses racines; on les attaque à l'aide d'un petit couteau pointu et tranchant sur sa concavité, à mesure qu'on l'a introduit assez profondément, et qu'on a tourné son tranchant contre le corps étranger, on lui fait exécuter de légers mouvements de bascule, et on enlève le corps étranger par petits morceaux. Si ces instruments se couvraient d'un enduit visqueux, on les tremperait dans l'eau ou dans de l'huile d'olives; on les essuyerait ensuite avec un linge fin ; on a grand soin de ménager la peau. Si ce corps étranger est trop dur, on l'humecte, soit avec de l'eau tiède, soit avec des spiritueux. Que le corps soit superficiel ou profond, il faut cesser l'opération aussitôt qu'on voit *une couleur de chair* au fond du godet où l'on opère. On a conseillé d'ailleurs de circonscrire superficiellement l'affection morbide avec le *quadrille*, espèce de poinçon carré ; de la saisir avec des pinces à disséquer, et d'achever de la déchausser ensuite à l'aide de poinçons ronds ou aplatis, à sommet émoussé, et nommés *furet* et *navette*. Je n'ai pas extrait beaucoup de cors aux pieds, mais j'en ai néanmoins extirpé un assez grand nombre. Je suis convaincu que la dernière manœuvre dont nous venons de nous occuper, est au moins extrêmement difficile, pour n'en pas dire davantage, si l'on ne veut pas intéresser la peau. Toutes les fois que les racines de la maladie seront dures, je donne la préférence au premier mode opératoire que nous avons indiqué. Existe-t-il au-dessous du cor au pied, une petite poche synoviale, elle doit être ouverte. Si l'on rencontre au contraire le kyste sanguin mentionné plus haut, une tache rouge et vermeille annonce sa présence ; on suit la même conduite, bien que d'après *Laforest* ce kyste sanguin puisse spontanément se dessécher. Ensuite on fait prendre un pédiluve pendant environ un quart d'heure ; l'eau n'en doit pas être trop chaude, dans la crainte de congestionner trop les parties molles ; le reste de la maladie se tuméfie ; *une élévation* très-blanche et spongieuse se montre ; on l'enlève immédiatement. Quand les choses se sont passées comme nous venons de le dire, la cure palliative doit se soutenir longtemps, quelquefois les malades sont radicalement guéris. Lorsque le cor au pied est situé sur une articulation, et quand surtout l'orteil demeure plus ou moins fléchi, il faut se défier de cette articulation, qui siége très-superficiellement, et dans laquelle on pourrait facilement pénétrer, si l'on n'avait pas approximativement mesuré son peu de profondeur ; on n'oubliera pas, d'ailleurs, que la peau et le tissu cellulaire sous-cutané peuvent avoir été beaucoup amincis par la pression de la chaussure.

Il est des sujets chez lesquels il n'est permis d'enlever qu'une très-petite étendue du cor, et alors pendant la marche ces sujets ressentent encore beaucoup de douleur à cause de la pression et des frottements exercés par la chaussure. Dans ce cas, que j'ai observé quelquefois, il ne faut pas couper largement l'épiderme épaissi environnant la racine du cor ; on lui fait seulement éprouver autour de cette racine une déperdition de substance circulaire, de manière à produire, avec la pointe du bistouri, un petit godet, dans le fond duquel s'aperçoit la portion de la maladie qu'il n'est pas possible d'extraire ; située dans un enfoncement, protégée par le pourtour de la petite excavation que nous avons pratiquée, elle se trouve ainsi à l'abri de la compression déterminée par le soulier ; les malades marchent et ne souffrent point. Ai-je besoin de dire que l'épiderme sacrifié se reproduira, et qu'il faudra assez souvent renouveler la manœuvre que nous venons de décrire, et que nous avons cherchée en vain, même dans les ouvrages spéciaux.

On a fait un très-grand nombre d'essais pour guérir les cors aux pieds, il suffit de parcourir les annales de l'art pour s'assurer que les moyens proposés ou employés, afin d'atteindre ce but, n'ont certainement pas manqué. Personne n'ignore d'ailleurs que les malheureux malades ont souvent été victimes des charlatans. La plupart des arcanes qu'on a vantés sont, tantôt essentiellement infructueux, d'autrefois ils renferment des substances caustiques qui ont trop fréquemmment produit des inflammations aiguës, des abcès, des fusées purulentes ; ils ont même aussi pénétré dans les articulations ; carié et nécrosé les os ; quelquefois leur application a été suivie d'un événement funeste. Occupons-nous de quelques-uns des topiques destinés à guérir les maladies dont nous traitons.

Les gommes sont souvent un très-bon moyen pour combattre les cors ; *Laforest* vante beaucoup le galbanum ; il avertit que l'odeur de ce médicament est très-fétide ; quand on y a recours il faut, dit-il, ne pas aller dans le monde. Le vinaigre sert à dissoudre cette substance ; après avoir découvert le cor on en applique sur lui le volume d'un pois, on met par-dessus de la peau ; on renouvelle le pansement toutes les vingt-quatre heures, et l'on enlève chaque fois l'espèce d'onguent préalablement employé. La poix navale peut-être fort utile ; on la met en usage comme le galbanum ; n'oublions pas la gomme ammoniac avec laquelle on a obtenu des succès.

Je vais donner quelques recettes d'emplâtres qui m'ont également bien réussi :

Emplâtre composé par Sennert.

Une once de poix navale;
Une demi-once de galbanum dissous dans le vinaigre;
Un scrupule de sel ammoniac;
Un gros et demi de grand diachylum.
Mêler le tout selon l'art.

Du recueil des méthodes de M. Helvetius.

Une demi-once d'antimoine cru, pulvérisé;
Deux dragmes de mercure doux;
Et six grains de sublimé corrosif.

Broyez le tout pendant longtemps sur le porphyre, et l'incorporez exactement avec l'huile d'œuf, pour en faire un onguent de moyenne consistance. L'on en applique sur le cor, gros comme une lentille, après qu'il a été bien préparé; l'on réitère toutes les vingt-quatre heures ce même pansement; il m'a souvent réussi.

Je joindrai, d'après M. *Rousselet,* la recette d'un onguent que feu son altesse sérénissime, monseigneur le comte de Clermont, prince du sang, fit plusieurs fois composer en sa présence, pour le distribuer *gratis.*

Prenez de la céruse lavée à l'eau de rose, de la litharge broyée à l'eau de muguet, de minium purgé à l'eau de morelle, de chacun trois onces; de l'huile de rose par infusion, vingt-deux onces, de la cire vierge, jaune, une livre; mettez le tout dans une terrine vernissée, joignez-y quatre onces d'eau de morelle; faire cuire le tout à petit feu, jusqu'à ce que l'eau soit évaporée, en remuant toujours avec une spatule de bois, pour empêcher la litharge de brûler, et pour qu'elle se communique, quand vous aperceverez que le tout ensemble prendra consistance, vous retirerez la terrine du feu, pour y ajouter sept gros de camphre raffiné, et broyé dans six à sept gouttes d'esprit d'eau-de-vie de lavande, et six gros de térébenthine, alors vous remuerez le tout jusqu'à ce qu'il ait pris une consistance d'emplâtre; vous l'étendrez sur un marbre pour en faire des magdaléons. Il faut, pour s'en servir, employer de la peau de gant.

J'ai éprouvé tous ces emplâtres, dans lesquels, s'il y entre des caustiques, il entre aussi assez de correctifs pour que l'on n'ait rien à craindre , et je puis assurer que les peaux les plus délicates ne risquent point d'en faire usage , au contraire, l'usage réitéré de leur application peut amener la destruction des cors, en ne gênant plus la circulation. L'on peut encore employer avec beaucoup d'efficacité les emplâtres qui suivent :

L'emplâtre de Vigo avec ou sans mercure.
Celui de grenouille avec le mercure.
Celui de *ranis*, de Mynsicht, le mucilage, le diapalme, etc.;

et l'on en recevra de grands soulagements , même la guérison , si les cors ont été bien préparés, et pourvu que l'on soit constant dans l'application du remède.

Je vais encore indiquer quelques moyens plus simples, mais desquels il ne faut attendre que des soulagements momentanés, parce qu'il faut toujours en venir à faire extirper le cal.

La cire verte à cristaux, ou la cire molle dont se servent les notaires, le savon de toute espèce, la peau d'empois que l'on trouve chez les chandeliers , la joubarbe pilée, les feuilles de souci, celles de rose , la vermiculaire qui croît le long des murailles, la feuille de lierre et autres adoucissants et émollients, qui maintiennent le cal des cors dans un état de mollesse et de dissolution, peuvent s'employer. *L'art de soigner les pieds , par Laforest*, page 36. J'ai obtenu la cure palliative et quelquefois la cure radicale d'un assez grand nombre de cors, sur lesquels j'ai fait appliquer la pommade qui se vend à Paris, chez un épicier rue Coquillère; si cette pommade ne réussit pas, elle n'a au moins aucun inconvénient. J'ai cru devoir indiquer les remèdes dont je viens de m'occuper , parce qu'ils peuvent être utiles; ils ne sont guère connus des médecins; ils sont singulièrement négligés dans les ouvrages de médecine opératoire; à la campagne, où n'existent ordinairement pas des hommes spéciaux, on laisse souvent souffrir beaucoup les malades, il en est même qui peuvent à peine marcher. Répétons d'ailleurs qu'en vieillissant, la maladie dont nous traitons produit quelquefois des inflammations violentes, des fusées purulentes, et ouvre les articulations; on a vu des sujets chez lesquels elle a déterminé l'exfoliation des tendons, la carie et la nécrose; elle a exigé dans certains cas l'amputation d'un ou plusieurs orteils, et même la resection des métatarsiens; chez les vieillards surtout, elle a été

parfois funeste. Un principe établi depuis très-longtemps est le
suivant : il ne faut pas négliger les affections morbides des pieds,
quelques légères qu'elles soient, car elles peuvent à la rigueur
devenir excessivement graves.

Les caustiques non mitigés sont certainement les remèdes les
plus puissants destinés à détruire les cors aux pieds, lorsqu'ils
ont été convenablement préparés pour l'emploi de ce moyen,
mais ils sont excessivement dangereux, à cause surtout de la trop
grande profondeur à laquelle ils pénètrent trop souvent, et des
ravages qu'ils occasionnent alors.

On a conseillé la cautérisation actuelle pour détruire les cors ;
Avicenne veut qu'on dessèche ces cors par degré avec un morceau
de bois en ignition, et qu'on approche le plus possible de la maladie ; cette manœuvre doit être réitérée jusqu'au moment où
l'affection morbide est emportée ; on applique enfin du beurre
cuit, afin d'achever le dessèchement de la racine de cette maladie. Il serait inutile d'indiquer les inconvénients et les dangers
de ce moyen, que nous citons seulement comme fait historique.
Guy de Chauliac propose d'aplanir parfaitement la partie du
cor qui s'élève au-dessus de la peau, de mettre une plaque de
fer-blanc ou bien un emplâtre, au centre duquel on pratique
une ouverture de la largeur de ce cor et qui lui correspond ; on
verse sur ce trou une goutte de souffre brûlant ; lorsqu'elle est
éteinte, on frotte ensuite avec du cérat, on garde le repos ; aussi
incertain que le précédent, ce mauvais procédé n'est pas sans
danger. *Rousselot* raconte qu'une personne distinguée était renfermée depuis dix ans à la Bastille ; que cette personne guérit
d'abord, à l'aide du moyen suivant, des verrues qu'elle portait
aux mains ; qu'elle employa ensuite ce moyen, très-heureusement, pour se débarrasser de ses cors aux pieds : elle faisait un
petit peloton de toile d'araignée ; il était appliqué sur la maladie,
on y mettait le feu. Le corps en combustion brûlait lentement
et produisait *les plus vives douleurs* : le procédé dont nous venons de nous occuper a réussi à *Laforest*. Il conseille d'y recourir avec une grande circonspection : il ajoute qu'il ne faut s'en
servir que dans les cas où le cor est insupportable, et que s'il
n'est pas très-profond, les souffrances trop fortes produites par
l'action du feu doivent, suivant lui, faire cesser cette application.
Le moyen, indiqué par *Rousselot*, est adopté par quelques auteurs modernes. Je le rejette, car de deux choses l'une ; ou bien

la maladie pénètre jusqu'aux tendons, jusque sur le périoste, sur une capsule articulaire, alors personne ne peut songer à l'application de ce procédé, qui serait nécessairement très-dangereux ; ou bien l'affection morbide n'est pas aussi profonde? Je crois qu'encore le feu aurait de grands inconvénients, et je pense qu'on réussirait infiniment mieux en mettant en usage le bistouri, lors même qu'on intéresserait la peau ; dans ce dernier cas, sans toutefois dénuder les tendons, s'il est possible, il ne faut pas craindre d'aggrandir un peu la solution de continuité, afin d'empêcher l'inflammation par étranglement. Mais nous ne saurions trop répéter qu'on ne doit employer ce moyen extrême que chez les sujets qui sont beaucoup tourmentés par leurs cors aux pieds, et qui marchent très-difficilement.

Lorsqu'un cor a produit de l'inflammation, il faut se hâter de dénuder sa surface comme si l'on voulait l'extraire ; s'il se formait alors du pus, il s'écoulerait moins difficilement à l'extérieur. On emploie sur-le-champ les antiphlogistiques ; lorsque la suppuration éprouve des difficultés à se porter à l'extérieur, on lui donne issue, afin de l'empêcher de séjourner et de déterminer des accidents graves, qu'il serait inutile d'indiquer. *Laforest* dit que si l'on se coupe *ses cors soi-même*, et qu'ils siégent sur les parties latérales des orteils, on ouvre quelquefois une petite artère qui fournit beaucoup de sang dont on arrête l'écoulement à l'aide d'une plaque d'agaric et de circulaires de bande. Il ajoute qu'on pourrait remplacer cet agaric par un morceau de papier brouillard et par une compresse. Tout ceci est sans contredit parfaitement bien ; mais, ajoute-t-il, « on peut encore piquer un nerf ou un tendon ; la douleur serait alors horrible et même convulsive ; » il conseille alors *l'huile des Philosophes*, les remèdes balsamiques purs, etc... Pour la piqûre des nerfs, voyez dans le second volume de cet ouvrage le chapitre ayant pour titre : *névralgie*.

Oignons. — « Les oignons sont une tumeur contre nature, qui, à proprement parler, est une espèce d'œdème froid, laxe et mou, de couleur blanchâtre, sans douleur par eux-mêmes ; leur mollesse est telle, qu'en les comprimant avec le doigt, ils en conservent l'empreinte, pourvu que les mamelons du centre ne soient point desséchés. Ce qui a donné lieu de les nommer ainsi, c'est la parfaite ressemblance de cette tumeur avec un oignon de jacinthe, dont le centre est d'un rouge brun, environné de petites pellicules blanchâtres, détachées les unes des autres, en forme de rosace. Leur siége est ordinairement à la partie latérale antérieure du pied, sur l'articulation du métatarse avec le gros orteil; les femmes en sont plus ordinairement incommodées que les hommes. Leur cause diffère totalement de celle des cors et des durillons; c'est une trop grande et continuelle trituration de l'humeur synoviale qui leur donne lieu. Cette trituration de la synovie l'appauvrit, l'atténue et la divise souvent, en l'obligeant de sortir de ses capsules, pour se porter, en se coagulant, au centre de la tumeur. Les cartilages qui garnissent intérieurement la tête ou la cavité des os, privés du rafraîchissement que leur fournissait la synovie, se dessèchent et se tuméfient; il survient même gonflement à la tête des os de cette articulation, causé par l'échauffement et la dépression des lames osseuses : ils occupent alors plus de place; les tendons qui servent au mouvement de l'orteil se trouvent contraints et subitement tendus les uns contre les autres; ils obligent souvent même cet orteil à se courber, et à se placer dessus ou dessous ceux qui l'avoisinent : alors le pied devient d'une difformité qui paraît malgré la chaussure la mieux faite. » *L'art de soigner les pieds*, par M. *Laforest*, page 72. J'ai cité textuellement les passages qu'on vient de lire, parce que j'ai voulu donner un échantillon des *explicasseries* auxquelles se livraient autrefois en médecine même les hommes de bon sens parmi lesquels on doit compter M. *Laforest*. Mais ces passages renferment des faits bien observés que n'auraient pas dû ignorer des auteurs modernes qui traitent des oignons avec une incroyable légèreté, comme si cette maladie était indigne de fixer leur attention. Elle est cependant très-importante : nous espérons en fournir la preuve dans ce chapitre. Ces faits sont la condensation du liquide contenu dans les bourses synoviales. Les lames épidermiques superposées, écailleuses, imbriquées; la tuméfaction des cartilages, celle des os, et enfin la déviation de l'orteil, voilà les caractères distinctifs de l'affection morbide qui nous occupe, si vous y ajoutez la douleur, que le même auteur indique plus loin.

Les oignons étaient autrefois beaucoup plus communs qu'aujourd'hui, parce que les femmes faisaient usage de chaussures à très-haut talon, et que sous le double rapport de la pression et des frictions, la première articulation métatarsophalangienne était excessivement fatiguée. Nos élégants qui veulent paraître des hommes grands portent encore des bottes dont le talon est exhaussé; ils sont soumis, à un plus faible degré, au même inconvénient. Nos petits maîtres, qui frisent légèrement le pavé avec la pointe de leurs pieds, dont ils se servent exclusivement pour ainsi dire, afin de cadencer en quelque sorte leur trop frêle et trop fragile stature, encourent davantage ces inconvénients. Les souliers courts, en maintenant les orteils plus ou moins fléchis, font saillir la face interne de l'article phalangométatarsien, d'où résulte encore une cause puissante pour produire la maladie; elle se fait aussi observer assez souvent sur le côté externe de l'articulation de la dernière digitation du pied avec son métatarsien. Beaucoup d'habitants de la campagne ont la mauvaise habitude de loger leurs pieds nus dans de gros sabots : ces sabots exercent sur ces pieds, à cause des vacillations auxquelles ils sont soumis, des efforts auxquels ils se livrent souvent, de fortes pressions et des frictions fréquentes; le cuir épais qui n'est pas convenablement huilé ou graissé est une cause très-commune des oignons, ainsi que les souliers trop étroits de quelque nature qu'ils soient.

Aux symptômes que nous avons déjà indiqués, unissez les suivants : tuméfaction circonscrite et souvent assez considérable ; rougeur prononcée quand l'oignon est irrité; épiderme épaissi, fendillé, et dont un grand nombre d'écailles plus ou moins redressées appliquent une partie de leurs bords sur le corps muqueux de la peau, et font beaucoup souffrir. Augmentation de chaleur : sentiment d'une espèce de brûlure. Les malades croient que des grains de sable soumis à des pressions siégent *sur un endroit très-vif* (*Laforest*), c'est-à-dire dénudé. Quand une violente inflammation s'empare de l'oignon, le sujet éprouve les douleurs les plus vives du phlegmon. Pendant que je faisais manœuvrer les opérations sur le cadavre, j'ai fréquemment eu occasion d'étudier l'anatomie pathologique de la maladie qui nous occupe. J'ai vu les dispositions épidermiques que nous avons énoncées. J'ai trouvé des bourses synoviales dont l'humeur était épaissie, dégénérée, presque concrète : j'ai rencontré de petits cors compliquant les oignons. Dans des cas fort rares, le tissu cellulaire situé au côté interne de l'articulation métatarsophalangienne paraissait normal sous le rapport de son épaisseur. Il était quelquefois induré, d'autres fois infiltré de sérosité, tantôt ordinaire et tantôt sanguinolente; mais chez la plupart des sujets ce tissu cellulaire, sorte de coussinet placé sous les téguments, manquait en grande partie et quelquefois en totalité; alors la peau était immédiatement appliquée sur le tissu osseux auquel elle adhérait même assez souvent, circonstance qui devait nécessairement beaucoup la fatiguer. Les sésamoïdes formaient quelquefois sous elle une saillie; ils peuvent seuls occasionner la maladie, ou bien contribuer à la produire. Tuméfaction des os; parfois leur surface offrait même des inégalités qui avaient dû très-probablement contribuer à augmenter les douleurs par les pressions que les téguments exerçaient sur elle; ces os étaient ordinairement plus ou moins ramollis, les cartilages participaient à la tuméfaction que nous venons d'indiquer; quelquefois ils étaient amincis; augmentation de l'épaisseur de la capsule articulaire; très-rarement phogose légère dans l'intérieur de l'article; épanchement séreux, sero-sanguin ou sero-purulent. Les chirurgiens savent que l'oignon peut déterminer à la suite des accidents qu'ils occasionnent la pénétration du pus dans la jointure, l'ouverture de l'articulation, la carie de l'extrémité des os, et enfin chez quelques vieillards un évenement funeste, surtout lorsque la gangrène des tissus vient grossir le cortége de tous ces phénomènes morbides.

Pour éviter le développement des oignons il faut se soustraire à l'influence des causes que nous avons signalées et qui agissent d'autant plus désavantageusement que les sujets sont lymphatiques. scrofuleux, vénériens, rhumatisants ou goutteux. «Lorsque les oignons sont encore dans un état de mollesse, que les mamelons du centre ne sont point encore desséchés et durcis, on peut se contenter de faire des frictions; pour cet effet, on met de la salive, à jeun, dans le creux de la main, et l'on en frotte la partie affligée jusqu'à ce qu'il ne reste plus de salive, ce qu'il faut réitérer plusieurs jours de suite; on applique après, en se couchant. un petit sachet de sel ammoniac, trempé dans de l'eau rose; on l'assujettit pour la nuit, et on l'ôte tous les matins; on y peut encore appliquer l'emplâtre de fiel de porc, qui se fait ainsi : prendre un fiel de porc mâle, le suspendre dans la cheminée, pour le dessécher à moitié de manière que le fiel se réduise à une espèce de pommade compacte; en prendre de la grosseur d'un pois, l'étendre sur du vieux gant, et l'appliquer sur l'oignon en réitérant toutes les vingt-quatre heures. » *L'art de soigner les pieds*, par M. *Laforest*, p. 77. Voilà, sans doute, des choses du vieux temps; néanmoins, elles offrent ceci de très-remarquable, qu'on a su saisir l'indication et qu'on a appliqué des résolutifs, des excitants dans un cas où il n'y avait pas d'inflammation; il serait bien à désirer qu'on suivît ces errements; mais les savants fameux de nos jours disent que ce n'est pas là de la science, comme s'il ne fallait pas essentiellement connaître les nuances d'une affection morbide pour savoir la combattre avantageusement, et comme si l'étude approfondie de cette affection morbide n'était pas de la science, comme si enfin la pathologie n'en était pas une. En vérité, il faut le dire, tout cela n'inspirerait que de la pitié si l'on n'exposait pas notre studieuse jeunesse à s'égarer. Ouvrez les livres de certains hommes malheureusement trop nombreux; vous y verrez qu'après de longues descriptions des maladies et à l'occasion desquelles presque toujours tout semble simple et clair pour le diagnostic, tandis que très-souvent il est fort obscur, on y indique seulement, et en passant pour ainsi dire, les moyens thérapeutiques sans poser la moindre indication; on ne cesse de répéter à cette malheureuse jeunesse : voilà les antiphlogistiques, les fondants, les astringents, etc. » Employez-les, mais comment faut-il les mettre en usage? quelles sont les circonstances qui les exigent? quelles sont celles qui les font rejeter? quels effets peuvent-ils produire et à quels moyens doit-on recourir suivant ces effets? Que dis-je? voilà qui est trop élémentaire. Est-il permis à des hommes d'un génie transcendant de s'en occuper? Quel génie!!! Aussi la coterie tout entière applaudit-elle à leur sublimité, quand elle a prononcé; c'est de son aréopage que jaillissent des torrents de lumière qui, personne ne l'ignore, néanmoins, perdent entièrement leur éclat aussitôt qu'ils arrivent aux limites du cercle très-étroit dont le centre est l'incomparable foyer; c'est ainsi qu'on se loue et qu'à force de s'encenser mutuellement on forme autour de soi un nuage aussi épais que ses propres idées, et qui masque entièrement l'horizon de la vérité tout rapproché qu'il est. Si toutes ces idées ne portaient pas déjà suffisamment leurs fruits, laissez-les vieillir, le temps n'est pas éloigné où elles feront une large justice de beaucoup de choses.

Lorsque l'oignon est enflammé, douloureux, le malade garde le repos absolu; on applique des cataplasmes émollients faits avec la fécule de pomme de terre ou bien encore avec le riz bien cuit et de l'eau de guimauve; ils sont dans de la grosse mousseline; chez les femmes qui ont habituellement les pieds froids on couvre ces cataplasmes à l'aide d'une flanelle par dessus laquelle on met du taffetas gommé : assez souvent même vingt-quatre heures suffisent pour faire cesser la douleur, pour dissiper presque complétement la phlegmasie et pour permettre de marcher avec un soulier qui n'est pas étroit ; mais il faut avoir la précaution de mettre sur la maladie un morceau de diachylum bien préparé, car vous devez vous défier de cet emplâtre qui est mal fait dans un très-grand nombre de pharmacies et qui peut produire un érysipèle sur toute l'étendue des points auxquels il adhère. Le cataplasme a non-seulement l'avantage d'agir comme moyen émollient, mais encore il macère l'épiderme, il le ramollit, il en enlève de minces et étroites écailles, il ôte presque entièrement à celles qui restent leur propriété irritante ; il en facilite d'ailleurs l'ablation ; quand l'irritation n'est plus aussi vive, qu'en d'autres termes elle a beaucoup diminué, comme aussi lorsqu'elle a toujours été légère on doit extirper les *callosités* de l'oignon et les cors qui peuvent le compliquer ; on emploie la thérapeutique énoncée plus haut. « Si une trop grande et continuelle pression a fait coaguler et dessécher dans le centre de la tumeur une humeur gypseuse (ayant la consistance de la chaux), il faut alors en faire l'extirpation avec l'instrument, et lorsque ensuite il sort de la cavité une humeur synoviale glutineuse, il faut appliquer un emplâtre de diachylum gommé, qui dissipera entièrement le mal. » *L'art de soigner les pieds.* par M. *Laforest*. p. 78. Si une bourse muqueuse s'étendait jusqu'à une capsule articulaire, il faudrait la respecter afin de ne pas s'exposer à produire une inflammation pouvant pénétrer dans la jointure. J'ai vu mettre en usage, avec beaucoup de succès, le moyen suivant par M. *Erlanger*, pédicure très-distingué de Paris ; l'oignon est entouré par un cercle d'agaric d'une épaisseur convenable pour l'empêcher de s'appliquer contre l'empeigne du soulier auquel ce cercle est d'ailleurs fixé ; on fend quelquefois le soulier sur le point qui correspond à la maladie, afin d'éviter sa pression douloureuse. Les abcès sont ouverts le plus tôt possible, etc., et les autres accidents sont combattus par la thérapeutique appropriée.

Verrues. « —Suivant Galien, les verrues sont une matière hétérogène et contre nature, qui se trouve poussée avec violence vers la peau par la force des facultés internes ; d'où il faut conclure qu'elles sont de la nature de tous les autres boutons ou pustules qui paraissent sur la peau. » *Laforest, ouvrage cité.* Voilà une hypothèse qui tient essentiellement aux idées d'humorisme qui ont été enseignées longtemps d'une manière si exclu-

sive par les écoles. Il ne viendra jamais, je crois, maintenant à l'esprit de personne de l'adopter. Mais en l'examinant sérieusement,
et en faisant abstraction de la théorie dégoûtante des humeurs que
les médiocrités médicales de Paris, effrayées encore par l'ombre
de Broussais, essayent de reproduire dans le domaine des sciences médico-chirurgicales, ne pourrait-on pas admettre que les
verrues sont une production organique accidentelle, comme les
tumeurs fibreuses, les loupes stéatomateuses, etc. ? Si l'on veut
bien se rappeler les hypothèses qui ont été admises pour expliquer la formation de ces dernière maladies, on verra peut-être
que celle de *Galien* n'est pas aussi dépourvue de fondement qu'elle
l'aurait semblé *à priori*. Examinez-vous l'affection morbide qui
nous occupe, sur les mains, sur les pieds, vous la trouvez assez ordinairement rugueuse, fendillée, et plus spécialement chez les personnes qui marchent beaucoup, chez celles qui manient habituellement des corps durs, et dont la peau est exposée aux injures
du temps. Ce phénomène est dû à l'épaississement et à des
sortes de fissures de l'épiderme. On trouve quelquefois au-dessous
de lui deux ou trois racines, et davantage, d'un blanc mat, avec
lequel se confond une teinte légèrement rosée ; on peut quelquefois aussi les séparer superficiellement les unes des autres. Elles
semblent être réunies par des lamelles celluleuses très-fines et extraordinairement rares ; plus profondément encore ces racines
conservent le même aspect, pénètrent dans l'épaisseur du chorion, où elles ne le perdent pas. Si le tissu morbide dont nous
traitons n'était pas, comme nous le croyons, et comme nous venons de le dire, une production organique accidentelle, si ce tissu
appartenait au chorion épaissi et fournissant des prolongements
dans l'épiderme, il faudrait convenir au moins que son organisation, abstraction faite de cette dernière membrane, n'est pas l'organisation du derme, qui ne saigne pas lorsqu'on le coupe,
tandis que la verrue fournit du sang depuis son extrémité libre
jusqu'à son extrémité implantée dans ce derme ; ce liquide est
assez abondant, il n'est pas possible de l'attribuer exclusivement à
la lésion du corps muqueux ; on le voit sortir du tissu fibreux accidentel qui constitue la maladie. M. *Cruveilhier* a vu une seule
fois des vaisseaux sanguins bien distincts accompagner le pédicule
plus ou moins prononcé de l'affection morbide. Des faits et des
raisonnements qui précèdent, je conclus, contre l'opinion généralement admise, que les verrues sont une production organique

fibreuse accidentelle. Cette idée acquerra, je crois, plus de valeur lorsqu'on se rappellera que les verrues *pendantes*, c'est-à-dire celles qui sont pédiculées, présentent presque toujours une consistance molle, sont recouvertes d'un épiderme normal, et que leur nature intime n'est pas celle du derme; faisons d'ailleurs remarquer que la première espèce de cette maladie a été divisée en plate et en ronde. Est-il besoin de dire que celle-ci, qui est la plus commune, offre une saillie assez marquée à la surface de la peau; elle fournit plus spécialement les filaments ou racines dont nous nous sommes occupés; l'autre, au contraire, s'élève très-peu à la superficie des téguments; elle présente assez ordinairement une largeur considérable. *Celse* l'a plus particulièrement observée à la paume des mains et à la plante des pieds, où elle est en effet beaucoup plus fréquente, et où, à cause des pressions auxquelles elle est soumise, elle est très-douloureuse. Dans les autres localités, l'affection morbide ne fait pas souffrir, à moins qu'elle n'ait dégénéré. Mais une preuve qui vient encore à l'appui de l'hypothèse que nous avons imaginée, c'est que, quand des verrues bien caractérisées d'ailleurs siégent à la face, qu'elles sont très-fréquemment irritées, excoriées, elles finissent trop souvent par offrir la dégénérescence carcinomateuse, quoiqu'elles ne soient nullement pédiculées. Il ne faut pas oublier cette circonstance, car il est évident que sous le rapport de l'organisation intime, il existe une grande différence entre les tumeurs dont nous nous occupons, lorsque les unes ont un pédicule et quand les autres en sont dépourvues. En dégénérant, comme nous venons de le dire, et comme le prouve l'expérience, il est certain que la maladie dont nous traitons présente, sous ce point de vue, une identité parfaite avec les autres tumeurs citées plus haut.

Exposons comme fait historique l'hypothèse singulière que nous allons extraire de l'ouvrage de *Laforest* : « Suivant *Juncker*, les verrues sont des excroissances extraordinaires, des fibrilles nerveuses de la peau, qui s'attachent surtout au visage et aux mains. Les principes de toutes ces excroissances procèdent d'une humeur grossière, mélancolique ou phlegmatique salée, et convertie en mélancolie, qui, destituée de circulation, s'épaissit insensiblement, et forme ces callosités qu'on appelle verrues. Cette sorte d'incommodité ne produit aucune douleur, en lui laissant un libre cours : elle défigure seulement la partie affectée. » *Laforest, ouvrage cité.*

On rencontre quelquefois, chez des femmes enceintes, sur la face interne des cuisses, sur les organes externes de la génération, des tubercules confluents très-nombreux, pouvant offrir le volume d'un grain de chènevis; ils ont une consistance dure; ils sont d'ailleurs recouverts, à cause de la finesse de la peau, par un épiderme qui n'est pas rugueux. Ces petites tumeurs ressemblent à des verrues, si toutefois elles ne constituent pas cette maladie. J'ai vu des médecins croire qu'elles étaient syphilitiques. Lorsqu'elles se sont développées pendant la grossesse, il est extraordinairement rare qu'elles ne disparaissent pas spontanément après l'accouchement, circonstance importante à connaître; il serait inutile d'en indiquer les motifs. Les chirurgiens cliniques ont encore observé au cou, chez les mêmes femmes, à la surface des téguments, des saillies nombreuses peu volumineuses, mollasses, qui me paraissent être des verrues pendantes, et qui naissent aussi durant la gestation. Elles inquiètent singulièrement la malade à cause de la difformité qu'elles occasionnent. Sont-elles attaquées par les moyens thérapeuthiques, abstraction faites des autres inconvénients attachés à ces moyens, ils ont celui de déterminer dans la plupart des cas des cicatrices qui, d'abord rouges, blanchissent ensuite et sont désagréables à voir. Presque toujours ces productions organiques accidentelles se dissipent aussi après la parturition. Elles se flétrissent et ne produisent pas de cicatrisation apparente. Avant de les attaquer, il faudrait donc attendre que les femmes fussent débarrassées depuis quelque temps du produit de la conception. Au besoin, on les détruirait soit à l'aide de la ligature, soit par l'action des ciseaux à laquelle on unirait l'application du nitrate d'argent fondu, taillé en forme de crayon. Mais pour donner la preuve irréfragable de la supériorité d'un professeur de la faculté de médecine de Paris; pour démontrer, comme a osé le tenter M. *Marchal de Calvi*, au congrès médical, qu'il n'existe pas à Paris un médecin capable de faire passer des examens aux élèves, citons entièrement le chapitre suivant : « § 1er. *Verrues.* On donne le nom de verrues à
» de petites tumeurs tantôt étroites et saillantes, tantôt aplaties
» et assez larges, qui se remarquent à la surface du derme, et
» *principalement sur le dos de la main. Ce sont des végétations*
» *indolentes des couches épidermiques et de la couche sanguine*
» *de la peau.* Une foule de moyens ont été proposés pour en dé-
» barrasser les malades, mais il n'en est aucun qui réussisse

» généralement, *et le mieux, quand les verrues sont très-nom-*
» *breuses, est de n'y rien faire du tout.* Nulle infirmité n'a fait
» naître plus de remèdes secrets ou bizarres. Je connais un
» grand dignitaire de l'État qui croit fermement posséder un
» de ces secrets. Il m'a raconté avec le plus grand sang-froid
» qu'au moyen d'un fil de soie rouge, dont chaque nœud doit
» entourer et toucher la base de la verrue avant d'être fermé, fil
» qu'il dépose et laisse ensuite putréfier au fond d'une masse de
» fumier, on guérit constamment les verrues! » (V. dans ce
volume : vous y trouverez la preuve que ce remède appartient à *Juncker*, que M. *Velpeau* aurait dû citer, lui dont l'immense érudition n'est jamais en défaut.) « Sans tenir compte de
» ces rêves insignifiants. le chirurgien peut au moins tenter
» quelques remèdes réellement efficaces lorsque les verrues sont
» en petit nombre et que les malades tiennent à en être débar-
» rassés.

» Si la tumeur est saillante, et comme pédiculée, on peut
» l'étrangler avec un fil, la faire tomber par la ligature.

» Alors il serait encore mieux de la saisir avec une pince, et de
» l'exciser d'un coup de ciseaux, en ayant soin de toucher la
» petite plaie immédiatement après avec le nitrate d'argent. Si la
» verrue n'a point de pédicule ni de collet, on la traite d'une
» autre façon. La sucer avec les lèvres pour la retrancher ensuite
» d'un coup de dent comme on le faisait du temps de Galien : la
» brûler avec les cautères à dents, ou l'enlever lame par lame
» avec un grattoir, sont de mauvais moyens, *que l'extirpation et*
» *la cautérisation franche doivent toujours remplacer. L'extir-*
» *pation, qui consiste à enlever d'un coup de bistouri ou de ci-*
» *seaux portés à plat, toute la tumeur, et dont on rend l'effet*
» *plus sûr, en touchant ensuite la surface saignante avec la*
» *pierre infernale, ne garantit point encore complétement de la*
» *récidive. Emporter avec la verrue une plaque elliptique de la*
» *peau, serait infiniment plus sûr.* Chez les personnes qui redou-
» tent l'action de l'instrument tranchant, on aurait recours à la
» cautérisation ; le bout d'une plume ou un cylindre de verre
» servent à transporter sur la tumeur une gouttelette d'acide ni-
» trique, qu'on a soin de ne pas laisser étaler sur les tissus voisins.
» Cette cautérisation, qu'*on renouvelle plusieurs jours de suite,*
» agit mieux et *réussit plus constamment que la cautérisation*
» *avec le nitrate d'argent* (quand on ne sait pas faire cette dernière.

» comme on le verra dans ce volume). *Du reste, c'est la simple* » *excision aidée de la cautérisation avec la pierre infernale* » *qui est le plus employée.* » *Nouveaux éléments de médecine opératoire*, par M. *Velpeau*, t. 1er, page 447.

Rhazès conseille pour les dessécher et les guérir de frotter les verrues avec des feuilles de caprier. On a encore mis en usage, soit isolément, soit ensemble, les feuilles pilées d'*herbes à Robert*, de pourpier des Indes, de grande scrophulaire, de millefeuilles, de verrucaires; on a aussi vanté le suc d'alléluia, de tithymale, le lait de figuier. Des frictions faites avec du vieux levain de seigle délayé dans *du lait de figuier et de tithymale* ont été employées. « On se sert encore d'un liniment composé de la manière suivante :

> R. Trois dragmes d'huile de tartre;
> Une dragme d'onguent blanc camphré;
> Un scrupule de chaux vive.

ou bien encore :

> R. Cire neuve, résine, huile de camomille, de chaque un gros;
> Tacamahaca, deux dragmes;
> Orpiment : une dragme; dont vous faites un emplâtre. »

Laforest.

Ouvrage indiqué. — J'ai cru devoir citer les moyens qu'on vient de lire; car l'expérience a démontré qu'ils peuvent réussir : il suffit d'avoir habité la campagne pour s'être assuré que les paysans emploient quelques plantes ordinairement avec succès : ils mettent surtout en usage le suc de grande chélidoine après avoir légèrement enlevé l'épiderme qui recouvre la verrue. Je ferai d'ailleurs remarquer que ces moyens simples sont quelquefois couronnés de succès même dans les cas où les verrues sont confluentes et très-nombreuses; il n'est pas besoin de dire qu'ils ne peuvent pas déterminer des accidents sérieux, et qu'il faut surtout en tenter l'emploi lorsque la maladie a beaucoup d'étendue. Je suis étonné que des auteurs modernes les aient passés sous silence : j'ai pensé que je pouvais m'abstenir d'indiquer un plus grand nombre de ces topiques. Mais en voilà deux trop extraordinaires pour qu'ils ne trouvent pas place ici. Je les rapporte seulement comme faits historiques. « *Etmuller* dit avoir fait usage de l'usnée humaine, espèce de mousse verdâtre qui croît sur les crânes des personnes mortes d'une mort violente, et exposées à l'air. Il prétend qu'en appliquant cette mousse sur la verrue, elle doit se guérir en peu de temps. Mais le remède le plus extraordinaire est celui que prescrit *Juncker*, page 241. Il faut, dit-il, prendre un fil de la chemise d'un patient ou d'un mourant, et le prendre dans un endroit imbu de sueur, par exemple, sous les aisselles ; faire à ce fil autant de nœuds que le malade a de verrues ; frotter une de ces verrues avec un des nœuds, ensuite enterrer le fil dans un endroit humide, par exemple sous une gouttière, et les verrues tombent à mesure que les nœuds se pourrissent. *Juncker* assure que ce remède lui a parfaitement réussi, de même qu'à tous ceux qui ont, comme lui, été dans le cas d'en faire usage. Je veux le croire ; mais il semble qu'il faut une grande foi pour se le persuader. Au reste, l'expérience n'est ni coûteuse ni difficile à faire ; toute la difficulté consiste à savoir quel rapport il peut y avoir entre un pendu et une verrue. » *Laforest, ouvrage cité.*

Galien cite un homme qui, après avoir sucé les verrues avec les lèvres, les faisait, dit-il, suffisamment saillir et les arrachait avec les dents ; outre que ce procédé serait trop dégoûtant pour celui qui l'exécuterait, il ne serait pas toujours sûr ; il exposerait d'ailleurs à des déchirures assez étendues.

N'oublions pas de rappeler un précepte que des auteurs modernes n'auraient pas dû omettre : c'est, quand il existe de grosses et de petites verrues, d'attaquer seulement les premières pour les détruire, et pour flétrir et faire tomber les secondes, résultat qu'on obtient assez souvent. Mais lorsque la surface occupée par la maladie offre une grande largeur, faut-il abandonner cette maladie à elle-même, comme le conseille M. *Velpeau* (V. plus haut son texte). Nous avons déjà dit dans ce chapitre qu'à l'aide des moyens simples qui ont été exposés, on guérissait quelquefois radicalement. Si ces moyens échouaient, on attaquerait successivement une certaine étendue des verrues afin que les ayant guéries dans cette étendue, on puisse procéder de la même manière sur les autres points morbides : ainsi, les malades ne portent pas à tout jamais une difformité dégoûtante, produite par une affection morbide qui, soumise à des pressions, peut dégénérer et occasionner *des douleurs très-violentes.* Ces douleurs sont niées par M. *Velpeau* (V. son texte, page 283 de ce volume). Lorsqu'elles existent sur la face plantaire du pied, quelle que soit la circonstance à laquelle elles sont dues, on place dans le soulier une semelle de chapeau et de buffle : on y pratique un trou sur le point qui doit correspondre à la verrue ; il doit être assez grand pour la contenir. On obtient ainsi le double avantage d'éviter les souffrances et de s'opposer à l'accroissement que déterminerait la compression qu'on évite. Ce moyen très-important a été oublié par certain auteur moderne.

Mais un moyen très-efficace qu'on doit employer surtout dans le cas dont nous venons de nous occuper, et qu'on peut mettre aussi en usage lorsque la maladie est moins large et exige suivant les opérateurs, l'ablation avec le bistouri de la portion de la peau sur laquelle elle siége, est le *bain* prolongé dans une *très-forte dissolution de savon noir*. Voici comment on procède : Supposons que l'affection morbide est à la face plantaire du pied ; on plonge cette face seulement, et les bords de ce membre dans le liquide ; n'oublions pas de dire que sa consistance est sirupeuse, que cette immersion est en général d'une demi-heure. Aussitôt qu'on l'a cessée, on promène horizontalement sur la maladie le couteau à tranchant convexe, qu'emploie ordinairement le pédicure ; on enlève ainsi sans faire couler du sang la superficie des veines, macérées ou plutôt brûlées par la solution dont nous nous occupons. Le malade, qui ne marche pas d'ailleurs, baigne le soir son pied de la même manière. Le lendemain, avant de le soumettre à une nouvelle immersion, on procède avec le bistouri comme la veille ; enfin, cette seconde immersion a lieu, et l'on se comporte ainsi qu'après la première. Ce traitement est en général continué pendant quinze ou vingt jours ; le plus souvent alors il a réussi : Un des fils de l'une des anciennes familles les plus distinguées de Paris, portait sur la face plantaire du pied, près des extrémités antérieures des métatarsiens, une plaque verruqueuse s'étendant du premier de ces os au cinquième, et dont le diamètre antéro-postérieur offrait l'étendue de cinq centimètres quatre millimètres (deux pouces). La marche était devenue presque impossible : un grand nombre de chirurgiens consultés avaient tous proposés d'enlever, à l'aide de l'instrument tranchant, l'affection morbide et la large portion de peau qui en était le siége ; on sait que cette opération est grave et qu'elle est suivie d'une cicatrice qui dans son principe et même plus tard, n'est pas sans inconvénient. Je fis appeler M. *Erlanger*, et nous eûmes bientôt donné une leçon aux encyclopédistes à la suite, qui voulaient pratiquer l'extirpation de la maladie. La forte dissolution de savon noir fut employée ; guérison au bout de quinze jours. J'insiste sur le moyen dont nous venons de nous occuper parce qu'il est peu connu , et que nous en avons obtenu, mes élèves et moi, de nombreux succès. Si ce moyen produisait un peu d'irritation , on mettrait trois ou quatre jours d'intervalle entre celles de ces applications qui auraient été irritantes, et l'on n'en réussirait pas moins. M. *Erlanger*, qui l'applique très-fréquemment, ne l'a jamais vu déterminer des accidents sérieux ; il n'a pas même été obligé de recourir aux cataplasmes émollients.

Ligature : On emploie un fil de soie, un crin, ou bien encore un fil ciré : on saisit la verrue à l'aide d'une pince à disséquer, afin de la faire saillir le plus possible. On peut ainsi assez souvent agir au delà de sa racine, et alors le caustique devient inutile. Rappelons que la ligature doit immédiatement étreindre assez les tissus pour les désorganiser sur-le-champ. Elle est alors infiniment moins douloureuse ; on la met seulement en usage lorsque la tumeur est pédiculée, et quand cette tumeur tombe, on cautérise au besoin avec le nitrate d'argent fondu dans la crainte de la récidive. On a conseillé ici l'application du feu, je la crois plus douloureuse ; je pense qu'elle peut faire courir quelques dangers : on se servirait des cautères à dents.

Excision : On coupe s'il est possible au delà de sa racine et en un seul coup, la verrue pédiculée avec le bistouri, ou mieux encore, avec des ciseaux courbes sur le plat ; on a soulevé préalablement la tumeur à l'aide d'une pince à disséquer ; la cautérisation est alors inutile ; quand l'affection morbide n'offre pas de pédicule, on donne la préférence au petit couteau tranchant sur sa convexité : on le fait agir à ras la surface de la peau ; mais on n'enlève pas ainsi la totalité de la maladie : il faut donc en cautériser le reste ; le nitrate d'argent fondu est encore préférable.

Extirpation : Deux incisions semi-lunaires cernent la verrue, et se réunissent par leurs extrémités ; elles pénètrent dans le tissu cellulaire sous-cutané : on continue de se servir du bistouri, ou bien l'on emploie les ciseaux courbes sur le plat, pour achever l'opération ; avec la tumeur, on enlève la portion de peau sur laquelle elle siége ; cette opération est très-douloureuse, elle expose à des inflammations fort dangereuses. Aux mains et aux pieds, elle peut être suivie de cicatrices capables de gêner les fonctions des membres ; je ne l'admets que si les autres méthodes ont échoué, et que si la verrue fait beaucoup souffrir. N'oublions pas de faire remarquer que les racines du tissu verruqueux sont d'autant plus profondes que ce tissu offre moins de saillie à l'extérieur.

Cautérisation : On a conseillé des escarrotiques violents tels que le soufre, le sublimé : *Dudon* veut même qu'à la plante des pieds on mette en usage la potasse caustique comme si l'on établissait un cautère ; l'idée seule de ces moyens effraye, car il n'est pas permis d'ignorer les accidents très-graves qu'ils peuvent déterminer ; on en trouvera un exemple dans l'observation suivante : « Une fille fort incommodée de verrues, sensible aux reproches de malpropreté qui lui furent faits à cet égard, s'adressa, pour s'en délivrer, à un barbier qui, pour un demi-écu, en entreprit la cure. Pour y réussir, il en entoura d'abord plusieurs de terre glaise, couvrit leurs têtes avec du soufre, auquel il mit le feu avec une allumette. La courageuse fille remplie du désir de se voir délivrée de cette difformité, supporta la douleur en héroïne, et dit même au barbier de continuer à brûler ses excroissances, s'il le croyait nécessaire, mais cet empirique l'ayant assurée que celles-là étaient suffisamment brûlées, il lui ordonna seulement de mettre à la place de la terre glaise un peu de beurre frais, et de revenir le lendemain pour en entreprendre d'autres. Elle fut tourmentée par la soif et la chaleur durant toute la nuit, qu'elle passa fort inquiète ; elle trouva le matin la main et le bras enflé jusqu'à l'épaule, avec douleur et inflammation. Dans cet état, elle envoya chercher le barbier, qui, fort surpris de l'accident, fut chercher un chirurgien, qui, un peu moins ignorant que lui, fit une embrocation sur le bras avec l'huile rosat, et appliqua le cataplasme de mie de pain et de lait sur le dos de la main. La douleur fut adoucie et la tumeur désenflée par cette méthode, mais continuant, après la chute des escarres, les applications graisseuses, les tendons découverts dans deux des articulations des phalanges se corrompirent, comme l'auraient fait les ligaments et les cartilages, si une personne plus expérimentée n'eût été appelée ; mais, malgré tous ses efforts, une des articulations resta gênée, et une autre presque sans mouvement. » *Turner, Des maladies de la peau.* Les caustiques actifs dont on ne mitige pas l'action, soit par les substances inertes auxquelles on les associe, soit par la petite quantité qu'on en met en usage, doivent être proscrits. *L'acide nitrique (eau forte des anciens)* est souvent employé pour brûler les verrues; les auteurs modernes conseillent, les uns d'en appliquer une *petite goutte*, les autres *une gouttelette*; aussi ce caustique détermine presque toujours alors beaucoup de douleurs, il peut même occasionner des accidents : pour mieux faire comprendre la prudence avec laquelle il faut s'en servir, citons textuellement l'ouvrage de *Laforest*. « L'eau forte m'a toujours réussi sans inconvénient, étant appliquée prudemment. Pour l'employer, on trempe la pointe d'un cure-dent dans l'eau forte la meilleure possible, l'on en laisse tomber la première goutte qui serait trop considérable, l'on pose ensuite la pointe du cure-dent au milieu de la verrue; *le peu d'eau forte qui s'y trouve* fermente et désunit toutes les parties de la verrue (on voit donc que l'instrument reste seulement mouillé par l'acide qui est par conséquent employé en moins grande quantité que par ces messieurs; car il nous paraît au moins très-difficile d'admettre qu'une première goutte étant sortie d'un cure-dent, il y en reste une seconde); on réitère cette opération deux fois par jour, et, lorsqu'on aperçoit que la verrue se désunit, il faut quitter l'usage de l'eau forte; la verrue tombera d'elle-même. L'huile de tartre par défaillance opère la même chose; mais l'effet en est plus long. » Ne perdez pas de vue ces mots *lorsque la verrue se désunit*, car quel que soit le moyen auquel vous avez recours, cette désunion vous apprend qu'il faut cesser, répétons-le, l'usage de ce moyen : ainsi on évite de cautériser trop profondément et d'occasionner des accidents; on est surpris de ne pas trouver dans les livres modernes cet excellent principe sur lequel nous avons dû insister.

On a beaucoup vanté le *nitrate d'argent fondu;* mais si vous voulez en une seule fois consumer la verrue, vous êtes obligé de cautériser profondément, et cette cautérisation a souvent le très-grave inconvénient de produire des accidents, surtout lorsque la verrue siége sur un tendon contre la face dorsale d'une articulation, d'un doigt ou bien d'un orteil. Le caustique est-il moins longtemps appliqué? N'agit-il pas à une aussi grande profondeur que nous venons de le dire? N'usez-vous d'aucune autre précaution? Presque toujours la tumeur n'étant pas complétement détruite, repousse sous l'escarre, et quand celle-ci tombe, cette tumeur a recouvré à peu près le volume qu'elle offrait préalablement; alors on recommence en pure perte la petite opération. Mais suivez les préceptes suivants : sacrifiez avec précaution, pour éviter la douleur, l'épiderme qui recouvre la verrue ; cautérisez-la ; le lendemain, enlevez doucement l'escarre au moins en grande partie avec la pointe d'un bistouri ou d'un canif; procédez tous les jours de la même manière, jusqu'au moment où vous voyez que la verrue *se désunit*, expression très-heureuse de M. *Laforest*, V. plus haut, déjà alors elle est morte ; le reste en va tomber, et vous avez obtenu une guérison complète. Si l'escarre n'était pas détachée par le chirurgien toutes les vingt-quatre heures ; si l'on ne réitérait pas chaque fois la cautérisation, on donnerait presque toujours le temps à l'affection morbide de réparer la perte de substance qu'on lui a fait éprouver, et l'on réussirait difficilement. J'ai très-souvent mis ce procédé en usage; je l'ai fréquemment conseillé à des femmes auxquelles je l'ai bien expliqué, elles l'ont employé elles-mêmes, et constamment jusqu'aujourd'hui je l'ai vu couronné de succès. C'est le moyen auquel je donne la préférence lorsque les verrues sont profondes, qu'elles siègent sur les tendons contre la face dorsale, des digitations des mains et des orteils ; alors les cautérisations légères et superficielles qu'on pratique produisent très-peu d'irritation, et l'on parvient à détruire la verrue sans l'enflammer pour ainsi dire et sans déterminer une phlegmasie sur les tissus importants qu'on a tant d'intérêt à ménager.

Les préceptes que nous venons d'établir s'appliquent suivant nous seulement aux verrues des mains et des pieds sur lesquelles le cancer survient très-rarement : quant à celles de la face, on sait trop qu'il en est autrement ; j'ai beaucoup développé cette idée dans le premier volume de ma *clinique chirurgicale* (V. le chapitre ayant pour titre : *Quelques considérations sur le cancer*). Je crois qu'ici le nitrate d'argent fondu dont l'application serait même réitérée, pourrait avoir le grave inconvénient, surtout à cause de l'humidité du tissu morbide, de ne pas le détruire complétement, et de faciliter, de hâter même sa dégénérescence. Lorsque les verrues siègent dans les localités qui nous occupent, il faut, si elles sont pédiculées, les lier ou les exciser : quand on croit ensuite la cautérisation nécessaire, on se sert du proto-nitrate acide liquide d'hydrargyre. S'agit-il au contraire dans cette même localité de tumeurs qui manquant de pédicule sont petites, on les attaque encore avantageusement avec ce dernier acide; mais toutes les fois qu'elles sont un peu volumineuses, on doit les extirper à l'aide du bistouri; ont-elles déjà dégénéré? sont-elles couvertes d'une petite croûte? font-elles éprouver des douleurs lancinantes? on peut les détruire avec le dernier acide que nous venons d'indiquer, lorsque leur largeur et leur profondeur sont très-limitées; dans les circonstances opposées, on met l'instrument tranchant en usage; mais on ne doit pas confondre les verrues avec les tumeurs sébacées des téguments, avec celles constituées par le tissu érectile, déjà induré, et par l'agglomération des follicules anormalement développées de la peau. N'oublions pas d'ailleurs de rappeler que plus on attaque les verrues par l'instrument tranchant ou par le caustique, sans les enlever complétement, plus elles augmentent de volume quand on les abandonne ensuite à elles-mêmes; les pressions exercées sur elles, lorsque surtout elles sont fréquentes et de longue durée, comme dans la marche et chez les ouvriers qui appliquent leurs mains presque toute la journée sur des corps durs, produisent de semblables effets.

On a conseillé de détruire les verrues par le cautère actuel; on sait que les écoliers ont fréquemment l'habitude de faire rougir une épingle au feu et de traverser la tumeur avec elle; l'instrument, perdant immédiatement à cause de sa minceur une très-grande quantité de calorique, irrite davantage les tissus, d'où naît une très-vive douleur, assez souvent suivie d'une inflammation qui n'est pas toujours sans danger; il n'est pas très-rare d'ailleurs de voir la production organique accidentelle résister à l'emploi de ce moyen que je cite seulement comme fait historique. Les chirurgiens veulent qu'on mette en usage les cautères dont se servent les dentistes; ici, celui de M. *Champesme* (V. dans le premier volume de cet ouvrage le chapitre ayant pour titre : *Cautérisation actuelle pratiquée avec des instruments métalliques*) mérite encore la préférence; mais le feu, lors même qu'on y aurait recours après la ligature ou bien encore après l'excision, et lorsque surtout il serait mis en usage comme moyen principal et unique, pouvant agir trop profondément et occasionner des phlegmasies dangereuses, nous le rejetons; ajoutons qu'il est quelquefois infidèle.

Mais les verrues peuvent être situées sous l'ongle : je les ai seulement observées au gros orteil; tantôt elles siégent en partie antérieurement sous le bout du tissu corné, tantôt ce tissu les recouvre complétement. Quelquefois on les voit sous l'un de ses bords latéraux, à son milieu, ou enfin jusque vers sa partie postérieure. Cette maladie est très-douloureuse et susceptible de dégénérer; elle mérite donc une attention toute spéciale de la part du chirurgien. Elle amincit le tissu corné; elle lui donne une couleur brune noire, jaune ou d'un blanc mat. Elle finit dans certaines circonstances par le perforer; je l'ai presque toujours vue saigner avec beaucoup de facilité. Convertie en cancer, intéressant la phalange, elle en exige alors le sacrifice. Quand elle est très-étendue, qu'elle se rapproche beaucoup de la matière onguéale, il faut enlever l'ongle (*Voyez* pour les procédés opératoires le chapitre ayant pour titre : *Ongle incarné*). Si au contraire, l'affection morbide est assez limitée, si elle ne se rencontre pas trop en arrière, on la dénude entièrement en enlevant, à l'aide de la lime, de la pierre ponce, du bistouri, ou mieux encore d'un fragment de verre, toute la largeur du tissu corné qui la recouvre : on l'attaque ensuite à l'aide des moyens que nous avons indiqués plus haut.

Le nitrate d'argent fondu mérite encore ici la préférence, à moins que la tumeur ne soit très-sanguine : il faudrait alors en pratiquer l'extirpation et cautériser ensuite au besoin avec la pierre infernale. Nous avons traité, avec beaucoup plus de détail que les chirurgiens qui nous ont précédés, des durillons, des cors aux pieds, des oignons et des verrues; il était temps enfin d'introduire complétement l'art du pédicure dans les ouvrages de médecine opératoire, où il occupait une place infiniment trop étroite et un rang trop inférieur qu'il ne mérite pas. En procédant comme nous venons de le faire, nous avons surtout servi les intérêts des malades qui, ne pouvant s'adresser à des hommes spéciaux, trouveront chez leur médecin des connaissances profondes des sujets que nous avons indiqués; elles acquerront alors d'autant plus d'importance, qu'elles seront entées sur l'étude de tous les autres moyens destinés à soulager ou à guérir toutes les autres maladies.

Des ampoules. — On les ouvre avec la lancette quand elles ne siégent pas sous un durillon; si l'on manquait de cet instrument on pourrait se servir de la pointe la plus acérée possible d'une épingle; on évacue le liquide épanché; l'épiderme ancien s'affaisse et bientôt il s'en forme un nouveau qui le remplace; la douleur disparaît presque immédiatement. Lorsque le sujet est obligé de continuer sa route il souffre peu, car les frictions et les pressions exercées par la chaussure se font d'autant moins sentir que la partie blessée leur offre moins de prise à cause de la disparition de la tumeur ; quand la maladie est située sous un durillon, l'épaississement de l'épiderme exige l'emploi du bistouri : mais il est des cas dans lesquels, bien que cet épiderme ne présente pas chez une personne qui marche à l'ordinaire une épaisseur insolite, l'ampoule présente une grande étendue ; c'est alors que l'incision pratiquée avec le premier et surtout avec le second des instruments que nous venons d'indiquer est insuffisante pour donner issue à la matière séreuse, séro-sanguine et même quelquefois séro-purulente qu'ils sont destinés à évacuer ; il faut, pour faciliter son écoulement, faire éprouver à la couche épidermique à l'aide des ciseaux courbes sur le plat une déperdition de substance convenable pour rendre cet écoulement facile. A la faveur de l'ouverture qu'on a préalablement pratiquée on introduit, en ménageant le plus possible le corps muqueux de la peau, l'une des branches de ces ciseaux dans la capacité de la poche morbide. Suivant les indications, on met en usage soit un cataplasme émollient, soit un pansement simple ou un morceau de diachylum gommé.

Maladies de l'ongle. — Elles constituent presque toujours des tumeurs, et par cela même d'ailleurs qu'elles siégent dans les localités où nous avons rencontré les durillons, les cors aux pieds, les oignons et les verrues, nous croyons qu'elles peuvent trouver place ici. L'organisation de l'ongle, son mode de formation, son accroissement sont trop connus pour que nous devions nous en occuper ; mais il faut savoir rigoureusement, autant que possible, en médecine opératoire, quelle est l'étendue des diamètres antéro-postérieur et transversal de la partie postérieure de cet ongle qui est recouverte par la peau, afin que si, au besoin, on doit enlever sa matrice pour l'empêcher de se reproduire, on puisse porter l'instrument assez loin. Examinons d'abord les opinions émises par les anatomistes sur le point important dont nous traitons : nous extrairons ensuite d'un beau travail récemment publié par un de nos élèves les plus distingués, M. *Bachelay,* des données anatomiques desquelles découlent des principes thérapeutiques très-importants. Elles prouvent que ce jeune chirurgien est du petit nombre de ceux qui comprennent l'anatomie chirurgicale, tant négligée et si mal faite même de nos jours. Mais s'il est des hommes, quoique haut placés, qui commettent d'énormes fautes en anatomie descriptive, comme nous l'avons prouvé dans cet ouvrage, il est difficile peut-être d'exiger que les idées philosophiques, régissant l'anatomie chirurgicale, occupent leur cerveau.

Envies. — On désigne sous cette dénomination populaire et fort triviale une maladie dans laquelle des languettes épidermiques se détachent par l'une de leurs extrémités de la face dorsale du doigt depuis le point où la peau cesse de recouvrir l'ongle de ces doigts jusqu'à cinq à sept millimètres environ (deux ou trois lignes) au-dessus. Lorsque surtout les ongles prennent un accroissement rapide, c'est ordinairement peu de jours après qu'on les a coupés, ou quand on les mouille très-fréquemment, qu'ils entraînent en bas en le tiraillant assez fortement le demi-cercle d'épiderme épaissie qui leur adhère et qui limite en haut la lunule onguéale. Cette espèce de demi-cercle ainsi entraîné présente bientôt des fissures longitudinales ; il n'offre d'ailleurs plus sa régularité ordinaire, on en voit même quelques traces restées adhérentes à la partie du tissu corné progressant vers le bout du doigt. Alors se détachent des pellicules d'épiderme qui se renversent sur la face dorsale de la phalange et qui arrachées du corps muqueux de la peau, occasionnent d'assez fortes douleurs. Elles deviennent plus vives lorsque les frottements des objets avec lesquels les mains sont en contact exercent sur elles des tiraillements qui tendent à les enlever, en augmentent la longueur et font encore davantage souffrir. La maladie dont nous traitons pourrait être désignée sous le nom de *languettes épidermiques détachées de leurs adhérences à l'ongle, et conservant encore celles qui les unissent à l'épiderme situé plus haut.* Les tractions que nous venons d'indiquer font même quelquefois couler un peu de sang ; l'irritation déterminée sur les téguments produit de l'inflammation. La dénudation du corps réticulaire de la peau facilite singulièrement l'absorption, d'où naît la nécessité de se défier plus spécialement alors des affections morbides contagieuses, des liquides provenant des cadavres en putréfaction, du cancer, etc. J'ai vu de malheureux étudiants en médecine qui s'étant soumis à l'infection cadavérique, ont éprouvé les uns des maladies très-graves, et les autres ont succombé. Je portais l'an dernier une envie au doigt auriculaire ; je fis l'extirpation très-difficile et fort longue d'un carcinôme volumineux ulcéré fournissant avec une grande abondance de la matière purulente d'une horrible puanteur. Je fus affecté sur le point où le corps muqueux était à nu d'une sub-inflammation assez douloureuse; elle produisit une légère suppuration et détacha de ses adhérences la partie postérieure de l'ongle. Le cancer dont je me suis inoculé le putrilage siégeait au sein; aucune cause spécifique ne l'avait déterminé; l'accident que j'éprouvai ne présenta pas les symptômes qu'aurait déterminés cette cause. Ces envies occasionnent quelquefois le panaris chez les personnes qui manient des malpropretés et chez celles qui comptent beaucoup de monnaie de cuivre, surtout quand cette monnaie est un peu humide. J'ai cru devoir établir et développer un peu les idées qu'on vient de lire, car elles ont été essentiellement négligées; je laisse aux praticiens le soin de juger leur importance.

Il n'est pas rare de voir se détacher sur les parties latérales de l'ongle, la portion épaissie de l'épiderme qui leur adhère, ou qui sans présenter ces adhérences, est destinée à les empêcher de blesser les chairs. Elle se renverse aussi de bas en haut, mais au lieu d'être minces comme les languettes épidermiques, et de constituer des pellicules, elles sont formées par un tissu véritablement corné dont la circonférence est presque arrondie. Les pressions, les tiraillements exercés sur elles déterminent de violentes douleurs; elles adhèrent davantage à la peau; il faudrait pour les arracher, et déchirer les téguments, un effort assez considérable. Aussi cette dernière maladie est-elle très-rarement accompagnée d'une érosion; il n'est pas besoin de dire qu'ainsi elle est moins dangereuse sous le rapport de l'absorption.

Je crois avoir observé que les envies sont d'autant plus fréquentes que l'on coupe les ongles plus près. Le moyen de les prévenir, c'est de détacher légèrement de l'ongle de bas en haut avec un grattoir ou avec tout autre instrument de ce genre et sans faire souffrir, le demi-cercle épidermique dont nous avons parlé, de le refouler ensuite très-peu du dernier de ces côtés; ainsi à mesure que la substance cornée prend de l'accroissement, les adhérences qu'elle aurait désavantageusement détruites, n'existent pas, et cet accroissement a lieu sans inconvénients. Mais si la maladie s'est déjà montrée, il faut se hâter d'enlever la languette épidermique le plus près possible de la peau, et ne pas la blesser. On se sert à cet effet des ciseaux courbes sur le plat ; ils doivent être très-fins ; sans cette condition, ils ne raseraient pas convenablement les téguments ; l'épiderme coupé y ferait encore saillie ; il offrirait encore aussi prise aux frottements, et l'envie subsisterait. On suit encore les mêmes préceptes pour la seconde variété de l'affection morbide : seulement par cela même, que souvent le point par lequel elle adhère est situé à une certaine profondeur, entre les parties molles et l'ongle, on doit employer les ciseaux à pointes mousses, et néanmoins étroites. On comprend aisément combien du jour au lendemain les envies sont suceptibles de se reproduire. Aussi quand on aura négligé le traitement préservatif, faudra-t-il se hâter de le mettre en usage.

Du déchaussement de l'ongle produit par le détachement et le refoulement considérable, en haut, du demi-cercle épidermique qui le recouvre à sa partie supérieure. — Cette maladie peut être déterminée par une cause traumatique dont l'action néanmoins faible a produit, avec le décollement qui nous occupe, une plaie si peu importante qu'ordinairement on ne la soigne même pas ; mais alors l'épiderme détaché étant soulevé, offre prise aux agents extérieurs ; ils tiraillent souvent les parties molles ; il en résulte de la douleur, une sub-inflammation, et un suintement purulent très-léger ; ces causes peuvent contribuer à décoller de plus en plus les tissus, et successivement d'un côté à l'autre. Ces phénomènes progressent très-lentement dans la plupart des cas ; ils durent longtemps, d'où résulte une incommodité fort désagréable ; c'est quand le décollement est complet, comme nous venons de le dire, que les tiraillements ayant cessé avec la douleur, la guérison se fait bientôt observer.

Aussitôt que la maladie se montre, on doit appliquer sur le doigt un bandage roulé qui, agissant de haut en bas, soutient les tissus, les refoule dans cette direction, empêche l'affection morbide de s'accroître et la guérit ; il ne doit pas s'opposer à l'écoulement des humidités de la plaie, à moins que la sub-inflammation n'ait acquis un certain développement, circonstance très-rare ; on met localement et en même temps en usage le vin aromatique, ainsi le décollement des adhérences à la partie supérieure de l'ongle cesse de faire des progrès, la douleur disparaît, bientôt la guérison est obtenue.

La *tourniole*, petit abcès formé sous l'épiderme, siége sur les points où la peau recouvre l'extrémité supérieure du tissu onguéal. Si vous donnez promptement issue à la matière purulente, si vous enlevez complétement la couche épidermique qu'elle a soulevée, si elle n'a pas encore pénétré sur la face postérieure des téguments, l'ongle n'est pas déchaussé; on le conserve entièrement. Dans le cas contraire, nous pensons qu'il est très-difficile d'obtenir ce dernier résultat. On a conseillé de mettre en usage alors la cautérisation avec le nitrate d'argent fondu, taillé de manière qu'on puisse le mettre en contact avec toute l'étendue de la solution de continuité entre l'ongle et les chairs. On a donné beaucoup d'éloges à ce moyen; mais de deux choses l'une, ou bien vous cautérisez sur-le-champ, et alors la cautérisation porte sur un phlegmon suppuré à l'état aigu, et je demande ce qu'il peut en résulter; ou bien vous attendez, et alors cette cautérisation me semble au moins une bien faible ressource. Je crois, d'ailleurs, que si la maladie était chronique, le nitrate d'argent ne serait pas dépourvu d'utilité. Mais encore il faudrait qu'il n'agît pas trop fortement, dans la crainte d'altérer la racine onguéale. Quant au développement très-considérable des bourgeons charnus, on sait qu'on en fait justice à l'aide des ciseaux ou de la pierre infernale, suivant les indications.

Corps étrangers situés sous les ongles. — Ils peuvent venir de l'intérieur ou de l'extérieur. *L'épiderme placé contre l'extrémité inférieure ou antérieure de l'ongle, et quelquefois même celui situé sous cette extrémité, peut s'épaissir beaucoup, et former une espèce de durillon* qui ordinairement n'est pas douloureux, ou qui produit une douleur en général peu développée; je n'ai observé qu'au gros orteil la maladie dont nous nous occupons. L'ongle très-souvent aminci est jaune ou d'un blanc mat sur les points par lesquels il correspond à la concrétion épidermique; on coupe cet ongle à l'ordinaire, et si l'affection morbide ne s'étend pas trop loin, on l'enlève avec l'une des branches des ciseaux mousses. Mais si, au contraire, elle pénètre plus profondément, c'est-à-dire entre le tissu onguéal et les adhérences qu'elle lui a fait perdre avec les parties sous-jacentes, on doit se servir d'une petite curette. A mesure que ce tissu repousse, l'état normal se rétablit ordinairement, quand on a soin, après avoir fait prendre un bain de pieds, de nettoyer de temps en temps la cavité qui résulte de l'extraction du corps étranger. L'affection morbide m'a semblé se développer plus spécialement chez les personnes qui négligent l'usage des pédiluves.

Liquides épanchés sous l'ongle, et capables de produire des concrétions dures. — Les contusions violentes appliquées sur les ongles peuvent faire épancher du sang sous eux; s'il est en grande quantité, en d'autres termes, s'il y forme une couche épaisse et qui ne soit pas située à ras l'un de ces bords, il faut détruire dans une étendue convenable le tissu onguéal, il faut d'abord amincir, et ensuite traverser le tissu onguéal soit avec le bistouri, soit avec la pierre-ponce, soit avec une lime, soit avec un fragment de verre; on évacue ainsi la matière épanchée; le dernier de ces instruments me paraît le plus avantageux, car il n'est pas besoin de le dire, plus les pressions exercées par la manœuvre seront légères, moins elles seront multipliées, moins la douleur se fera sentir ou sera facile à développer. Quand l'épanchement sanguin est contre l'un des bords de l'ongle, il faut l'évacuer en divisant les parties molles avec le bistouri. Aussitôt après l'opération, et surtout dans les cas où cet épanchement est formé par une couche mince, et qu'on ne lui donne pas issue, on a recours aux émollients et aux narcotiques locaux. Ces derniers ne sont pas appliqués sur la surface dénudée. Le malade garde le repos absolu. On le soumet à la diète; on pratique au bras des saignées d'abord spoliatives, puis dérivatives; leur nombre et la quantité de sang qu'on extrait sont en rapport avec les indications; voyez les généralités dans le premier volume de cet ouvrage; voyez encore, pour de plus amples détails, dans le premier volume de ma Clinique chirurgicale, le chapitre ayant pour titre : *Quelques considérations sur la phlébotomie en général;* redisons que la phlébotomie a surtout le grand avantage de faire résorber promptement le sang épanché, et qu'ici de cette promptitude résulte souvent la conservation de l'ongle. Quand les phénomènes de l'irritation ont disparu, on a recours au besoin aux applications résolutives. Abandonné à lui-même, le sang se convertit souvent en caillot qui peut devenir très-dur, et constituer une concrétion fort douloureuse; la lymphe et même le pus, situé sous l'ongle, s'épaississent quelquefois, et forment aussi un corps étranger très-solide, et occasionnant beaucoup de douleur surtout à la pression. « Dans le cas d'un choc, comme je l'ai dit, lorsqu'il se détache des superfluités qui prennent la forme pyramidale, et croissent au milieu de l'ongle avec effort et douleur, il n'y a pas de moyen plus certain de les guérir que de les extraire avec un instrument. C'est le plus commun des accidents qui arrivent aux ongles ; on lui donne le nom de cor sous l'ongle ; c'est le triomphe des charlatans, parce que ces cors étrangers sont assez faciles à extraire, et qu'aussitôt qu'ils sont extraits, la douleur cesse, s'ils sont bien emportés. » (*Laforest, ouvrage cité.*)

Avec l'un des instruments que nous venons d'indiquer, on amincit d'abord et l'on traverse enfin toute l'épaisseur de l'ongle sur le point par lequel il correspond au corps étranger ; on fait éprouver à cet ongle la déperdition de substance nécessaire pour saisir et extraire, soit avec des pinces, soit avec une petite cu-rette, ce corps étranger dont l'ablation obtient immédiatement l'absence des douleurs même pendant la marche ; on vient de le voir dans le texte de *Laforest.* Un chirurgien-major, ayant fait la campagne trop mémorable et trop funeste de Moscou, y fut sou-mis à une congélation des pieds ; il marchait difficilement, il souffrait beaucoup sous l'ongle du gros orteil gauche. Pendant que nous faisions le cours de médecine opératoire à l'École ana-tomique des hôpitaux, il se plaignait souvent de ne pouvoir presque pas s'y rendre ; nous l'engageâmes à nous montrer sa maladie ; nous observâmes, sous le milieu du tissu onguéal, une tache jaune de la largeur d'une lentille ; la pression y produisait de violentes souffrances, nous traversâmes l'ongle en ce point. Nous découvrîmes ainsi le corps étranger dont l'extraction de-vint alors très-facile. C'était une concrétion d'un blanc jaunâtre, et de la consistance de la gomme arabique. Sa présence avait creusé sur la peau un petit godet. M. le docteur T... put immé-diatement se rendre chez lui sans éprouver la moindre dou-leur. Nous le vîmes jusqu'à la fin de notre cours où il arrivait toujours alors le premier. La guérison ne se démentit pas. J'insiste sur toutes ces idées, car leur oubli expose à de nombreuses fautes.

Épines sous les ongles. — Elles ne sont pas rares. On les ob-serve surtout chez les personnes de la campagne occupées à ra-masser de l'herbe avec leurs mains, etc. Lorsque les corps étran-gers, faisant d'ailleurs toujours beaucoup souffrir, forment à l'extérieur une suffisante saillie, il est facile de les arracher ; on emploie immédiatement après les moyens antiphlogistiques destinés à prévenir les inflammations ; mais si ce corps étranger proémine assez peu à la surface de la peau, et qu'il offre cepen-dant encore assez de prise pour son extraction, il faut tâcher de la faire à l'aide des doigts. Êtes-vous obligé de vous servir d'une pince? l'épine est-elle de bois vert ou de bois très-sec? Serrez-la aussi peu que possible avec cet instrument, car sans cette condition vous la déchirerez ou bien vous la casserez, et alors son extrémité externe étant située à ras les téguments et même dans leur épaisseur, ne vous permettra plus de la saisir qu'en produisant de très-violentes douleurs qui deviendront ordinairement inutiles ; car vous pourrez moins encore suivre le précepte que nous venons d'indiquer, et vous échouerez. L'incision pratiquée sur le bout du doigt pour découvrir le corps étranger occasionne de grandes souffrances, et la pince portée dans la plaie, souvent à plusieurs reprises, n'en détermine pas de moindres ; alors le chirurgien ne réussit pas toujours. Lorsque ce corps étranger a pénétré assez profondément pour qu'on ne puisse pas le saisir convenablement, ou quand il est impossible d'appliquer l'instrument sur son extrémité externe, il faut, à l'aide d'un fragment de verre, traverser le bout de l'ongle dans une suffisante étendue après l'avoir coupé à ras les chairs. Suivant l'indication on agirait de la même manière pour l'un des bords latéraux de cet ongle. Mais procédez lentement, car si en amincissant le tissu corné, vous apercevez que l'épine n'est pas située immédiatement au-dessous de lui, qu'elle est aussi placée sous les parties molles, il ne faut pas les intéresser avec l'instrument dont vous vous servez, en les raclant vous les déchireriez, elles seraient très-irritées ; il en résulterait une excessive douleur. Employez pour terminer l'opération la pointe acérée, et néanmoins assez forte, d'un bistouri droit que vous faites agir contre le corps étranger en ayant soin, en arrivant sur lui, de ne pas le diviser de manière à ne pas pouvoir le saisir ensuite convenablement pour l'enlever. Dans tous les cas, alors qu'il est dénudé, son extraction devient facile à l'aide d'une très-petite pince. Défiez vous des phlegmasies. A mesure que l'ongle repousse, la difformité que vous avez produite disparaît. En parcourant les annales de l'art on s'assurera que le sujet dont nous nous occupons a été traité comme tant d'autres de ce genre, avec une légèreté et une inexpérience très-remarquables. N'omettons pas de faire remarquer que si l'épine, nous l'avons déjà dit, est d'un bois très-sec, les tractions qu'on exerce sur elle pour l'arracher doivent être rigoureusement parallèles à son axe dans la crainte de la casser. Ce précepte doit toujours d'ailleurs être suivi afin d'occasionner moins de douleur, et d'être obligé d'employer moins d'efforts, eut-on même affaire à une paille de fer ou à un fragment d'aiguille, etc. La pince à *dents de souris* est en général très-avantageuse lorsqu'on n'est pas forcé de traverser l'ongle. La pince plate ordinaire est, au contraire, préférable, parce qu'elle ne déchire pas aussi facilement quand il s'agit de l'épine de chardon, etc. Mais M. le docteur *Charnaux*, qui a longtemps exercé la médecine avec distinction dans le département du Jura, a souvent observé qu'on rendait convenablement saillantes les épines situées sous les ongles en détruisant avec précaution l'épiderme ordinairement épais que les paysans présentent au bout de leurs doigts. Elles deviennent ainsi très-faciles à saisir. Cet excellent principe s'applique à toutes les localités dans lesquelles les couches épidermiques sont épaisses. Au talon, par exemple, on cerne de très-près le corps étranger à l'aide du bistouri n'intéressant que le tissu corné. On peut d'ailleurs facilement l'enlever après l'avoir macéré dans de l'eau, ou après l'avoir beaucoup ramolli à l'aide de cataplasmes émollients. Quant à l'emplâtre de poix de cordonnier que les habitants de la campagne mettent sur l'épine qu'ils ne peuvent pas extraire, c'est un mauvais moyen dont l'application est douloureuse et dont les adhérences au corps étranger ne sont presque jamais assez solides pour pouvoir l'extraire en retirant cet emplâtre. Il est encore employé pour faciliter la suppuration ; je cite seulement ce moyen comme fait historique.

Verrues situées sous l'ongle. — Voyez dans ce volume le chapitre ayant pour titre *Verrues*.

Exostose sous-onguéale. — Voyez dans le second volume de cet ouvrage le chapitre ayant pour titre *Exostoses du pied*.

« Les taches blanches qui paraissent aux ongles, sont causées par la sécheresse des lames dont ils sont composés, et de ce qu'elles ne sont pas intimement liées ensemble. C'est faute de liaison qu'elles paraissent ; elles suivent la croissance des ongles, jusqu'à leur extrémité. Pour les prévenir, il faut faire dissoudre de l'alun dans de l'eau de rivière, et s'y tremper souvent les mains. » *Laforest. L'art de soigner les pieds.*

Manière de couper les ongles. — A la main on les coupe en rondeur, *suivant la configuration des doigts*, ou plutôt en demi-cercle, dont la convexité est tournée en bas. Après cette section, ils ne doivent pas déborder les chairs, ni être dépassés par elles. Mais afin de déformer ces ongles, de donner à leurs bouts un aspect terne et en quelque sorte dégoûtant, malgré tous les soins de propreté, nos petits-maîtres, brillants par leur inutilité, taillent aujourd'hui, à l'imitation des femmes, leurs ongles très-longs, en forme, pour ainsi dire, de *serres d'émouchet*. Si vous leur serrez jamais la main, prenez garde aux blessures qu'ils pourraient vous occasionner.

Au pied, coupez les ongles transversalement ; abattez les angles de votre section, en les arrondissant très-légèrement ; ne divisez pas le tissu corné aussi près des chairs qu'à la main, à cause des pressions exercées par les orteils les uns sur les autres, à cause du refoulement produit par les chaussures ; ces ongles doivent rester un peu longs ; car, sans cette précaution, les parties molles soumises au déplacement que nous venons d'indiquer, les déborderaient, et seraient bientôt blessées. Il ne faut pas laisser le tissu onguéal dans un trop grand état d'accroissement ; il pourrait alors toucher le sol, s'arcbouter contre le bout du soulier, et gêner la marche ; il offrirait d'ailleurs beaucoup plus de prise aux violences extérieures qui agiraient ainsi en produisant de vives douleurs et en exposant davantage à sa chute. Les chirurgiens qui exercent à la campagne savent que les ouvriers qui, dans leurs travaux, sont fréquemment obligés d'appliquer les extrémités de leurs orteils avec force contre le sol, les ébranlent souvent, les déracinent et les perdent quand ils ne sont pas courts.

Épaississement, recoquillement, état scabreux des ongles. — « Les vices de conformation des ongles viennent, comme je l'ai déjà dit, de ce qu'il leur afflue plus de substance qu'ils ne peuvent en employer à leur accroissement. Ce superflu se dépose dessous les ongles ou à leurs extrémités, et les force à bomber et à se recoquiller ; alors ils deviennent scabreux. Le moyen le plus certain que je puisse indiquer, c'est de les diminuer dans toute leur superficie ; cela les affame, et les oblige d'employer utilement toutes les substances qui se portent à leur accroissement ; je puis même assurer que, dans tous les cas, on obtiendra de grands soulagements des douleurs que l'on éprouve aux ongles, telles qu'elles soient, en les ratissant avec du verre. » *Laforest, ouvrage cité.* Ce ratissement est très-souvent fort avantageux. Il est des cas dans lesquels l'ongle, présentant d'ailleurs sa conformation ordinaire, est tellement épais et dur, qu'il n'est pas possible de le couper avec des ciseaux.

Déviation de l'ongle. — Je vais citer le texte suivant, dans la crainte de l'altérer en l'analysant : « Si le vice d'un ongle était de se porter tout d'un côté, il faudrait retrancher la partie excédante, qui pourrait piquer l'orteil voisin ; et ensuite, avec l'instrument tranchant, le découvrir du côté opposé à sa croissance, parce qu'alors cette croissance se portera du côté retranché ; et si l'on parvient à le mettre en force égale, il se tiendra au milieu de l'orteil. » *Laforest, ouvrage cité.* D'après cette théorie, il paraîtrait que le côté dévié de l'ongle étant retranché dans toute l'étendue du point par lequel il *excède,* prend un grand accroissement, et refoule du côté opposé la portion onguéale qui a été déchaussée, et qui, ne croissant pas, se laisse déplacer, et peut permettre le redressement du tissu corné. Je n'ai jamais observé les faits dont nous venons de nous occuper. Je suis donc forcé de m'en rapporter aux idées de *Laforest.* Leur singularité me commande de rester dans un doute philosophique ; on sait d'ailleurs que l'ongle se porte plus spécialement dans la direction du point où il est souvent coupé. En traitant de l'ongle incarné, nous indiquerons des procédés à l'aide desquels on rétrécit et l'on redresse le bout de cet ongle.

Ablation de la presque totalité de l'ongle par un instrument tranchant. — On fait un pansement simple ; on a soin de réprimer, avec la pierre infernale, les bourgeons charnus, afin qu'ils n'atteignent pas un niveau trop élevé, et sur lequel la reproduction de la portion sacrifiée de cet ongle, ne pourrait pas s'appliquer. Voilà une précaution indispensable à laquelle il semble qu'on n'a pas même songé ! A mesure que le tissu onguéal prend de l'accroissement, on le protége à l'aide des moyens que nous allons indiquer dans le chapitre ayant pour titre : *Chute des ongles.* Mais est-il besoin de dire que si la plaie a trop diminué l'épaisseur de la phalange ; que si elle l'a raccourci, l'ongle présentera une conformation plus ou moins vicieuse ?

Section de l'ongle dans toute son épaisseur et dans toute l'étendue de son diamètre transversal, plus ou moins près de sa racine. — A mesure que cet ongle s'accroît, sa portion postérieure peut chasser l'antérieure devant elle, et peu à peu le tissu onguéal reprend sa conformation ordinaire. C'est le résultat qu'on obtient nécessairement quand son diamètre dorso-palmaire n'est pas complétement coupé. Mais si l'on rencontrait des cas dans lesquels, au bout d'un temps assez long, l'ongle restât difforme, il faudrait enlever sa partie antérieure, résultant de sa section, et l'on devrait alors réussir à le rendre normal.

Chute des ongles. — *Laforest* a observé des sujets qui perdaient tous les ans les ongles de leurs pieds. Il dit qu'il *en venait sans douleur de nouveaux qui repoussaient entièrement les anciens.* Suivant le même auteur, le tissu onguéal, bien conformé, se renouvelle au bout de quatre mois. La chute consécutive de ce tissu est plus spécialement déterminée par les causes traumatiques; lors même qu'il est complétement arraché, au moment où ces causes agissent sur lui, sa reproduction n'en est pas moins certaine; mais quand il adhère encore assez fortement, bien qu'il doive tomber, on le respecte jusqu'au moment où il est assez ébranlé pour pouvoir être enlevé sans douleur; s'il était abandonné à lui-même, il pourrait nuire à la bonne conformation de celui qui le remplace. Quand l'ancien ongle, ayant perdu une partie de ses adhérences, est soulevé, il faut en reséquer la portion décollée, en la coupant le plus près possible du point où elle adhère; la renaissance d'un ongle exige qu'on porte un doigtier; *Laforest* veut qu'on emploie un cataplasme fait avec deux ou trois poignées de quinte-feuille pilée et unie à de la panne de porc mâle; il est infiniment préférable de mettre sous le premier des moyens que nous venons d'indiquer, de la cire à mouler, à l'aide de laquelle on enveloppe la presque totalité du doigt; cette cire a l'avantage de préserver le nouvel ongle du contact de l'air et des violences extérieures; elle jouit d'ailleurs d'une mollesse assez grande, pour ne point gêner l'accroissement de cet ongle renaissant; je l'ai vue parfaitement réussir. Plusieurs charlatans ont annoncé qu'au moyen d'un emplâtre appliqué sur les ongles viciés dans leur conformation, ils les feraient tomber, et qu'ensuite ils reviendraient beaux et bien faits. J'assure au contraire que l'on est fort heureux quand ils ne reviennent pas plus mal conformés; mais comme il est des cas où il faut procurer la chute des ongles des pieds, j'aurai occasion, à leur article, d'indiquer les moyens de les faire tomber. » *Laforest, ouvrage cité.* J'ai vu un sujet ayant complétement perdu l'ongle du gros orteil; celui qui le remplaçait avait déjà pris la moitié de son accroissement; mais alors, sans qu'ils eussent suppuré, les tissus situés

au devant de lui, s'élevaient d'une demi-ligne environ au-dessus
de son niveau. Je craignis qu'ils ne pénétrassent dans leur épaisseur ; je proposai de consulter un pédicure habile, M. *Erlanger*,
qui nous rassura ; l'ongle, en effet, acquit bientôt son développement et ses dispositions normales.

*Ongle ramolli ; fongosités ; suppuration abondante déve-
loppée au-dessous de lui.* — La phalange est alors ordinairement
tuméfiée, cariée ; son tissu, qui a d'ailleurs perdu en grande
partie sa consistance, est souvent raréfié ; il faut retrancher cette
phalange et emporter quelquefois même entièrement l'orteil, si
la maladie s'étend plus loin ; mais il est des cas où l'os n'est que
superficiellement malade ; on le rugine ; ce moyen peut réussir.
Dans d'autres circonstances on enlève seulement l'ongle, soit
en partie, soit en totalité, suivant l'étendue du mal, et l'on obtient parfois un succès complet. Il est des sujets chez lesquels la
portion d'ongle saine épargnée par l'instrument repousse parfaitement. Pour les procédés destinés à sacrifier le tissu onguéal,
voyez le chapitre qui suit.

Ongle incarné. — Cette maladie peut être déterminée par les
vices de conformation du tissu onguéal. Ces vices sont tantôt ac-
cidentels, d'autres fois les enfants les apportent en naissant. La
convexité transversale très-prononcée de ce tissu expose beaucoup
à l'affection morbide dont nous nous occupons. Elle est plus spécialement produite par les chaussures trop étroites ; les trop larges
y disposent aussi par les pressions désavantageuses qu'occasionnent les vacillations du pied. Refoulées alors vers les ongles,
les chairs marchent donc autant sur eux qu'ils progressent sur
elles.

Lorsque les ongles ont seulement de la tendance à entrer dans
les chairs ou quand ils commencent à les entamer et qu'elles ne
forment pas près d'eux un bourrelet bien prononcé, on peut
empêcher le développement de la maladie, ou bien la faire
avorter. On porte un soulier qui n'est ni large ni étroit ; on place
entre ces chairs et le tissu corné soit quelques brins de charpie,
soit un morceau de diachylum qui doit quelquefois être roulé
sur lui-même : on se sert d'un stylet boutonné ou de la tête d'une
épingle fine. A mesure qu'il se déplace ou qu'il se salit, on renouvelle ce corps étranger. Si en coupant les ongles, on aperçoit
sur leurs côtés de l'épiderme épaissi siégeant entre eux et les

chairs qui s'en rapprochent trop, il faut soigneusement respecter cet épiderme, car s'il était enlevé, ces chairs s'appliqueraient contre ce tissu corné qui les entamerait bientôt et pénétrerait ensuite dans leur épaisseur. Lorsqu'avec une longue bandelette de diachylum roulé à deux globes on fait des circulaires sur l'orteil, que le premier couvre le bout de ce membre, et qu'il commence à sa face dorsale pour se terminer à sa région plantaire, les chairs sont comprimées latéralement et de haut en bas ; on les refoule ainsi vers cette région ; elles forment une moindre saillie aux côtés de ce membre, et elles échappent souvent aux lacérations du tissu onguéal qui finit souvent aussi par les recouvrir. On pourrait encore employer une bande étroite disposée de la même manière. Le bandage unissant des plaies en long, dont les extrémités de l'un des chefs sont engagées dans les perforations que présente l'autre contre la partie inférieure de la digitation du pied sur laquelle on opère, peut remplir l'indication. J'ai mis tous ces moyens en usage ; ils m'ont fréquemment réussi, quand leur application a été exactement faite et bien soignée ; on a conseillé d'user l'ongle à l'endroit par lequel il correspond aux chairs qu'il menace, ou qu'il a déjà excoriées. Je rejette ce procédé si ces chairs sont très-près du point où cet ongle a perdu ses adhérences. Car alors il est fort difficile de placer de la charpie ou du diachylum entre elles et lui. Les sucs nourriciers se portent d'ailleurs davantage du côté où il est attaqué, et, malgré qu'on le râcle souvent, la maladie finit par se développer ou par s'aggraver davantage. Mais quand l'ongle a blessé les tissus à une certaine distance du point où il cesse d'adhérer aux parties sous-jacentes, on peut s'en assurer par la vue, par le toucher et surtout en passant un stylet très-fin sous lui, il faut le couper à ras ces adhérences ; au besoin on l'extrait ensuite des chairs dans lesquelles il a pu pénétrer très-profondément, et dont la solution de continuité se trouve à une distance qui est assez souvent considérable, de l'endroit où la resection a été pratiquée. Si ces chairs sont trop luxuriantes, si le nitrate d'argent fondu ne suffit pas, on les enlève avec des ciseaux. On emploie les moyens appropriés pour cicatriser la plaie ou l'ulcère. On exerce la compression à l'aide des circulaires de bande dans l'intention indiquée plus haut, et afin aussi d'empêcher l'hypertrophie des tissus, et même d'en déterminer l'atrophie. J'ai fréquemment mis ce procédé en usage ; toujours jusqu'aujourd'hui il m'a réussi. Il n'est pas besoin de dire qu'on fait ici une opération qui n'est pas douloureuse, à moins qu'on ne soit obligé d'extirper le tissu corné divisé pénétrant à une assez grande profondeur : si, à mesure que l'ongle prend un nouvel accroissement, il menace de la reproduction de la maladie, on le coupe souvent ainsi que du côté opposé, afin d'égaliser la répartition des matériaux de nutrition destinés à l'allonger. Lorsque les chairs ne sont pas exubérantes, que le tissu corné les menace ou que déjà il les a entamées et qu'il existe un intervalle entre ces chairs et les adhérences de ce tissu, on a conseillé de l'amincir avec un morceau de verre : il est permis alors de le soulever plus facilement ; comme *Desault* on glisse sous lui une plaque de plomb laminé par-dessus laquelle il s'accroît ; il vient recouvrir les parties molles qu'il ne peut alors plus lacérer : ce procédé a été beaucoup blâmé ; on a même prétendu qu'il devait toujours échouer ; nous venons de prouver qu'en saisissant les indications, il est ordinairement couronné d'un plein succès.

Paul d'Égine et *Dalechamps* ont indiqué de soulever avec un stylet le bord de l'ongle incarné et de le couper ensuite.

Tumeurs cornées. — J'ai fait un grand nombre de fois dans mon laboratoire de l'école anatomique des hôpitaux, l'anatomie pathologique de ces tumeurs, et j'ai toujours vu que, s'implantant dans le derme, elles ne traversaient que la face interne de la peau. Les opérations que j'ai pratiquées à l'hôpital de la Pitié m'ont fourni les mêmes résultats. On a avancé que quelquefois ces tumeurs dépassaient les téguments, pouvaient s'étendre jusqu'aux os et à la dure-mère. Tous les points de l'enveloppe cutanée sont susceptibles de les offrir. D'après mes propres observations, je crois qu'elles sont plus communes à la face et au crâne ; il en existe ordinairement une seule. Il est des cas dans lesquels elles sont multiples, et alors leur nombre peut être très-considérable. Leur forme est presque toujours à peu près celle de l'ergot du coq ou du bec de perroquet. Il est des sujets sur lesquels elles présentent beaucoup de largeur et d'épaisseur. Un accident avait fait perdre une grande partie du pied à un jeune homme chez lequel la plaie se couvrit dans toute son étendue d'un tissu corné dont les diamètres transversal et dorsoplantaire égalaient ceux du membre du côté opposé. La base de la tumeur adhérait aux chairs ; son extrémité antérieure était pour ainsi dire conique ; il existait entre cette base et cette extrémité

quatre centimètres un millimètre (un pouce et demi) d'intervalle ; tantôt du pus était abondamment sécrété : d'autres fois il
s'en montrait à peine et souvent même il n'y en avait pas, mais
toujours la marche était très-difficile, douloureuse et fréquemment impossible. Le tissu corné tombait de temps en temps ; les
parties molles qu'il recouvrait présentaient un mauvais aspect ;
je fis l'amputation à la méthode de *Chopart*, et je réussis, bien
que les lambeaux destinés à s'appliquer sur la surface dénudée
ne fussent pas assez longs à cause de l'état morbide.

Si le tissu corné offrait une largeur très-considérable et qu'il
n'occasionnât pas des accidents sérieux, il faudrait le respecter
dans la crainte de produire, en l'enlevant, une plaie trop étendue
et capable de compromettre les jours du sujet. Lorsque les tumeurs ne sont pas trop nombreuses, on peut les extirper en pratiquant successivement plusieurs opérations. Dans les cas con-
traires, on doit les abandonner aux soins de la nature. Pénètrent-
elles jusqu'aux os, ou sur la dure-mère, ont met en balance les
accidents qu'elles déterminent avec ceux qu'occasionnerait leur
extraction, et l'on prend le parti qui paraît le moins désavantageux. On conseille d'ailleurs en général au malade de les garder
tant qu'elles n'entraînent après elles aucune gêne, aucune difformité, et qu'elles ne s'accroissent pas trop. On a proposé la ligature pour les détruire, mais elle n'agit pas à une profondeur
convenable ; je l'ai vue échouer une fois chez une femme qui né
voulait pas se soumettre à l'instrument tranchant. On sait qu'elle
expose à la récidive ; elle est très-douloureuse, bien qu'elle
étreigne assez fortement les parties qu'elle embrasse pour les
désorganiser au moment de son application. Elle produit une
déperdition de substance présentant des conditions moins avantageuses que celle faite par le bistouri. On rejette également
l'usage des ciseaux courbes sur le plat : ils pratiquent une plaie
trop étendue ; ils coupent la peau en biseau aux dépens de sa face
interne d'où résulte plus de douleur. Voyez dans le premier volume de cet ouvrage les généralités sur les incisions. Cette plaie
n'offre pas des dispositions aussi favorables pour la cicatrisation ;
on donne la préférence au bistouri à l'aide duquel on pratique
deux incisions semi-lunaires, se réunissant par leurs extrémités,
cernant la tumeur et avec elle cinq millimètres environ (deux
lignes) de la peau qui l'entoure, afin d'empêcher la repullulation
de la maladie. On dissèque ensuite à l'ordinaire ; on a soin de

faire agir l'instrument dans le tissu cellulaire sous-cutané ; on sacrifie ainsi toute l'épaisseur des téguments où siége l'affection morbide. S'est-elle développée à la surface d'une plaie, il faut enlever, pour éviter la récidive, neuf à quatorze millimètres (un tiers ou un demi-pouce) des parties molles qui lui ont donné naissance, surtout quand elles ne présentent pas un bon aspect. Une amputation dans l'article devient quelquefois nécessaire, V. plus haut. Il est bien entendu que si la maladie pénétrait très-profondément, on devrait l'y suivre, et enlever quelques millimètres (quelques lignes) des tissus où elle paraîtrait s'être développée. Disons, en terminant, qu'on a vu assez souvent l'affection morbide dont nous nous occupons, être arrachée par des violences extérieures, que racontent les malades lorsqu'ils viennent demander qu'on les débarrasse de la reproduction de la tumeur. Un homme avait au front une production cornée en forme d'ergot de coq ; il nous assura qu'elle tombait de temps en temps spontanément pour se reproduire. Aussitôt qu'elle avait pris un peu d'accroissement, elle gênait beaucoup cet homme quand il portait un chapeau dont l'usage devenait ensuite impossible. J'extirpai la maladie d'après les principes que j'ai établis; je réussis. J'ai enlevé cette année à l'hôpital de la Pitié, une tumeur du même genre, siégeant sur l'un des os propres du nez: légèrement recourbée, elle offrait quatre centimètres un millimètre (un pouce et demi) de longueur. La plaie oblongue résultant de l'opération présentait la largeur de sept millimètres (un quart de pouce) et la longueur de douze millimètres (cinq lignes). Le malade, d'une bonne constitution, était âgé de soixante ans; il n'a guéri qu'au bout de six semaines, bien que le tissu osseux n'eût pas été dénudé et que le tissu cellulaire couvrît même le périoste, les bourgeons charnus se sont développés avec une excessive lenteur. D'après les faits que j'ai observés, les vieillards me semblent beaucoup plus exposés que les adultes à l'affection morbide dont nous traitons. Elle m'a paru être enchâssée dans la peau à la manière de l'ergot du coq. On a conseillé, quand on enlève des tumeurs cutanées, de faire avec les téguments dans l'épaisseur desquels elles siégent, un pli qu'on traverse sous cette tumeur, à l'aide d'un nombre convenable d'épingles. Ce pli continue d'être soutenu par ses deux extrémités, tandis que le chirurgien divise l'enveloppe tégumenteuse entre la maladie et les corps étrangers ; il se sert des ciseaux. Ces corps étrangers restent en place; on les embrasse avec des fils pour pratiquer la suture entortillée. Ce moyen me paraît avantageux lorsqu'on opère sur des localités où, après l'ablation de l'affection morbide, le passage des aiguilles à travers les bords de la solution de continuité est difficile, comme aux paupières, par exemple. Mais il n'est pas besoin de dire qu'il est des endroits dont le peu de laxité de la peau ne permet pas de la plisser, et que s'il existe beaucoup de tissu cellulaire sous-cutané, la plicature trop épaisse exige une très-grande déperdition de substance.

Tumeurs sébacées. — Elles sont formées par un kyste renfermant une matière qui est la source de leur dénomination. On a émis plusieurs hypothèses sur la formation des kystes. Les anciens et surtout *Malpighi*, pensaient que dans l'épaisseur des membranes séreuses, synoviales, dans les lames du tissu cellulaire, il existait des glandes destinées à sécréter la sérosité; que cette sérosité ne pouvant pas être portée au dehors, distendait les parois de ces corps glandulaires, augmentait leur volume, constituait ainsi les espèces de poches dont nous traitons. Mais personne n'ignore que l'anatomie ne montre pas l'existence des organes sur lesquels est fondée la futile opinion qui nous occupe. *Haller*, *Louis* et *Bordeu* croient que les kystes sont dus à la dilatation d'une ou de plusieurs cellules du tissu cellulaire, et que comprimées en tous sens, elles s'accolent aux parois des cellules voisines, et forment ainsi des sortes de sacs plus ou moins étendus. *Bichat* admet que les kystes sont de création nouvelle; il avance que par aberration des propriétés vitales, la nature vient déposer dans un point de l'économie où ils prennent naissance, les matériaux destinés à les développer et à les faire croître. La preuve, ajoute *Bichat*, que ces kystes ne sont pas le résultat du développement du tissu lamineux, c'est qu'on en voit dans les reins, le foie, les ovaires, où le système lamelleux est pour ainsi dire nul, que d'ailleurs la matière qu'ils contiennent étant absolument différente de la lymphe, il n'est pas possible qu'elle puisse être sécrétée par le tissu cellulaire, qu'enfin ils ont une grande analogie avec les membranes séreuses, et que celles-ci ne pouvant être formées par la pression de ce dernier tissu, les kystes ne peuvent pas être le résultat de cette pression.

Les deux dernières hypothèses que nous venons de citer ne

sont ni l'une ni l'autre dépourvues de fondement. Les arguments opposés par *Bichat* à la première ne paraissent pas suffisants pour l'exclure. Il est vrai que le foie, les reins et les ovaires contiennent très-peu de tissu cellulaire; mais n'est-il pas possible qu'une irritation en détermine l'augmentation par un accroissement de nutrition, comme on l'observe pour les bourgeons charnus naissant à la surface des plaies. Quant à la matière trouvée dans les kystes, elle peut être séreuse; car les vaisseaux peuvent aussi continuer de verser la lymphe, comme dans le tissu cellulaire normal. Mais n'est-il pas permis d'admettre que l'état morbide ait fait acquérir à ces vaisseaux d'autres propriétés, ainsi qu'on l'observe, suivant *Bichat* lui-même, pour la sécrétion du pus; on sait que les cellules du tissu lamelleux renferment des vaisseaux exhalants et absorbants; analogie frappante entre ce tissu et les séreuses. J'ai vu sur plusieurs soldats des balles qui s'étaient enkystées; la face interne de leurs kystes était lisse, polie, resplendissante et d'un blanc presque nacré; on voit très-souvent se développer sur la face interne des fistules un tissu ayant une grande ressemblance avec celui des muqueuses; personne n'ignore que *Dupuytren* l'a désigné sous le nom de tissu muqueux accidentel; on trouve dans certains kystes une organisation essentiellement identique; or, l'hypothèse admise par *Haller*, *Louis* et *Bordeu* n'est pas dépourvue de valeur, et je crois qu'il est des kystes qui se développent comme ces auteurs l'ont indiqué. Par cela même d'ailleurs qu'on a observé à la surface de quelques-unes des poches dont nous nous occupons, de petites vésicules qui devaient former de nouveaux kystes. L'opinion de *Bichat* ne doit pas toujours être rejetée, à moins, ce qui nous semble très-difficile, si ce n'est impossible. d'admettre que ces petites vésicules ne soient encore dues à la dilatation d'une ou de plusieurs cellules du tissu lamineux dont les parois d'abord appliquées les unes contre les autres se seraient de nouveau éloignées pour produire des cellules : ajoutons d'ailleurs qu'en enflammant les kystes, on les convertit, quand ils ne s'exfolient pas, en tissu lamineux. Le dernier phénomène s'observe même sur la tunique vaginale, lorsque l'hydrocèle guérit à la suite de la ponction et de l'injection. J'ai toujours jusqu'aujourd'hui rencontré ces faits très-remarquables sur un assez grand nombre de sujets que j'ai disséqués et qui étaient morts d'autres maladies, quand depuis longtemps ils avaient été guéris des tumeurs enkystées dont nous venons de nous occuper. J'ai prouvé par l'anatomie pathologique, à l'occasion des cancers du sein, que presque toujours les ganglions lymphatiques qu'on trouve engorgés au milieu des graisses du creux de l'aisselle, sont logés dans un véritable kyste dont la face interne est très-lisse, très-polie et offre avec celle des séreuses au moins une fort grande analogie ; ces kystes, adhérant avec force au tissu lamelleux environnant, sont évidemment dus à ce tissu transformé par les pressions qu'exerce la tumeur sur lui ; on n'y trouve d'ailleurs aucun vestige de sérosité, ses parois sont appliquées sur la maladie qui n'adhère à l'économie qu'à l'aide d'un pédicule plus ou moins étroit formé par les nerfs et les vaisseaux destinés à la nutrition de l'affection morbide. Répétons en passant qu'en ouvrant ces kystes on évite une dissection très-laborieuse, fort dangereuse et en général indispensable, car l'énucléation en dehors du kyste est trop souvent impossible ; à sa face interne, elle est inutile puisque la tumeur sort avec la plus grande facilité de la poche qui la contient, et que pour achever de l'extraire il suffit de tordre le pédicule dont nous avons parlé et d'exercer ensuite sur lui de légères tractions. Tout transformé qu'il est, le tissu cellulaire constituant les kystes dont nous nous occupons revient à son état normal avec une facilité et une promptitude vraiment remarquable : l'anatomie pathologique m'en a fourni la preuve. Si les derniers faits d'anatomie pathologique n'étaient pas ignorés par beaucoup de chirurgiens, bien que nos prosecteurs les aient plusieurs fois et depuis longtemps publiés dans les journaux de la science, que je les aie consignés dans mon ouvrage de *clinique chirurgicale*, ils ne renonceraient pas à enlever les tumeurs lymphatiques engorgées par la présence du cancer mammaire, et siégeant jusque sur le plexus brachial, sur les vaisseaux axillaires, contre la tête de l'humérus, et même au-dessous de la clavicule. Les élèves qui suivent la clinique de l'hôpital de la Pitié savent que nous avons un grand nombre de fois pratiqué cette opération, sans qu'il soit survenu aucun accident et qu'elle a été même exécutée avec une certaine facilité.

« L'humeur que sécrètent les follicules sébacées de la peau se concrète souvent dans l'épaisseur de cette membrane et à sa surface. L'un des inconvénients de cette maladie est de faire naître sur la face un grand nombre de boutons dont la cause est essentiellement locale ; circonstance importante que les médecins n'ont pas assez appréciée puisqu'ils veulent guérir ces boutons à

l'aide des médicaments internes. Quand ils tiennent à la cause
que nous venons d'indiquer, on est sûr de les détruire en faisant
disparaître l'humeur sébacée concrétée. Lorsque cette concrétion
de l'humeur sébacée de la peau forme des points isolés et rares
sur la face, on les prend peu en considération, et tout le monde
sait comment on doit les combattre; mais il est des cas assez
nombreux dans lesquels ces points sont confluents et forment
même sur le nez, sur le front, sur les pommettes, sur le menton, des plaques noires ou jaunes extrêmement difformes. Il est
presque toujours impossible, dans ces cas, d'extraire, par des
pressions exercées sur les téguments, cette humeur sébacée concrétée à la surface et dans l'épaisseur de la peau. M. Lisfranc fait
alors appliquer, pendant la nuit, des cataplasmes de riz entre
deux linges; il fait oindre la partie avec de l'huile d'amandes
douces. Le premier avantage de ces moyens, c'est de dissoudre
la matière qui existe à la surface de la peau, et de remédier à la
difformité. Le second, c'est de rendre la souplesse à cette membrane, de diminuer et de détruire la tendance que l'humeur sébacée peut avoir à se concréter. Quand ces moyens n'agissent
que comme palliatifs, on leur fait succéder, par cela même qu'ils
ont amené la peau à de meilleures conditions, des applications
de cérat légèrement soufré, qui, agissant comme résolutif, réussit quelquefois. Enfin, si la maladie résiste, qu'elle donne à la
face un aspect trop désagréable, dont le malade veut absolument
se débarrasser, M. Lisfranc applique un petit vésicatoire volant
sur l'affection : il a mis en usage trois fois ce moyen, et trois fois
le plus heureux succès a couronné ses essais. » *Note sur le furoncle et sur la concrétion de l'humeur sébacée de la peau*, par
M. *E. Margot, Revue Médicale*, mars 1827. Depuis que cette
note a été publiée sur les plaques sébacées dont nous venons de
nous occuper, sous lesquelles il n'y a pas de boutons, et qu'on
observe plus spécialement dans les pays chauds, j'en ai traité un
assez grand nombre. J'ai vu la peau affectée d'une subinflammation que les cryptes sécréteurs de l'humeur concrétée ainsi que
leurs petits conduits, m'ont semblé partager; quand cette sub-
inflammation n'a pas disparu ou bien n'a pas été suffisamment
diminuée par le cataplasme émollient, et par les onctions oléagineuses indiquées plus haut, j'ai fait appliquer des sangsues sur les
apophyses mastoïdes; si je n'ai pas toujours détruit la phlegmasie et obtenu la guérison, je l'ai davantage flétrie, et j'ai ainsi

mieux préparé les voies aux moyens résolutifs, que j'ai choisis
parmi les pommades destinées à combattre les affections herpéti-
ques. L'application du vésicatoire volant, qui m'a encore réussi,
est devenue beaucoup plus rarement nécessaire; mais assez souvent les boutons produits par l'accumulation de l'humeur sébacée
concrétée dans l'épaisseur de la peau sont confluents, les cercles
inflammatoires qui partent des uns se réunissent aux cercles inflammatoires des autres. Ces boutons suppurent; ils donnent aux
parties de la face où ils siégent, c'est plus spécialement au front,
un aspect granulé rouge et fréquemment parsemé de points
noirs multipliés. Je répète que leur cause est essentiellement locale : on les combat à l'aide des moyens ci-dessus indiqués, et
par cela même que l'inflammation est plus développée, on doit
insister davantage sur les cataplasmes émollients, sur les onctions
oléagineuses et sur l'usage des sangsues. On réussit presque
toujours en continuant longtemps l'emploi de ces moyens qui
échoueraient presque nécessairement, si l'on ne suivait pas ce
dernier précepte. Ainsi l'on débarrasse le sujet d'une affection
dégoûtante qui inquiète singulièrement et plus spécialement les
femmes. Faisons remarquer que la persistance de la maladie la
convertit quelquefois en une dartre. Des aliments doux et des
tisanes émollientes sont avantageux.

Mais l'humeur sébacée concrétée dans l'épaisseur de la peau,
peut s'y accumuler en assez grande quantité pour former de véritables tumeurs, dont le volume varie depuis la grosseur d'un
pois jusqu'à celle d'un œuf de poule, et davantage. Ces tumeurs
siégent plus spécialement à la face, elles sont un peu moins communes au cou; on les a observées aux membres, je ne les y ai
jamais vues, j'en ai rencontré une sur le scrotum; il en existe
au crâne. *Warren* a détruit un des kystes dont nous nous occupons; il était situé contre la face antérieure du grand trochanter.
Rarement multiple, la poche sébacée est ordinairement unique,
à moins que l'humeur renfermée dans sa capacité, n'y ait produit par une trop forte distension, une inflammation; la maladie
n'est pas douloureuse; arrondie et circonscrite, elle n'offre pas
d'inégalités à sa surface; elle est molle, pâteuse, indolente sous la
pression. On y aperçoit souvent, surtout à son centre, et plus
spécialement quand elle est très-avancée, un point brunâtre ou
jaunâtre, que la compression peut rompre en faisant sortir de la matière sébacée. J'ai vu beaucoup de malades qui à plusieurs re-

prises avaient ainsi fait disparaître momentanément l'affection
morbide. J'en ai soigné un chez lequel le kyste s'enflamma
spontanément; la guérison eut lieu. Il est des cas dans lesquels
soit à la suite de la fermentation de l'humeur sébacée, soit à
l'occasion d'une phlegmasie déterminée sous l'influence d'une
autre cause, une fistule fournissant des humidités plus ou moins
abondantes s'établit. J'ai observé quelquefois ce fait sur des sujets
qui n'ayant pas voulu consentir à une opération, sont venus nous
demander des soins, lorsque cette fistule existait.

Employés contre les tumeurs sébacées, les résolutifs et les
fondants sont inutiles. On a proposé d'amputer ces tumeurs ou
de les extirper, on a encore conseillé de les ouvrir largement et
de cautériser leur face interne; en faisant l'anatomie pathologique, toujours jusqu'aujourd'hui je me suis assuré qu'elles siégeaient presque en totalité dans le tissu cellulaire sous-cutané,
et qu'elles s'étendaient par un prolongement même assez mince,
à toute l'épaisseur du derme : on ne peut pas concevoir en effet
qu'il en soit en général autrement, car ce derme ne doit guère
être capable de les contenir complétement, et s'il les renfermait
constamment, ne formerait-il pas à l'intérieur une saillie assez
considérable capable de les appliquer sur les veines superficielles,
de les faire adhérer même très-intimement à ces vaisseaux qui
alors, dans l'extirpation ou dans l'amputation de ces kystes,
seraient beaucoup exposés à être lésés quoi qu'en dise certain
auteur moderne, qui n'a pas indiqué la profondeur à laquelle la
maladie peut pénétrer. L'amputation des tumeurs sébacées produit une cicatrice vicieuse, elle est douloureuse. Les mêmes
reproches doivent être adressés à l'extirpation, quel que soit le
nombre d'incisions qu'on pratique. Si le kyste est peu volumineux, on l'ouvre convenablement, afin de pouvoir le distinguer
dans le point où il a été divisé : il suffit souvent alors de le saisir
avec des pinces à disséquer, pour qu'en exerçant sur lui de légères tractions combinées, on l'enlève complétement, et quelquefois avec facilité. Au besoin, et surtout quand il est un peu plus
développé, on emploie en même temps une petite spatule qu'on
glisse entre lui et les tissus ambiants; si les manœuvres que
nous venons d'indiquer ne réussissaient pas, on cautériserait sa
face interne avec le nitrate d'argent fondu; on le remplirait de
charpie qui ne serait pas trop comprimée dans sa capacité; on
obtiendrait ainsi soit son exfoliation, soit une inflammation qui

produirait aussi la guérison : quand ce kyste est très-volumineux, on l'incise encore seulement, mais plus largement. On se comporte d'ailleurs comme nous l'avons dit ; en suivant cette conduite, toujours jusqu'aujourd'hui j'ai évité des douleurs aux malades, et j'ai obtenu des cicatrices moins étendues.

Furoncle : « Les auteurs qui ont écrit sur le furoncle, n'en décrivent qu'une seule variété ; c'est celle qui se montre sous l'aspect d'une tumeur plus ou moins volumineuse, dure, circonscrite, ayant la forme d'un cône, etc. Cependant, ce n'est pas toujours ainsi que commence la maladie : assez souvent elle débute par de petits boutons qui, au bout de deux ou trois jours, déterminent un prurit très-incommode : vient-on à ouvrir les petites vésicules, il s'écoule une humeur roussâtre ; bientôt tout disparaît, il y a seulement un peu de cuisson sur ce point. Au bout de deux ou trois jours, de nouveaux boutons, plus volumineux que les précédents, se montrent, ils déterminent les mêmes phénomènes : on les ouvre de nouveau, immédiatement après le furoncle commence. Quels sont les moyens propres à combattre le furoncle ? Les antiphlogistiques, même les plus actifs, font rarement avorter la maladie, mais ils ont l'avantage, lorsque la tumeur est volumineuse, de diminuer les douleurs et l'engorgement qui entoure le furoncle. On conseille en général de le laisser suppurer ; mais lorsque la maladie siégera près d'organes importants, tels que les paupières, le pourtour de l'anus, etc., et que la tumeur est considérable, on s'exposera, en la laissant marcher, à voir la peau se frapper de gangrène dans une plus ou moins grande étendue, à voir survenir des décollements peut-être dangereux. M. *Lisfranc*, toutes les fois que l'affection siége près d'un organe important, incise la tumeur crucialement (c'est quand elle est très-volumineuse) ; la section doit commencer un quart de ligne au delà des limites du mal, et finir à la même distance du côté opposé. (Ainsi l'étranglement des tissus cesse, et l'on évite les accidents qui viennent d'être signalés.) S'agit-il de la seconde variété ? On évitera avec soin que le liquide contenu dans les vésicules ne s'écoule ; il devra, au contraire, séjourner jusqu'à ce qu'il ait détaché le petit bourbillon. A cet effet, pour les préserver des frottements du linge, on mettra sur les boutons un large morceau de diachylum gommé, qu'on laissera séjourner sept à huit jours, de telle façon que quand on l'enlèvera, le petit bourbillon ayant été cerné par la matière purulente qui n'a pas pu s'écouler trop tôt, sortira immédiatement, et les malades seront guéris. M. *Lisfranc* emploie avec succès cette méthode de traitement, dans tous les cas où les furoncles commencent superficiellement. » *Note sur le furoncle*, etc., par M. *E. Margot; Revue médicale*, mars, 1827.

Anthrax bénin : Cette maladie est très-anciennement connue, mais elle a été confondue tantôt avec le charbon, d'autrefois avec la pustule maligne, dans certains cas même avec des bubons, des abcès ; l'ouvrage de *A. Paré*, en fournit la preuve. *Guy de Chauliac* dit que l'anthrax constitue une pustule maligne grave. Le diagnostic de l'affection morbide qui nous occupe a été très-longtemps fort obscur, puisqu'en 1780, l'Académie de Dijon couronna deux mémoires, l'un de *Chambon*, ayant pour titre, *De l'anthrax, ou pustule maligne ;* l'autre de *Thomassin*, intitulé *Pustule maligne. Lassus* s'est le plus rapproché des idées qu'on possède aujourd'hui sur la nature de l'anthrax bénin, et que l'expérience a sanctionnées. *Hévin* avance que cet anthrax ne diffère du furoncle que par son volume, et que par sa terminaison gangréneuse plus fréquente. *Dupuytren* donne le nom d'anthrax bénin à une tumeur vraiment inflammatoire, produite par le développement phlegmasique d'un grand nombre de flocons de tissu cellulaire situés dans les mailles de la peau ; d'où résulte un étranglement et la gangrène. Cette tumeur gagne consécutivement les graisses sous-cutanées. Personne n'ignore maintenant que l'anthrax bénin n'est pas contagieux ; l'incise-t-on crucialement de bonne heure, c'est-à-dire, le deuxième ou le troisième jour après son invasion ? On voit seulement enflammés dans l'épaisseur des téguments, les prolongements celluleux qui s'y engagent. Mais quelques considérations sur l'organisation de la peau ne seront peut-être pas inutiles ici, afin de mieux faire comprendre la nature de la maladie. Le chorion de cette membrane présente des variétés suivant les âges ; chez les enfants, il est beaucoup moins résistant que chez les adultes ; il l'est en général davantage chez l'homme que chez la femme ; la propriété dermique qui nous occupe est plus marquée au cuir chevelu, à la paume des mains, à la plante des pieds, à la partie supérieure et postérieure du tronc, qu'aux membres thorachiques, abdominaux, etc... Le derme est une membrane blanche, élastique, composée de mailles ou plutôt de fibres qui s'enlacent, s'entre-croisent de diverses manières, et constituent par leur arrangement de petits espaces triangulaires de forme conique, dont la base correspond au tissu cellulaire sous-jacent, et le sommet au corps muqueux de la peau. Ce sommet présente une ouverture étroite donnant passage aux poils, sa direction est variée. Examine-t-on un lambeau de tégument où ces cellules sont très-marquées, à la fesse, par exemple? Râcle-t-on sa face interne avec un scalpel? On voit que le tissu cellulaire fournit des prolongements qui s'engagent dans ses mailles; bien qu'elles soient élastiques, elles ne lui permettent guère, quand il est enflammé, d'augmenter de volume; d'où naît un étranglement qui occasionne la gangrène. Mais voulez-vous une preuve plus convaincante encore de la vérité de la théorie que nous soutenons? La voici : Un homme entra à l'Hôtel-Dieu, portant à la région postérieure et supérieure du tronc, un anthrax de grosseur ordinaire. *Dupuytren* divise la tumeur en deux parties égales par une incision transversale; une seconde incision parallèle à l'axe du tronc et intéressant seulement la moitié supérieure de l'anthrax, vint se rendre à angle droit sur le centre de la première solution de continuité, et forma avec elle un T renversé : le lendemain, la portion supérieure de la maladie avait considérament diminué; elle n'était plus douloureuse, l'inflammation y était flétrie, tandis que la portion inférieure, qui, il n'est pas besoin de le dire, n'avait pas été incisée de la même manière, avait acquis un plus grand développement, et occasionnait beaucoup de douleurs. Le surlendemain, elle fut soumise à son tour à la section longitudinale; les accidents s'y dissipèrent aussi. Si d'ailleurs l'incision cruciale est pratiquée quand les flocons du tissu cellulaire logés dans les mailles de la peau sont déjà frappés de mort, et lorsque le chorion a résisté à la gangrène, on fait sortir par des pressions, sous forme de vers ou de morceaux de vermicelle, ces flocons de l'épaisseur de ce dernier tissu. Il est donc incontestable que l'anthrax bénin est produit par un étranglement inflammatoire, déterminant d'abord la gangrène des flocons celluleux situés dans l'épaisseur des mailles de la peau, qui est ensuite à son tour frappée de mort, comme le prouve l'anatomie pathologique.

Extirpation. — Elle occasionnerait trop de douleur; quand la tumeur serait très-large, elle produirait une trop grande plaie dont il serait inutile de signaler tous les inconvénients. D'ailleurs, il est des cas où l'anthrax bénin suppure et ne gangrène

les tissus que dans une petite étendue. Bien que ces cas soient
rares, s'ils devaient échoir, on aurait mal à propos sacrifié beaucoup de parties molles.

Incision circulaire. — *Thomassin* blâme avec raison cette
incision entourant la tumeur, destinée à la priver de ses matériaux de nutrition, et à la frapper de gangrène. On comprend
aisément que cette tumeur ne reçoit pas seulement ces matériaux
par sa circonférence, qu'elle peut donc continuer de vivre. Lors
même qu'elle se frapperait de mort, le malade subirait le grave
inconvénient d'une escarre étendue, et des résultats d'un grand
ulcère. Nous ne citons ce procédé que comme fait historique.

Cautérisation. — On emploie la potasse caustique ou le feu
sur le point de la maladie qui en est le plus avancé. Les partisans
de la cautérisation, beaucoup employée avant la belle découverte
de *Dupuytren*, conviennent qu'ils exaspèrent singulièrement, au
commencement de son application, la douleur, qui est déjà très-
violente. Lorsque l'escarre est formée, on a recours aux cataplasmes émollients et aux tisanes de même nature. S'il existe de
l'atonie générale, on administre les toniques à l'intérieur, quand
l'état du canal intestinal le permet ; on facilite ensuite, par les
moyens appropriés, la chute des parties gangrenées ; à mesure
que les bourbillons tendent à se détacher, on essaye de les enlever avec la précaution de produire le moins de douleur possible.
Lorsque l'ulcère est détergé, on panse à l'ordinaire. Nous l'avons
déjà dit, la cautérisation occasionne de grandes souffrances ; elle
a le grave inconvénient de déterminer une large déperdition de
substance. Assez souvent la peau bordant l'ulcère est dédoublée
de son tissu cellulaire ; il est difficile d'en obtenir la cicatrisation,
et fréquemment elle doit être sacrifiée. Le cautère appliqué au
centre de la tumeur ne la détruit pas complétement ; il est vrai
qu'il peut faire cesser les douleurs ; mais l'expérience a démontré qu'il pouvait aussi les exaspérer sur les parties qu'il avait
ménagées, et les enflammer davantage. On a d'ailleurs observé
des cas dans lesquels de nouveaux cercles inflammatoires se sont
formés autour de la maladie primitive ; de là de nouveaux anthrax.
Il faut donc encore rejeter la cautérisation de l'anthrax bénin.

Simple incision. — *Lamotte* dit que l'anthrax est celui de tous
les abcès contre lequel cette incision est le moins indiquée. Il
ajoute que son opinion est basée sur la disposition des cellules
qui contiennent le pus, et qui ne communiquent pas entre

elles. *Lassus* veut qu'on n'incise l'anthrax qu'au moment où la tumeur est parvenue à un état de mollesse très-prononcée. Ce précepte est mauvais ; car on laisse alors le malade souffrir trop longtemps ; la peau peut se gangrener ou se dénuder largement de son tissu cellulaire.

Incision cruciale. — On la fait le plus tôt possible : 1° parce qu'on soustrait sur-le-champ le sujet à la douleur térébrante ; 2° parce que plus tard la gangrène se développerait. On sait avec quelle rapidité elle peut survenir. Suivant la profondeur à laquelle la maladie pénètre, le bistouri traverse une plus ou moins grande épaisseur de tissu ; tantôt il ne divise que l'enveloppe tégumenteuse, d'autrefois il intéresse la couche celluleuse sous-cutanée. La tension de la peau étant produite par la tumeur, il est inutile de la pratiquer avec la main gauche. Les angles de l'incision cruciale doivent déborder de cinq millimètres environ (deux lignes) la circonférence de l'affection morbide. On opère ici en deux temps. (V. premier volume de cet ouvrage le chapitre ayant pour titre *Incisions*). Immédiatement après que l'anthrax a été incisé, la douleur térébrante cesse, et bien que le malade éprouve celle occasionnée à l'ordinaire par un instrument tranchant, il est déjà très-heureux de souffrir infiniment moins, et il en manifeste souvent à l'instant même sa reconnaissance au chirurgien. Privé complétement de sommeil depuis plusieurs jours, presque toujours le sujet s'endort après avoir été pansé. L'opération fait couler une certaine quantité de sang qui produit un dégorgement salutaire. Bientôt la tumeur s'affaisse, la rougeur devient moins brune, et la caloricité diminue beaucoup. Lorsqu'on opère de bonne heure, le tissu cellulaire renfermé par les mailles de la peau n'est pas frappé de mort, répétons-le, et la plaie suppure comme dans tous les cas où elle siége sur des tissus fortement enflammés. Mais si l'incision cruciale est pratiquée plus tard, c'est-à-dire vers le cinquième, le sixième ou le septième jour environ, si l'on comprime alors les bords de la solution de continuité, on voit, quand déjà les flocons de tissu cellulaire ont cessé de vivre, sortir de l'épaisseur de ces bords, comme nous l'avons dit plus haut, des prolongements en forme de vers ou de vermicelle ; un pus visqueux mal lié s'écoule. A une époque plus éloignée du principe de la maladie, on rencontre à son centre des escarres, et en dehors le dernier état dont nous venons de nous occuper. Lorsqu'on est appelé trop tard, qu'on trouve le sommet de la tumeur frappé de mort, qu'il existe encore un engorgement considérable et une douleur violente, il faut recourir à l'incision cruciale; on empêche ainsi la désorganisation des tissus de faire des progrès; mais on ne devrait pas inciser si l'escarre n'était pas entourée par une tuméfaction un peu forte et si les douleurs étaient nulles ou très-légères. Quand à la circonférence d'un anthrax bénin gangrené il se forme des cercles inflammatoires, on doit les soumettre aussi à l'incision cruciale, d'après les règles indiquées plus haut.

Les bords de la solution de continuité pratiquée par le bistouri ne s'écartent guère; afin de les empêcher de se cicatriser entre eux lorsque la gangrène ne s'est pas encore montrée, il faut mettre dans la plaie quelques brins de charpie; ils ne devront exercer qu'une très-légère compression, sans cette condition elle aurait le grave inconvénient de produire de la douleur et de déterminer la mort des tissus. Cataplasme émollient, à moins qu'on ne craigne que son poids ne puisse contribuer à développer cette complication ou à l'augmenter; le malade ne doit pas se coucher sur sa plaie, car elle pourrait se gangrener. *Dupuytren* avait incisé crucialement un anthrax bénin situé à la partie supérieure et postérieure du tronc, il avait recommandé à plusieurs reprises à l'opéré d'éviter le décubitus en supination; ce conseil fut oublié, et le lendemain même les bords de la solution de continuité étaient frappés de mort dans une grande étendue; ils offraient cependant la veille de très-belles conditions; l'anthrax bénin avait été soumis de très-bonne heure à l'incision cruciale. Les tisanes émollientes sont ordinairement mises en usage; quand il existe de l'asthénie et que l'état du canal intestinal le permet, on administre à l'intérieur les médicaments toniques; l'embarras gastrique ou intestinal est combattu par les moyens appropriés. Toutes les fois qu'on a trouvé gangrenés les flocons de tissu cellulaire situés dans les mailles du chorion, il faut, à chaque pansement, exercer sur les bords de la plaie des pressions destinées à évacuer ces flocons; on use des ménagements nécessaires pour faire souffrir le moins possible. Les lèvres de la solution de continuité sont détuméfiées; il n'existe pas de tuméfaction autour d'elles. La solution de continuité, entièrement détergée, s'est couverte de bourgeons charnus et vasculaires de très-bonne nature; on met les bords de l'ulcère en contact s'ils n'ont pas éprouvé une trop grande déperdition de substance ; on maintient cette réunion à l'aide des bandelettes agglutinatives. Quand l'incision a été pratiquée trop tard et qu'il y a déjà des escarres, on les couvre d'antiseptiques, et l'on applique des émollients sur les points enflammés ; le reste à l'ordinaire. La peau est-elle dédoublée de son tissu cellulaire, on a recours aux moyens appropriés. On peut recourir avec avantage au proto-nitrate acide liquide d'hydrargyre (V. dans le premier volume de cet ouvrage le chapitre où nous traitons de l'emploi de ce caustique) ; mais l'anthrax bénin commence-t-il à se développer, vous pouvez déjà en établir le diagnostic ; vous proposez l'incision cruciale ; le malade peu courageux qui ne souffre pas encore beaucoup ou qui n'éprouve pas ses douleurs depuis assez longtemps, n'adopte pas votre proposition ; on conseille alors seulement les cataplasmes émollients laudanisés. Je crois, d'après quelques faits, qu'en posant des sangsues autour de la maladie, on s'oppose à son augmentation de volume, et qu'on n'est pas obligé ensuite d'inciser aussi largement. J'ai rencontré d'ailleurs quelques sujets qui n'ont jamais voulu consentir à l'usage de l'instrument tranchant ; l'état des forces le permettait, j'ai eu recours deux ou trois fois à des évacuations sanguines locales qui m'ont semblé avoir produit de très-heureux effets sous le double rapport de la diminution de la douleur et de l'accroissement de l'affection morbide.

On a vu dans ce dernier article comment nous comprenons la thérapeutique ; en l'exposant ainsi, on donne aux élèves qui l'étudient rigoureusement presque autant d'expérience qu'on en possède soi-même ; en quittant les bancs de l'école ils sont déjà des praticiens consommés : mais que dis-je? suivant la coterie, c'est là du terre à terre ; c'est trop élémentaire, ce n'est pas de la science ; les hommes fameux de nos jours dédaignent ces détails ; ils sont *trop verts* ; lisez dans les journaux de médecine les comptes exactement rendus des cours de cliniques de la plupart de ces professeurs transcendants ; ils font de la pathologie externe, et je laisse même au lecteur qui reçoit ces journaux le soin de juger cette brillante pathologie. Mais quoi qu'en disent nos immortels qui malheureusement ne la connaissent guère, la pratique est essentiellement de la science. S'agit-il d'une fracture, la position donnée au membre, les pièces d'appareil employées sont basées sur la connaissance approfondie des insertions musculaires et de la direction dans laquelle les muscles agissent sur les fragments. A-t-on affaire à une taie qui siége sur le centre de la cornée transparente et qui est un peu plus large que le champ d'une pupille ordinaire? Emploie-t-on un collyre fait avec cent vingt grammes d'eau distillée et trois ou cinq centigrammes d'extrait de belladone pour élargir cette pupille sans affaiblir la vue et pour permettre au rayon lumineux d'y pénétrer parce qu'elle devient plus large que le point opaque que nous venons d'indiquer ? Cette belle idée résulte encore de notions précises sur l'organisation de l'iris et sur ses fonctions. Combattez-vous l'amaurose par les vésicants appliqués à la partie antérieure et supérieure de la tête, le traitement est fondé sur l'étude des fonctions de la cinquième paire, relativement à la vision sur l'observation de *Petit* de Namur, sur les belles expériences de *Vicq-d'Azir*, répétées plus tard par *Ribes*, et sanctionnées par l'expérience. Faites-vous la resection d'un nerf? C'est encore la physiologie expérimentale qui vous a appris que la portion enlevée du tronc nerveux peut se reproduire, quand elle n'est pas trop considérable, ainsi que la myotilité et la sensibilité d'abord détruites des parties dans lesquelles ce nerf va se distribuer. C'est aussi cette belle physiologie qui, en démontrant la faculté qu'a le système veineux d'absorber, nous a fait connaître que si la constitution du sujet permet la phlébotomie, on rend les veines plus avides d'absorption en les désemplissant un peu, et l'on parvient souvent ainsi à faire disparaître même des épanchements sanguins considérables ; nous en avons fourni un très-grand nombre de fois la preuve à notre clinique de l'hôpital de la Pitié. Quand *Gensoul* a conseillé de priver de boisson les malades affectés d'hémorrhagies par exhalaison, cette excellente conception thérapeutique a été dictée par la connaissance de la sérosité du sang qui, diminuée, donne moins de fluidité à ce liquide et l'empêche de couler à l'extérieur; mais je m'arrête, car je serais obligé de parcourir le domaine de la médecine presque dans toute son étendue; il est en effet démontré pour les hommes instruits qui sont dignes de porter le titre de médecin, qu'abstraction faite de la vaccine et de quelques autres très-rares médications, la thérapeutique est essentiellement basée, je ne saurais trop le répéter, sur de hautes et profondes connaissances anatomiques, physiologiques et anatomopathologiques. On sait encore, et nous l'avons déjà prouvé dans cet ouvrage, que cette belle science emprunte souvent et très-heureusement aux autres sciences physiques Ainsi donc, laissez le pédantisme de certaines écoles nullement pratiques déclamer contre le praticien; il dédaigne ces clameurs; il proclame dans les livres qu'il publie, et tous les jours à la tribune où il professe, son incontestable supériorité sur ces prétendus savants qui, n'ayant pas assez de jugement pour appliquer leur savantisme d'ailleurs trop faible, croient encore que comme si la médecine était à son berceau, on doit employer empiriquement les moyens destinés à soulager ou à guérir, c'est-à-dire sans avoir calculé l'emploi de ces moyens et sans leur donner pour base, je le répéterai sans cesse, de hautes et profondes connaissances anatomiques, physiologiques, anatomo-pathologiques, etc. Pauvres gens, ce n'est pas leur faute, nous ne les attaquons pas, nous voulons seulement faire éviter à nos studieux élèves les routes ténébreuses dans lesquelles on pourrait les engager. Voilà encore des idées qu'on blâmera sans doute; car nous sommes dans un siècle où l'on n'aime guère les vérités de ce genre et où un grand nombre d'hommes les craignent; peu nous importe; nous avons appris à dédaigner les calomnies; tôt où tard ces idées porteront leurs fruits, et le bien que nous aurons pu faire est la seule récompense que nous ambitionnons. Une mission nous a été dévolue; nous l'accomplirons; l'estime publique nous a d'ailleurs déjà depuis longtemps largement dédommagé; elle a su nous distinguer du grand nombre de ces hommes qui gardent le silence; de tous ceux un peu moins nombreux qui soutiennent les hérésies scientifiques, et surtout leurs auteurs; mais il faut, comme ils le disent, qu'avant tout ces gens fassent leurs affaires; tant pis pour la *peau humaine*; voilà certainement une âpreté de caractère extraordinairement blâmable; nous en convenons nous-même; car avoir assez de courage pour dévoiler de funestes erreurs, pour défendre avec énergie et indépendance les intérêts les plus sacrés de l'humanité, a toujours été et sera toujours même un crime.

Phlegmon. — V. dans le premier volume de cet ouvrage le chapitre ayant pour titre : *abcès chauds.*

Abcès froids; abcès par congestion. — Nous en avons traité dans le premier volume de cet ouvrage.

Anthrax malin ou charbon; Pustules malignes.—V. dans le premier volume de cet ouvrage le chapitre ayant pour titre : *Cautérisation.*

Tumeurs pileuses.—Un kyste paraissant produit par l'adossement des lames du tissu cellulaire, contient tantôt seulement des

poils; d'autres fois, en même temps, une petite quantité de sérosité.
L'anatomie pathologique a d'ailleurs démontré que ces poils peuvent entrer dans la composition d'autres tumeurs de différentes natures; mais alors ils n'en forment que la partie accessoire. A ma connaissance, les kystes essentiellement pileux, que la plupart des auteurs ont passés sous silence, ont été rencontrés au crâne, sur la face dorsale du nez, au menton et sur le corps des pubis; un homme portait à la région antérieure et supérieure de la tête une tumeur du volume d'un œuf de pigeon; des chirurgiens avaient cru qu'elle était constituée par une loupe; en examinant avec soin, on s'assurait que non-seulement elle donnait par le toucher la sensation des parties molles, mais encore celle d'un tissu élastique commun; quant au doigt, une sorte de crépitation, un frôlement ressemblant à celui qui résulterait de pressions établies sur un matelas formé par du crin qui ne serait pas trop tassé. La maladie était indolente sans augmentation de chaleur et sans changement de couleur à la peau; sa face externe était dépourvue de cheveux; je pratiquai une incision longitudinale; j'ouvris une poche renfermant des poils et une très-petite quantité d'humeur séreuse; je les enlevai; je pansai simplement la plaie; vingt jours suffirent pour obtenir la guérison. Ces cheveux repullulèrent dans le fond de la solution de continuité et couvrirent ensuite la cicatrice. *Dupuytren* montra à sa clinique un jeune homme qui portait contre l'extrémité inférieure des os propres du nez une tumeur fournissant par la compression une crépitation analogue à celle résultant d'une pression pratiquée sur un sac renfermant du crin; il l'ouvrit et la trouva remplie par un paquet de poils; il existait à la partie inférieure du kyste des pertuis faisant présumer que les bulbes des poils siégeaient plus profondément. Après la cicatrisation, la tumeur ne reparut pas; mais on vit croître une petite touffe de poils qu'on fut obligé de tenir coupée très-près afin d'éviter la difformité déterminée par la saillie qu'elle formait. Si dans un endroit qui manquerait de ces poils on soupçonnait qu'il y a au fond de la plaie des bulbes pileux capables de pulluler, il faudrait enlever ce fond de la solution de continuité ou bien le cautériser assez fortement avec le nitrate d'argent fondu pour détruire ces bulbes. Une tumeur du volume d'une petite noisette siégeait sur le menton, des pressions produisaient l'espèce de crépitation ou plutôt de frôlement dont nous venons de nous occuper; incision parallèle à l'axe de la face; extraction d'un petit paquet de

poils; kyste offrant comme dans les observations précédentes une face interne lisse et polie; on panse simplement; les tissus reviennent sur eux-mêmes; les dimensions de la solution de continuité diminuent beaucoup, mais elle continue de suppurer; des bourgeons charnus ne se développent pas à sa surface; je cautérise profondément avec le nitrate d'argent fondu; bientôt ces bourgeons se montrent; quand ils sont bien formés et qu'ils présentent les conditions propres à la cicatrisation, je mets et je maintiens en contact immédiat les bords de la plaie; j'ai soin de réprimer à l'aide de la pierre infernale les chairs qui végètent et qui s'engagent entre ces bords; j'obtiens ainsi une cicatrice linéaire à peine visible. Une femme couchée salle Saint-Augustin de l'hôpital de la Pitié, et qui était affectée d'un engorgement de l'utérus, se plaignit d'une tumeur siégeant sur la partie antérieure du corps des pubis et de leur symphyse; elle offrait le volume d'un œuf de poule; elle était indolente sous l'influence de la pression, qui faisait d'ailleurs sentir et entendre l'espèce de frôlement que nous avons indiqué plus haut; l'affection morbide n'avait pas augmentée la chaleur de la peau, et elle n'en avait pas altéré ni changé la couleur; elle s'était accrue lentement, et, comme dans l'état précédent, elle était devenue presque stationnaire; je l'ouvris largement à l'aide d'une incision longitudinale; je découvris une touffe de poils humectés par une matière séro-muqueuse en petite quantité; j'enlevai cette touffe pileuse après avoir coupé avec des ciseaux courbes sur le plat à ras la face postérieure de la poche qui la renfermait; je remplis la solution de continuité avec de la charpie enduite de cérat; les tissus revinrent encore ici sur eux-mêmes; une cicatrice assez étroite et de bonne nature se développa; les poils qui la recouvrirent la traversaient. Les tumeurs dont nous venons de nous occuper sont excessivement rares; depuis plus de trente ans que je n'ai pas cessé de fréquenter les grands hôpitaux, je n'ai observé cette maladie que quatre fois.

Tumeurs tophacées assez volumineuses. — En traitant des tumeurs sous-cutanées douloureuses, nous avons déjà parlé de granulations de ce genre; en nous occupant des exostoses, nous avons signalé dans l'épaisseur des parties molles la présence de tumeurs paraissant osseuses, et n'ayant aucune communication avec le squelette; nous avons reconnu à la région antérieure, supérieure et interne de la cuisse gauche, une tumeur assez mobile, excessivement dure, siégeant au milieu du tissu cellulaire sous-cutané, et ayant le volume environ d'un œuf de poule ; on sentait à travers les chairs qu'elle offrait des inégalités à sa circonférence, elle n'était d'ailleurs pas douloureuse, à moins qu'on n'exerçât des pressions sur elle. Incision en **T** : j'ouvre une espèce de kyste épais ; le corps étranger qu'enchasse ce kyste en sort avec diffi-culté, à cause de quelques saillies à collet présentant des renfle-ments à leurs extrémités libres, comme on en voit sur certains calculs rénaux. Soumise à l'analyse chimique, ce corps étranger était à base de phosphate de chaux ; le sujet n'avait jamais éprouvé aucun symptôme de goutte, mais chez les goutteux les concrétions du genre de celles qui nous occupent ne sont pas rares ; elles constituent autour des articulations, dont elles gênent plus ou moins les fonctions, des nodus variables en nombre et en volume ; les malades les portent habituellement sans qu'il en résulte d'ailleurs d'autres inconvénients bien notables ; ils peuvent quelquefois nécroser, carier les os, enflammer les arti-culations et y pénétrer, d'où naissent des accidents graves qu'il serait inutile de signaler. J'ai vu quelques sujets chez lesquels la nature s'en débarrasse d'une manière presque innocente ; la peau recouvrant la tumeur rougit légèrement, elle s'amincit lente-ment ; elle finit par s'user, qu'on me passe l'expression, sur le point le plus saillant de l'affection morbide ; une suppuration lé-gère s'établit ; ordinairement les goutteux continuent de faire de l'exercice sans trop de gêne ; le fond de la solution de continuité présente un aspect jaunâtre d'un blanc terne et sale ou grisâtre ; peu à peu l'ulcère tégumenteux s'agrandit ; le corps étranger s'ébranle d'abord et tombe plus tard ; la poche où il était renfermé suppure à peine dans le principe ; elle se couvre ensuite de bourgeons charnus ; la cicatrisation marche lentement, et pres-que toujours elle se fait beaucoup attendre ; au besoin on cauté-riserait le kyste avec le nitrate d'argent fondu ; mais cette cauté-risation devrait être très-faible sur les points qui correspondraient aux articulations dont il faudrait craindre l'inflammation.

Si la présence des concrétions tophacées formées chez les su-jets affectés de la goutte déterminait des accidents sérieux, et ayant résisté à la thérapeutique ordinaire, on devrait se décider à les enlever ; l'opération serait fort dangereuse à cause de la proxi-mité des articulations, des gaînes des tendons qu'on s'exposerait beaucoup à enflammer, et dans lesquelles le chirurgien, même très-habile, pourrait pénétrer, d'où naîtraient des phlegmasies ordinairement formidables; l'extraction de ces corps étrangers doit être rare ; j'ai soigné un grand nombre de goutteux, et jamais, jusqu'aujourd'hui, je n'ai été obligé de la pratiquer. Est-il besoin de dire que s'ils occasionnent des inflammations un peu développées, et surtout aiguës, il faut se hâter de recourir aux antiphlogistiques locaux et généraux, sous l'influence desquels les accidents inflammatoires diminuent d'abord presque toujours pour disparaître ensuite. Nous traiterons ailleurs des calculs échappés de l'urètre, de la vessie, des reins, de la vésicule biliaire et des canaux salivaires.

Lipômes. — Personne n'ignore que cette tumeur est formée par la graisse augmentée de volume. *Littre* a le premier indiqué cette dénomination. Lisez le texte suivant : « Ce genre de maladie (lipôme), qui appartient à la classe des hypertrophies, *n'entraîne par lui-même aucun danger*, et ne gêne en réalité que par son volume, son poids, ou la difformité qui en résulte. Toutefois les lipômes me paraissent susceptibles de plusieurs sortes de transformations ou de décompositions. *La dégénérescence cancéreuse, elle-même, n'y est peut-être pas impossible; mais la fonte putride n'en est pas moins une des terminaisons les plus ordinaires.* » *Nouveaux éléments de médecine opératoire,* par M. *Velpeau,* t. III, p. 119. Ainsi, vous venez de le lire, on avance d'abord que le *lipôme n'entraîne par lui-même aucun danger,* et puis on dit hardiment que *la dégénérescence cancéreuse, elle-même, n'y est peut-être pas impossible,* et que la *fonte putride* est une *terminaison ordinaire* de la maladie; sublime logique en vérité !!! Encore un autre texte : « Comme, d'un autre côté, ces tumeurs *ne disparaissent presque jamais par résolution,* et que leur accroissement n'a point de limite déterminée, il faut bien que la chirurgie s'en occupe, et cherche à en débarrasser le malade. Les remèdes à leur opposer se réduisent à un petit nombre; *les topiques, quels qu'ils soient, n'ont aucune efficacité.* Les médications générales seraient plus dangereuses qu'utiles. *Il n'y a en définitive que la destruction mécanique ou chimique de la tumeur qui puisse être invoquée en pareil cas, si l'on tient à tenter quelque chose d'utile.* » *Nouveaux éléments de médecine opératoire,* par M. *Velpeau,* t. III, p. 119 et 120. Par les mots, *ces tumeurs ne disparaissent presque jamais par résolution,* le chirurgien de la Charité admet donc qu'on peut les résoudre quelquefois ; ses illustres amis ne contesteront pas encore, je crois, cette proposition : Comment concilier avec cette première idée. ces autres mots, *les topiques quels qu'ils soient n'ont aucune efficacité, il n'y a en définitive que la destruction mécanique ou chimique de la tumeur qui puisse être invoquée en pareil cas, si l'on tient à tenter quelque chose d'utile?* J'avoue que mon intelligence ne va pas jusque-là. Il est vrai que, suivant M. *Velpeau*, je fais de la chirurgie de garde-malades ; il m'est donc impossible de comprendre ces hautes conceptions thérapeutiques. Je ne conçois pas, en effet, que *les topiques n'aient aucune efficacité* contre des tumeurs susceptibles de résolution. Je n'ai d'ailleurs jamais vu résoudre des lipômes, et je ne connais dans les annales de la science aucun fait de ce genre.

Si le lipôme est petit, sous-cutané, s'il ne siége pas sur le trajet d'une grande artère ou d'un gros nerf, s'il est stationnaire, il faut l'abandonner aux soins de la nature. Je connais des sujets chez lesquels, depuis vingt ans, cette maladie n'a pris aucun accroissement ; on peut dans certains cas toujours la porter sans inconvénient quand elle est peu volumineuse, qu'elle ne siége pas sur une partie habituellement découverte, et qu'elle n'occasionne pas de difformité ; mais elle doit être surveillée, car toutes les fois qu'elle augmente de volume, on doit en débarrasser le malade. Siége-t-elle profondément sous une aponévrose dans les interstices musculaires, il faut se hâter de pratiquer une opération, puisqu'ici on ne pourrait guère en calculer les progrès qui en rendraient la destruction plus difficile et plus dangereuse. On a vu l'affection morbide située contre le péritoine ou contre la plèvre, entre les muscles de l'abdomen dans le fond de l'orbite, sous le scapulum, etc. Beaucoup de pathologistes ont avancé, à tort, que les endroits où se rencontrait beaucoup de tissu cellulaire, pouvaient seuls lui donner naissance. J'ai extirpé un lipôme siégeant à la partie postérieure et supérieure de la tête ; j'en ai enlevé un développé sur le bord inférieur de la mandibule ; M. *Bachelay* a extirpé une de ces tumeurs occupant une assez grande étendue de la fosse temporale gauche. J'ai vu *Dupuytren* en opérer une ayant pour siége la face dorsale du pouce droit. Elles sont quelquefois multiples. J'ai cité, dans cet ouvrage, un sujet sur lequel l'une était superposée à l'autre.

Cautérisation.— Lors même que la tumeur ne serait pas volumineuse, il faudrait rejeter ce moyen (Voyez dans le premier volume de cet ouvrage le chapitre ayant pour titre : *Règles générales pour la dissection, pour l'extirpation et pour l'amputation des tumeurs*).

Ligature. — La saine chirurgie commande de ne point employer ce moyen lorsque la tumeur n'est pas pédiculée. Si son pédicule pénètre dans le tissu cellulaire sous-cutané, le lien ne suffira pas pour l'enlever complétement, et alors il faudra cautériser après la chute de la maladie pour ne pas s'exposer à une récidive. Pour tous les chirurgiens instruits, la cure radicale est assurée alors seulement qu'on a enlevé la totalité de la maladie. Nous n'avons d'ailleurs pas été étonné de lire le passage suivant : « Ne contractant d'habitude aucune adhérence intime avec les tissus voisins, ces tumeurs sont généralement faciles à isoler, à détacher du tissu cellulaire ambiant; quand même *on en laisserait quelques pelotons, la guérison* n'en serait pas pour cela *sensiblement moins assurée.* » *Nouveaux éléments de médecine opératoire*, par M. *Velpeau*, t. III, p. 122. Voyez d'ailleurs dans le premier volume de notre *Précis de médecine opératoire* le chapitre ayant pour titre : *Ligature en masse.*

Instrument tranchant. — Lorsque la peau qui couvre la tumeur est malade dans toute son étendue, on pratique l'amputation de la masse morbide. Lorsque au contraire les téguments sont sains, on fait l'extirpation de l'affection morbide. Quand l'enveloppe tégumenteuse est seulement en partie trop profondément altérée, on a recours à l'opération qui tient le milieu entre les deux premières dont nous venons de nous occuper. N'oublions pas de redire que si le tissu cutané est trop aminci ou trop adhérent, on le sacrifie (Voyez d'ailleurs dans le premier volume de cet ouvrage le chapitre ayant pour titre : *Règles générales pour la dissection, pour l'extirpation et pour l'amputation des tumeurs*). *Dorsey* a enlevé un stéatome pesant douze kilog. et cinq cents grammes (vingt-cinq livres) et siégeant au dos. A l'aide de la ligature, un ami d'*A. Petit* détruisit deux lipômes situés au dos : l'un était du poids de quatorze kilog. (vingt-huit livres), et l'autre de vingt-quatre kilog. (quarante-huit livres). Une tumeur graisseuse de deux kilog. (quatre livres) siégeant dans la même localité, a été extirpée par M. *Taillefer. Dupuytren* a pratiqué la même opération pour extraire des lombes une de ces tumeurs ; elle offrait dans son épaisseur quelques lames osseuses. Extirpation d'un lipôme du poids de trois kilog. cinq centig. (sept livres) et situé à la partie postérieure du cou (*Serre de Montpellier*). Une masse morbide *composée de* matière graisseuse se montrait au-dessous de la clavicule; elle pesait vingt-six kilog. (cinquante-deux livres); extirpation; guérison (*Portulapi*). Lipôme *s'étendant du pli de la cuisse au périnée;* extirpation; poids, quatre kilog. (huit livres) (*Taramelli*). « Lipôme très-considérable au pubis; la masse pend entre les cuisses et est mobile au-devant des organes génitaux; sa longueur s'étend jusqu'au quart inférieur de la cuisse. Sa figure est analogue à celle d'un pot à eau. Sa portion la plus large est en bas, et offre vingt-deux pouces de diamètre transversal; la circonférence totale de la tumeur est de trente pouces. Extirpation par M. *Malagozi*; guérison. Quelques années auparavant, le même auteur en avait extirpé un du poids de vingt-deux livres, et situé dans la région inguinale gauche. » *Gazette médicale de Paris.* 1838, p. 233. Tumeur graisseuse du poids de vingt-huit kilog. (cinquante-six livres) et occupant presque toute la longueur de la partie postérieure gauche de la poitrine; extirpation (*J. Lisfranc*). Lipôme s'étendant depuis la septième apophyse épineuse cervicale jusqu'à la deuxième lombaire, et couvrant le tiers moyen du diamètre transversal de la face postérieure de la poitrine. Opération tenant le milieu entre l'amputation et l'extirpation (*J. Lisfranc*). Deux tumeurs graisseuses adossées l'une à l'autre; la première s'étend depuis l'occipital jusqu'à la cinquième dorsale, et la seconde depuis quelques lignes au-dessous de ce point jusqu'à la troisième lombaire. La supérieure occupe les deux tiers du diamètre transversal du tronc; l'inférieure n'en couvre que le tiers; même opération (*J. Lisfranc*). Dans tous les cas que nous venons de citer les malades sont guéris. Lipôme partant de la troisième vertèbre cervicale et finissant à la seconde lombaire; sa largeur est de dix centimètres huit millimètres (quatre pouces) à sa partie moyenne, deux centimètres sept millimètres (un pouce) à son extrémité supérieure, et quatorze millimètres (un demi-pouce) inférieurement; extirpation. La maladie envoie des prolongements qui pénètrent profondément presque partout entre les apophyses épineuses. La manœuvre dure une demi-heure, il ne s'écoule presque pas de sang. Le malade est très-courageux; on suspend de temps en temps l'opération afin de laisser reposer un peu l'innervation. Le malade est transporté dans son lit ; point d'hémorrhagie ; il est opéré à dix heures du matin ; il succombe à cinq heures du soir. Les symptômes et l'autopsie prouvent que la mort est due à cette innervation exaltée, et suivie d'une prostration à laquelle le malade ne fut pas soustrait par les moyens appropriés (*J. Lisfranc*).

« Extirpation, par M. *Graeff*, d'une *tumeur graisseuse* située sous le muscle oblique externe du bas ventre...., péritonite....; guérison par les émissions sanguines. » *Gazette médicale de Paris*, 1835, p. 169. Lisez le texte suivant : « § II. Celle (la tumeur) que M. *Graeff* a extirpée sous le titre de lipôme, et qui existait au-dessous du muscle grand oblique, était-elle réellement une tumeur graisseuse ?—*Gazette médicale*, 1835, p. 169.» *Nouveaux éléments de médecine opératoire*, par M. *Velpeau*, t. III; p. 128. Ainsi on vient de voir que les deux citations bibliographiques sont les mêmes; c'est-à-dire que M. *Velpeau* a puisé dans la *Gazette médicale* à la même page que nous; que cette gazette, on vient de le voir, indique très-positivement un lipôme. Je voudrais bien savoir pourquoi le chirurgien de la Charité révoque en doute la nature de cette tumeur. Prétendrait-il savoir mieux que *Graeff* l'anatomie pathologique? et cela dans un cas que le chirurgien prussien a disséqué, et que M. *Velpeau* n'a pas même vu. Voilà une outrecuidance qui serait en vérité incroyable si nous n'avions pas mis les deux textes en regard. On ne doit pas d'ailleurs s'en étonner, quand on a lu, dans le second volume de cet ouvrage, un fait de ce genre et relatif à *Astley Cooper*; quand on se rappelle que M. *Velpeau* (Voyez encore dans ce même volume) a osé avancer que *Morgagni* avait *imaginé* et non pas vu un fait d'anatomie.

Souscription.

PRÉCIS
DE

MÉDECINE OPÉRATOIRE,

PAR M. J. LISFRANC,

Chirurgien en chef de l'hôpital de la Pitié,
Membre de l'Académie royale de Médecine,
Professeur de chirurgie et de médecine opératoire,
Officier de la Légion d'honneur, etc.

Deux forts volumes in-8° de près de 900 pages chacun.

Mode de Publication.

Le PRÉCIS DE MÉDECINE OPÉRATOIRE sera publié par livraisons de 150 à 200 pages, format in-8°, de quarante lignes à la page.

À dater du 1ᵉʳ mai 1845, il paraît exactement une livraison de deux mois en deux mois.

Le prix de chaque livraison, pour les Souscripteurs, est fixé à 2 fr. pour Paris, et 2 fr. 50 c. franc de port par la poste pour les départements.

Cinq livraisons feront un volume.

NOTA. L'anatomie chirurgicale sera traitée dans cet ouvrage avec le plus grand soin.

On souscrit à Paris,

CHEZ BÉCHET JEUNE, LIBRAIRE-ÉDITEUR,
Place de l'École-de-Médecine, 1.
ET CHEZ TOUS LES LIBRAIRES DES DÉPARTEMENTS.

PARIS. — IMPRIMERIE DE FAIN ET THUNOT,
Rue Racine, 28, près de l'Odéon.

PRÉCIS

DE

MÉDECINE OPÉRATOIRE

PAR J. LISFRANC.

TOME TROISIÈME.

12ᵉ *Livraison.*

PARIS.

BÉCHET JEUNE, LIBRAIRE-ÉDITEUR,

PLACE DE L'ÉCOLE-DE-MÉDECINE, 1.

1848.

AUX SOUSCRIPTEURS.

La mort, aussi regrettable qu'inattendue, de M. Lisfranc a retardé la publication de cette livraison; elle a dû inspirer à nos souscripteurs des inquiétudes sur la continuation de l'ouvrage; nous sommes en mesure, aujourd'hui, de rassurer le public médical, qui a fait au *Précis de médecine opératoire* un accueil si favorable.

M. Jobert de Lamballe, ancien agrégé et prosecteur de la Faculté de Paris, chirurgien en chef de l'hôpital Saint-Louis, membre de l'Académie royale de médecine, chirurgien consultant du roi, officier de la Légion d'honneur, a bien voulu se charger de continuer et de terminer l'œuvre de M. Lisfranc.

Nous n'avons pas besoin de rappeler les éminents services que M. Jobert de Lamballe a rendus à la médecine opératoire. Tous les chirurgiens connaissent ses beaux travaux sur l'autoplastie, les fistules vésico-vaginales, l'uréthrographie, la grenouillette, les kystes hydatiques du foie, les maladies de l'utérus, les névralgies.

Nos souscripteurs ne pouvaient désirer, pour continuer un anatomiste plus distingué, un opérateur plus habile, un chirurgien plus haut placé dans l'estime du monde savant.

Cette livraison contient tout le manuscrit laissé par M. Lisfranc; nous avons cru qu'il était convenable de le respecter et de n'y rien changer. Le lecteur devra être indulgent pour quelques négligences de style échappées à une première et rapide rédaction; elles auraient disparu si l'auteur avait pu corriger ses épreuves, auxquelles il faisait, ordinairement, subir d'importantes modifications.

La prochaine livraison, due tout entière au travail de M. Jobert de Lamballe, paraîtra le 1ᵉʳ avril prochain; les livraisons suivantes se succéderont régulièrement de trois mois en trois mois.

Nous avions de grands devoirs à remplir envers la mémoire du célèbre chirurgien de la Pitié, ne fût-ce que pour l'amitié dont il voulait bien nous honorer, envers le public qui a répondu à notre appel avec tant de bienveillance; nous avons la ferme confiance de n'y avoir point failli.

BÉCHET JEUNE.

Paris, le 1ᵉʳ janvier 1848.

Paris. — Imprimerie de FAIN et THUNOT, rue Racine, 28, près de l'Odéon.